utb 6231

Eine Arbeitsgemeinschaft der Verlage

Brill | Schöningh – Fink · Paderborn
Brill | Vandenhoeck & Ruprecht · Göttingen – Böhlau · Wien · Köln
Verlag Barbara Budrich · Opladen · Toronto
facultas · Wien
Haupt Verlag · Bern
Verlag Julius Klinkhardt · Bad Heilbrunn
Mohr Siebeck · Tübingen
Narr Francke Attempto Verlag – expert verlag · Tübingen
Psychiatrie Verlag · Köln
Ernst Reinhardt Verlag · München
transcript Verlag · Bielefeld
Verlag Eugen Ulmer · Stuttgart
UVK Verlag · München
Waxmann · Münster · New York
wbv Publikation · Bielefeld
Wochenschau Verlag · Frankfurt am Main

Pflege studieren
Herausgegeben von Prof. Dr. Dr. h.c. Andreas Büscher

Markus Wübbeler
Johannes Michael Bergmann

Pflegeforschung

Mit 25 Abbildungen und 21 Tabellen

Mit Onlinematerial

Ernst Reinhardt Verlag München

Prof. Dr. Markus Wübbeler lehrt Klinische Pflegeforschung an der Hochschule für Gesundheit in Bochum. Seine Forschungsschwerpunkte sind die evidenzbasierte Praxis, klinische Studien und die digitale Pflegeentwicklung.

Dr. Johannes Michael Bergmann ist wissenschaftlicher Mitarbeiter am Deutschen Zentrum für Neurodegenerative Erkrankungen (DZNE) in Witten. Er befasst sich u. a. mit der organisationsbezogenen Versorgungsforschung

Bibliografische Information der Deutschen Nationalbibliothek

Die Deutsche Nationalbibliothek verzeichnet diese Publikation in der Deutschen Nationalbibliografie; detaillierte bibliografische Daten sind im Internet über <http://dnb.d-nb.de> abrufbar.

UTB-Band-Nr.: 6231
ISBN 978-3-8252-6231-0 (Print)
ISBN 978-3-8385-6231-5 (PDF-E-Book)
ISBN 978-3-8463-6231-0 (EPUB)

Printed in EU

Einbandgestaltung: siegel konzeption | gestaltung, Stuttgart
Cover unter Verwendung einer Grafik von © Holil/stock.adobe.com
Satz: Jörg Kalies –Die Top Partner, Unterumbach

Ernst Reinhardt Verlag, Kemnatenstr. 46, D-80639 München
Net: www.reinhardt-verlag.de E-Mail: info@reinhardt-verlag.de

Inhalt

Hinweise zur Benutzung dieses Lehrbuches

Folgende Icons werden im Buch verwendet:

Zusammenfassung

Definition

Übungsaufgabe

Beispiel

Merksatz

Literatur- und Websiteempfehlungen

In den einzelnen Kapiteln gibt es Übungsaufgaben und Reflexionsfragen. Passwortgeschützte Beispiellösungen finden Sie auf der Homepage des Ernst Reinhardt Verlages und der UTB GmbH bei der Darstellung dieses Titels: www.reinhardt-verlag.de, www.utb.de. Das Passwort zum Öffnen der Dateien finden Sie im Buch vor dem Literaturverzeichnis

Vorwort

Ein wesentliches Ziel der hochschulischen Pflegeausbildung besteht in der stärkeren wissenschaftlichen Fundierung des Pflegehandelns. Die Suche und Bewertung von Evidenz aus Studien zu pflegerelevanten Phänomenen und Interventionen sowie die Anwendung und der Transfer wissenschaftlicher Erkenntnisse in der Pflegepraxis gehören zu den zentralen Aufgabenbereichen akademisch qualifizierter Pflegefachpersonen. Das Pflegeberufegesetz legt als dazu erforderliche Kompetenzen u. a. fest,

- vertieftes Wissen über Grundlagen der Pflegewissenschaft und des gesellschaftlich-institutionellen Rahmens des pflegerischen Handelns anwenden und dadurch die gesundheitliche und pflegerische Versorgung mitgestalten zu können;
- Forschungsgebiete der Pflege erschließen und forschungsgestützte Problemlösungen und neue Technologien in das berufliche Handeln übertragen zu können;
- sich kritisch-reflexiv and analytisch sowohl mit theoretischem wie auch praktischem Wissen auseinandersetzen und wissenschaftsbasierte Lösungsansätze zur Verbesserung der Pflege entwickeln und implementieren zu können.

Eine gute Grundlage zum Erwerb dieser Kompetenzen bildet dieser Band aus der Reihe „Pflege studieren“ von Markus Wübbeler und Johannes Michael Bergmann zur Einführung in die Pflegeforschung.

Der Aufbau des Buches nähert sich der Pflegeforschung mit unterschiedlichen Perspektiven und Zielsetzungen. Die Autoren geben zunächst einen Überblick über grundsätzliche Fragen der Pflegeforschung und ihrer Einordnung. Davon ausgehend werden die notwendigen Grundlagen vermittelt, um Pflegeforschung zu verstehen. Dazu gehört eine Hinführung zum wissenschaftlichen Denken und eine Einführung in wichtige Begrifflichkeiten. Forschungsarbeiten und Studien zu verstehen, ist die Voraussetzung dafür, aus den Ergebnissen Schlussfolgerungen für die Praxis abzuleiten oder um selber zu forschen. Ansätze zur Planung und Durchführung eigener Forschungsprojekte werden im Kapitel „Pflegeforschung vertiefen“ vermittelt. Dieses Buch verfolgt nicht den Anspruch, ein umfassendes Lehrbuch unterschiedlicher Forschungsmethoden zu sein. Die Autoren zeigen jedoch konkrete Aspekte zur Nutzung der Statistik in der Pflegeforschung sowie zur qualitativen Pflegeforschung auf, die zur Vertiefung und weiteren Auseinandersetzung anregen und ein Fundament dafür schaffen. Das letzte Kapitel widmet sich der Anwendung von Pflegeforschung. Darin erfolgt eine grundlegende Einführung in die vorhandenen Forschungsstrukturen und in die Suche nach Forschungsergebnissen.

Der vorliegende Band ist nach den Bänden zur Ethik und Qualität in der Pflege sowie zur Pflege im Lebensverlauf der vierte Band aus der Reihe „Pflege studieren“. Die Reihe ist darauf angelegt, gezielt die Förderung der im Pflegeberufegesetz ausgewiesenen und durch das Studium zu erlangenden Kompetenzen zu unterstützen. Sie bietet die Möglichkeit zu einer theoretisch-wissenschaftlichen Vertiefung und schlägt die Brücke zu daraus resultierenden Fragen der Pflegepraxis. Die Bände sollen gute Begleiter durch das Pflegestudium darstellen. Sie eignen sich aber auch für diejenigen, die sich im Rahmen von Aus-, Fort- und Weiterbildung mit Fragen der Weiterentwicklung der Pflege befassen. Weitere Bände widmen sich folgenden Themen:

- Case Management, Beratung und Kommunikation in der Pflege
- Professionelles Handeln in der Pflege
- Recht in der Pflege
- Bezugswissenschaften in der Pflege
- Pflege im Gesundheitssystem
- Handlungsfelder in der Pflege

Osnabrück, Dezember 2023
Prof. Dr. Andreas Büscher

1 Pflegeforschung überblicken

Forschungsaktivitäten und -prozesse sind stark abhängig von Strukturen und damit verbundenen Anwendungsgebieten. Forschung findet in Institutionen, Themengebieten und Anwendungsfeldern statt. Das Kapitel bietet einen groben Überblick zur Verortung der Pflegeforschung im Gesundheitswesen, stellt die verwandten Disziplinen der Pflegeforschung vor und skizziert die Forschungsphasen und ihre Verbindung zur Pflegepraxis. Sie erfahren, was Pflegeforschung charakterisiert, ausgewählte Überschneidungen mit anderen Fächern und was EBN, EBM und EBP bedeutet.

Forschungspraxis: Berufsbilder und Rollen

Forschung beschreibt als Begriff das Streben nach einem systematischen Erkenntnisgewinn. Systematisch bedeutet in diesem Sinne, dass der Erkenntnisgewinn mit einem transparenten Forschungsprozess und mithilfe einer anerkannten Methodik erzielt wird. Der Forschungsprozess startet mit dem Erkenntnissinteresse (Fragestellung), beschreibt das vorhandene Wissen zum Erkenntnisinteresse (Literaturrecherche), definiert eine methodisches Vorgehen zur Beantwortung der Frage (Studiendesign: z. B. Experiment, Beobachtungsstudie), erhebt Daten die zur Beantwortung der Frage notwendig sind (Datenerhebung), wertet diese Daten transparent aus (Datenauswertung), diskutiert den Forschungsprozess und die Ergebnisse kritisch (Diskussion) und veröffentlicht den Forschungsprozess und die Ergebnisse in Fachorganen (u. a. Zeitschriften, Bücher, Präsentationen) (Döring/Bortz 2016).

Bei der Umsetzung von Forschung geht es zudem primär um die Erkenntnis selbst, daher müssen Forschende ergebnisoffen arbeiten – Forschungsaktivitäten, in denen die Ergebnisse von vornherein feststehen, dürfen nicht als Forschung bezeichnet werden. Die genutzten Methoden im Forschungsprozess müssen auf den allgemeinen wissenschaftstheoretischen und wissenschaftspraktischen Prinzipien beruhen. Um diese Methoden zu kennen und anwenden zu können, ist eine Ausbildung (in der Regel ein Studium) notwendig, welches stufenweise aufgebaut ist (Bachelor, Master, Promotion) und Schritt für Schritt an eigene Forschungsaktivitäten heranführt. Die Heranführung findet durch die Begleitung einer wissenschaftlich erfahrenen Person statt. Diese Person ist z. B. ein*e Dozent*in, ein*e Betreuer*in einer Bachelor-, Master-, oder Doktorarbeit (auch Doktormutter/Doktorvater genannt) oder Personen in einer Forschungsgruppe, die sich im Forschungsprozess gegenseitig unterstützen. Auf diesem Qualifizierungsweg spezialisieren sich Forschende zudem auf bestimmte Themen und/oder damit verbundene Methoden. Diese Spezialisierung und der allgemeine Wissenszuwachs moderner Gesellschaften hat zudem zur Ausprägung von unterschiedlichen Forschungsfeldern geführt. Einen groben Überblick zu den Forschungsgebieten, bietet die folgende Auflistung (Statistisches Bundesamt 2023):

- Geisteswissenschaften: u. a. Religionswissenschaft, Philosophie, Sprachwissenschaften, Kulturwissenschaften
- Rechts-, Wirtschafts- und Sozialwissenschaften: u. a. Soziologie, Rechtswissenschaft, Betriebswirtschaftslehre, Wirtschaftswissenschaften, Erziehungswissenschaft, Psychologie
- Mathematik und Naturwissenschaften: u. a. Physik, Chemie, Biologie, Pharmazie, Mathematik
- Medizin/Gesundheitswissenschaften: Humanmedizin, Zahnmedizin, Pflegewissenschaft, Gesundheitswissenschaft
- Agrar-, Forst- und Ernährungswissenschaften, Veterinärmedizin
- Ingenieurwissenschaften: u. a. Maschinenbau, Elektrotechnik, Bauingenieurswesen, Informatik
- Kunst, Kunstwissenschaft: Kunstgeschichte, Bildende Kunst

Die ältesten Universtäten in Deutschland (z. B. Heidelberg seit 1386) unterhielten zu Beginn ihrer Gründung zunächst nur wenige Forschungsgebiete, zu denen meist Theologie, Jurisprudenz (Jura), Philosophie und Medizin gehörten. Zu der damaligen Zeit war ein Studium nur wenigen Menschen vorbehalten. Die wachsende Wissensbasis und beruflichen Ausdifferenzierungen (Verwissenschaftlichung) führten zur Etablierung weiterer Forschungsgebiete, die ihrerseits weiter an Ausdifferenzierungen arbeiten.

Trotz der unterschiedlichen Schwerpunkte in den einzelnen Forschungsgebieten, sind die übergeordneten Eigenschaften von Forschung jedoch für alle Fachgebiete gleich:

> ⚠ Forschung muss transparent, theoriegeleitet, datenfundiert und ethischen Prinzipien folgend stattfinden.

Das Berufsbild der Forschung selbst ist vielfältig und interdisziplinär und kann grob in zwei Entwicklungsschritte getrennt werden: Am Anfang steht die Verwendung von Forschungsergebnissen (Bachelorabschluss) und mit wachsender Kompetenz (Master und Doktoratsebene) die aktive Durchführung von Forschung zur Gewinnung neuer Erkenntnisse.

Bei der Veröffentlichung von Forschungsergebnissen spielt die englische Sprache eine zunehmend größere Rolle. Um Forschungsergebnisse verstehbar für möglichst große Teile der Weltbevölkerung zu halten, ist die primäre Wissenschaftssprache Englisch. Dahinter steht die Idee einer internationalen agierenden Wissenschaft, also Forschungsergebnisse nicht in hunderten Sprachen zu veröffentlichen und dadurch national begrenzt zu halten, sondern die Ergebnisse mit dem kleinsten gemeinsamen sprachlichen Nenner (Englisch) für alle Menschen zugänglich zu machen. Es gibt auch Gründe, Forschungsergebnisse nur in der jeweiligen Landessprache zu veröffentlichen (Zugänglichkeit), die anerkanntesten Veröffentlichungen werden jedoch in englischer Sprache formuliert.

Ein weiterer wichtiger Aspekt gilt der Qualität von Forschung. Es gibt kein einheitliches Gütesiegel („Sehr gut", „Gut", „Mangelhaft") für die Bewertung von Forschung bzw. daraus resultierender Publikationen. Es ist auch nicht ausreichend anzunehmen, dass Autorinnen und Autoren, die z. B. einen Doktorgrad führen, per se gute Studien durchführen und veröffentlichen. Selbst die Nutzung von Bezeichnungen wie Studie, Forschung oder Wissenschaft bedeutet nicht, dass nach den Prinzipien der guten Forschung gearbeitet wurde. Die Beschäftigung mit Forschung setzt daher eine kritische Grundhaltung voraus, diese Grundhaltung ist nicht gleichzusetzen mit einer Fundamentalkritik („Kann man eh alles nicht glauben"), sondern mit dem Wissen um die Fehler, die im Forschungsprozess möglich sind und die Anwendung bei dem Studium der relevanten Forschungsliteratur. Ziel ist es, die Gültigkeit der Ergebnisse einschätzen zu können.

Zur Hilfestellung bei dieser Aufgabe gibt es Standards, die helfen, gute von weniger guter Forschung zu unterscheiden (z. B. The EQUATOR-Network „Enhancing the QUAlity and Transparency Of health Research") (Pandis/Fedorowicz 2011). Um Forschungsergebnisse richtig interpretieren zu können, ist daher eine akademische Basisqualifikation (min. Bachelorabschluss) notwendig. Ohne diese Qualifikation werden Forschungsergebnisse falsch interpretiert und Fehler in der Studie nicht erkannt. Die Kritik (Stärken/Schwächen einer Studie, Verbesserungspotential, Limitationen, weiterer Forschungsbedarf) ist daher ein integraler Bestandteil bei der Beschäftigung mit Forschung. Personen, die Kritik an einer Studie oder Forschungsarbeit nicht zulassen, vielleicht sogar vermitteln, eine Fragestellung abschließend beantwortet zu haben, handeln nicht im Sinne der guten Forschungspraxis (Keuth 2013). Viele Menschen interpretieren dies falsch, indem vorschnell angenommen wird, dass Forschung keine Antworten liefert, weil in Publikationen nicht von „so ist es richtig" und „so ist es falsch" gesprochen wird. Forschungsergebnisse unterliegen einer Begrenzung; nicht für alle, nicht in jeder Situation, nicht unter allen Umständen sind die Ergebnisse zutreffend. Trotzdem bieten Forschungsergebnisse, die der guten Forschungspraxis entsprechen, den besten Ausgangspunkt für menschliche Entscheidungen. Das bei vielen Menschen die Erwartung vorherrscht, Entscheidungen zu vereinfachen, ist eher ein Problem des menschlichen Denkens, als das der Wissenschaft.

Auszug aus dem Kompetenzrahmen für deutsche Hochschulabschlüsse (Kultusministerkonferenz 2017):

Bachelorabschluss: Absolventinnen und Absolventen

- leiten Forschungsfragen ab und definieren sie;
- erklären und begründen Operationalisierung von Forschung;
- wenden Forschungsmethoden an;
- legen Forschungsergebnisse dar und erläutern sie.

Masterabschluss: Absolventinnen und Absolventen

- entwerfen Forschungsfragen;
- wählen konkrete Wege der Operationalisierung von Forschung und begründen diese;
- wählen Forschungsmethoden aus und begründen diese;
- erläutern Forschungsergebnisse und interpretieren diese kritisch.

Promovierte:

- identifizieren selbstständig wissenschaftliche Fragestellungen;
- entwickeln und synthetisieren neue, komplexe Ideen im Rahmen einer kritischen Analyse;
- entwickeln Forschungsmethoden weiter;
- leisten öffentlich Beiträge zum gesellschaftlichen, wissenschaftlichen und/oder kulturellen Fortschritt einer Wissensgesellschaft im akademischen Berufsfeld.

1.1 Entwicklung und Aufgaben der Pflegeforschung

Die Pflegeforschung wird, vielleicht mehr als andere Fachgebiete der Wissenschaft, als neuartig wahrgenommen. Dies liegt sicherlich auch daran, dass der Pflegeberuf in der Regel mit einer fachschulischen Ausbildung verbunden wird – Studiengänge und damit verbundene Wissenschaftsstrukturen sind in den Köpfen noch nicht so präsent. Ein weiterer Aspekt liegt auch in der durch die Bevölkerung wahrgenommenen Gesundheitsversorgung, in der Gesundheitsforschung zu Therapien und die Verantwortung für den Therapieprozess meist Ärztinnen und Ärzten zugeordnet wird. Bei diesem Bild wird vernachlässigt, wie groß und komplex die Verantwortung von Pflegefachkräften ist, die bereits heute von dieser Berufsgruppe im Gesundheitswesen übernommen wird. Der Pflegeberuf bildet darüber hinaus die mit Abstand größte Berufsgruppe im Gesundheitswesen – was in diesem Bereich passiert, hat also direkte Auswirkungen auf die Gesundheit der Bevölkerung. Daher ist es folgerichtig, dass das Handeln im Pflegebereich wissenschaftlich fundiert stattfinden muss.

> Gegenstandsbereich der Pflegeforschung ist die Weiterentwicklung der Pflege auf der Basis wissenschaftlich gewonnener Erkenntnisse.

Die Pflegeforschung ist ein wissenschaftliches Teilgebiet, das sich mit den Sektoren (Settings), Aufgaben und Maßnahmen der Pflege beschäftigt. Dieses Verständnis der Pflegeforschung umfasst ausdrücklich die professionelle Pflege sowie auch die informelle Pflege, die von Familienangehörigen bzw. nicht-beruflich Pflegenden erbracht wird. Wissenschaftlich fundiert dem Pflegeberuf nachzugehen bedeutet nicht, dass vor jeder Pflegehandlung wissenschaftliche Fachliteratur gewälzt werden muss, sondern, dass die fachwissenschaftlichen Bezugspunkte (u. a. zur Definition von Zielen und Maßnahmen) in der Ausbildung und der Ausübung des Pflegeberufes gegeben sein müssen. Diese fachwissenschaftlichen Bezugspunkte zeigen sich z. B. in der Nutzung von wissenschaftlich fundierten Informationen (u. a. Lehrbücher, Expertenstandards) in der Ausübung der Pflegepraxis. Darüber hinaus ist es wichtig, die Betrachtung der unterschiedlichen Pflegebereiche (stationär, ambulant) und Institutionen (u. a. Krankenhäuser, Pflegeheime, Pflege-WGs, häusliche Pflege) mit wissenschaftlich gewonnenen Informationen/Daten hinterlegen zu können. Diese Informationen können dann z. B. für Reformen im Gesundheitswesen genutzt werden.

Pflegewissenschaft ist eine empirisch orientierte Sozial- und Humanwissenschaft. Sie umfasst sowohl Grundlagenforschung zur (Weiter-) Entwicklung eines begrifflich-theoretischen und methodischen Fundamentes der Pflegewissenschaft im interdisziplinären Diskurs als auch angewandte Forschung hinsichtlich einer Weiterentwicklung der Pflegepraxis im weitesten Sinne, insbesondere der Lösung von (komplexen) Pflegeproblemen durch geeignete, empirisch bestätigte, pflegerische Interventionen (Brandenburg/Dorschner 2008).

Die Pflegeforschung hat in Deutschland in den vergangenen Jahrzehnten wichtige Erfolge feiern können. Hierzu gehören eine wachsende Anzahl an nationalen und internationalen Veröffentlichungen, die zahlreichen pflegewissenschaftlichen Professuren und daran angeschlossene Arbeitsgruppen/Institute, fachspezifische Förderprogramme (u. a. durch das Bundesministerium für Bildung und Forschung) und auch die wachsende Anzahl akademischer Qualifizierungszweige der Pflege. Wesentliche notwendige Schritte, um auf diesem Erfolgsweg zu bleiben, sind: ein Ausbau der finanziellen Forschungsförderung, die Verbesserung der klinisch-pflegewissenschaftlichen Karrierewege, ein Ausbau der Promotionsmöglichkeiten und die Verbesserung der Beteiligung an der Selbstverwaltung (Stichwort: Gemeinsamer Bundesausschuss) des Gesundheitswesens. Eine Beteiligung an der Selbstverwaltung würde die Berücksichtigung von Erkenntnissen aus der Pflegeforschung zudem fördern und systematischer im Leistungsrecht verankern.

Etwa 74 Millionen Menschen sind in Deutschland gesetzlich krankenversichert. Sie haben Anspruch auf eine ausreichende, zweckmäßige und wirtschaftliche Gesundheitsversorgung – so formuliert es das Gesetz. Mit Aufgaben, den Leistungsanspruch auf Basis von möglichst guten wissenschaftlichen Erkenntnissen näher auszugestalten, beauftragte der Gesetzgeber den **Gemeinsamen Bundesausschuss** (G-BA).

Im Bereich der Pflegeversicherung wurden zwar einzelne Rechtsnormen zur verpflichtenden Berücksichtigung von wissenschaftlichen Erkenntnissen geschaffen, wie die mit dem Pflegeunterstützungs- und -entlastungsgesetz (PUEG) entfallene Rechtsnorm für die systematische Verankerung von Expertenstandards (§ 113a SGB XI). Insbesondere die Beteiligung an der Selbstverwaltung erfordert jedoch umfassende politische Reformen und eine funktionierende Selbstverwaltungsstruktur in der Berufsgruppe der Pflege. Die vermehrte Gründung von Pflegekammern stellt einen Schritt in diese Richtung dar.

1.2 Arten der Pflegeforschung und verwandte Wissenschaftsbereiche

Mit der Bezeichnung Pflegeforschung sind unterschiedliche Begriffe zur Beschreibung von Forschungsbereichen verbunden, die eine Nähe zur Pflegeforschung ausweisen, bzw. auch als Spezifikation oder Ergänzung zu verstehen sind. Für ein besseres Verständnis ist es hilfreich, ein paar wesentliche Phasen bzw. Studientypen zu unterscheiden. Eine sehr grobe Orientierung bietet die folgende Unterteilung, wobei es unterschiedliche Vorschläge zur Einteilung gibt (Röhrig et al. 2009).

- **Grundlagenforschung:** Forschungsaktivitäten vor der Anwendung bzw. Erprobung am Menschen, wobei es darum geht, die Grundlagen von Gesundheitsproblemen zu verstehen. Forschung findet hier häufig in Laboren statt (Zellebene, Tierversuche, Simulationen). In der Pflegeforschung wird der Begriff im Sinne einer Vorarbeit, z. B. auf dem Weg zu einer klinischen Studie, verstanden. Dazu können z. B. die Hypothesenbildung bzw. auch die Entwicklung von technischen Hilfsmitteln gehören. Der Begriff „Präklinisch" taucht in der Pflegeforschung selten auf, dennoch ist es wichtig zu wissen, dass ein großer Anteil an gesundheitsrelevanter Forschung auch dieser Forschungsphase zuzuordnen ist. Der Grundlagenforschung können auch technische Entwicklungen (z. B. Untersuchungsapparate) oder auch Assessmentverfahren (z. B. ein Kognitionstest) zugeordnet werden.
- **Klinische Forschung** (meist experimentell): Forschungsaktivitäten, die sich mit der Anwendung von Maßnahmen bzw. Zusammenhängen in der klinischen Versorgung (z. B. Krankenhaus, Pflegeheim, ambulante Versorgung) beschäftigen: Also überall dort, wo Daten über eine Pflegesituation in direktem Patientenkontakt erhoben werden. Im ursprünglichen Sinne ist mit klinisch meist die stationäre Versorgungssituation gemeint. Eine experimentelle Studie liegt dann vor, wenn Daten über einen Gegenstand (Therapieform, Fragestellung) gesammelt werden und die Studie einen experimentellen Charakter hat. Wenn die Studie also die Wirksamkeitsprüfung einer Maßnahme (z. B. Prophylaxe) als Teil der Untersuchung vorsieht, meist nach einem standardisierten Durchführungsprotokoll. Experimentelle Studien werden in der Pflegeforschung meist als klinische Studien angelegt. Es gibt aber auch experimentelle Studien, die unter Laborbedingungen durchgeführt werden.
- **Beobachtungsstudien:** Beziehen sich auf die Frage, ob nur Daten gesammelt werden oder die Studie auch eine Veränderung (Manipulation) der Erhebungssituation vorsieht. Wenn die Studie nur Daten über einen Gegenstand (z. B. Pflegesituation) sammelt und auswertet, ohne eine Manipulation (z. B. Pflegemaßnahme) vorzunehmen, dann handelt es sich um eine Beobachtungsstudie. Beobachtungsstudien können auch Daten aus Befragungen beinhalten, der Begriff Beobachtung kann also leicht missverstanden werden. In Beobachtungsstudien

werden häufig Kohorten (Gruppen von Personen mit bestimmten Eigenschaften, wie z. B. einem Pflegebedarf) gebildet, die entweder zu einem Zeitpunkt (Querschnitt) oder zu mehreren Zeitpunkten (Längsschnitt) befragt, untersucht und beobachtet werden.
- **Qualitative Studien:** Funktionieren ähnlich wie Beobachtungsstudien, da qualitative Studien jedoch mit anderen Konzepten in der Forschungspraxis arbeiten, werden sie meistens gesondert als Studienart aufgeführt.

Diese Einteilung hilft bei der Navigation durch die unterschiedlichen Begrifflichkeiten in der Forschung und den damit verbundenen Forschungsdesigns. Geht es beispielsweise um die Frage, ob eine Pflegemaßnahme wirksam ist, ist es notwendig, auf eine klinisch-experimentelle Studie zurückzugreifen. Geht es eher um die Beschreibung bzw. Charakterisierung einer Pflegesituation (z. B. Belastungsfaktoren bei pflegenden Angehörigen) ist eine Beobachtungsstudie notwendig. Wenn es um die Konzeption oder technische Entwicklung von Geräten oder Pflegemaßnahmen geht, ist es in der Regel notwendig, sich mit Erkenntnissen aus der Grundlagenforschung zu beschäftigen. Auf Studien aus diesem Bereich können Interessierte z. B. dann treffen, wenn es um Materialeigenschaften und damit verbundene Protokolle geht (Infusionen, Zugänge, Blutentnahmen, Wundauflagen). Diese technischen Lösungen können nach dem Durchlaufen der Grundlagenforschung schließlich im Rahmen von klinischen Studien am Menschen getestet werden.

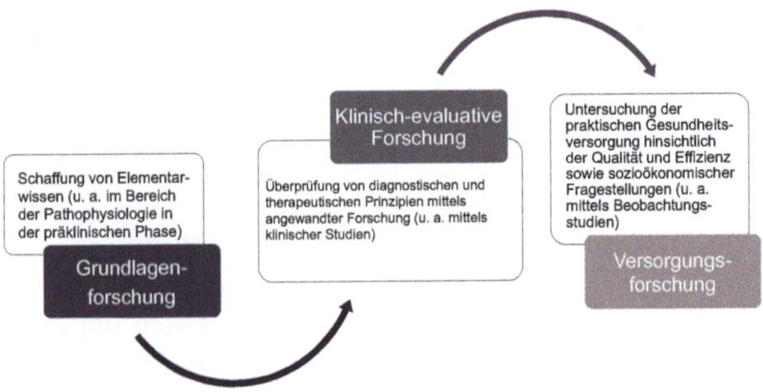

Abb. 1: Forschungsphasen in der Gesundheits- und Pflegeforschung

Neben dieser sehr groben Einteilung lassen sich noch Begriffe zur Beschreibung von Forschungsbereichen ausmachen, die eine enge Verbindung zur Pflegeforschung haben. Eine wichtige Verbindung besteht hier mit der Versorgungsforschung, die sich in den vergangenen Jahren zunehmend auch an medizinischen Fakultäten etabliert hat. Die Versorgungsforschung verfolgt grundsätzlich das Ziel, die reale Versorgungsituation im Gesundheitswesen zu untersuchen und ggf. zu beeinflussen (auch interventionelle Versorgungsforschung genannt).

Versorgungsforschung untersucht, wie sich die Gestaltung der Gesundheitsversorgung, d. h. deren Organisation, Steuerung und Finanzierung, auf den Zugang zur Versorgung, deren Qualität und Sicherheit sowie Kosten und letztlich auf die Gesundheit und das Wohlbefinden der BürgerInnen auswirkt (Deutsches Netzwerk Versorgungsforschung e. V. 2023).

Ein wichtiges Untersuchungsfeld sind Fragestellungen zur bedarfsgerechten Versorgung. Konkreter ausgedrückt handelt es sich hierbei meist um Versorgungssituationen im Gesundheitswesen, in denen es zu Unter-, Über- oder Fehlversorgung von Patientinnen und Patienten kommt, insbesondere bei vulnerablen Patientengruppen (u. a. Ältere und Mehrfacherkrankte). Die Gefahr einer Unterversorgung besteht beispielweise dann, wenn Patientinnen und Patienten ihre Behandlungsbedarfe nicht mehr richtig artikulieren können (z. B. Menschen mit Demenz). Eine Überversorgung kann dann eintreten, wenn neben dem Gesundheitsproblem auch andere Zielsetzungen eine Rolle spielen – z. B. finanzielle Anreize. Die Versorgungsforschung beschäftigt sich mit solchen Versorgungssituationen und erhebt diese für größere Patientengruppen. Hierfür werden eigene Daten erhoben, aber auch auf Daten von Krankenkassen und Leistungserbringern zurückgegriffen.

Beispielfrage 1: Erhalten Menschen mit Demenz eine bedarfsgerechte Schmerztherapie?

Hintergrund der Frage: Menschen mit Demenz können Schmerzen weniger präzise und verlässlich beschreiben, was zu einer Unterversorgung mit Schmerzmedikamenten bzw. schmerzstillenden Maßnahmen führen kann.

Beispielfrage 2: Erhalten Patientinnen und Patienten in Deutschland aufgrund finanzieller Anreize zu häufig ein endoprothetisches Hüftgelenk?

Hintergrund der Frage: Im internationalen Vergleich werden in Deutschland besonders viele künstliche Hüftgelenke implantiert. Ein Grund, der dabei möglicherweise eine Rolle spielt, kann die bessere Vergütung chirurgischer Maßnahmen im Vergleich zu konservativen Therapieansätzen sein. In einem solchen Fall könnte es sich um einen Bereich mit einer potenziellen Überversorgung handeln.

Publikationsbeispiele aus der Versorgungsforschung: Afonso-Argilés, F. J., Meyer, G., Stephan, A., Comas, M., Wübker, A., Leino-Kilpi, H., Lethin, C., Saks, K., Soto-Martin, M., Sutcliffe, C., Verbeek, H., Zabalegui, A., Renom-Guiteras, A., RightTimePlaceCare Consortium (2020): Emergency department and hospital admissions among people with dementia living at home or in nursing homes: results of the European RightTimePlaceCare project on their frequency, associated factors and costs. BMC geriatrics 20 (1), 453. https://doi.org/10.1186/s12877-020-01835-x (21.01.2024)

Kommentar: Die Studie analysiert Krankenhauseinweisungen von Menschen mit Demenz. Hierzu wird zwischen demenziell Erkrankten a) in der eigenen Häuslichkeit und b) in stationären Pflegeeinrichtungen unterschieden. Aus den Erkenntnissen lassen sich Rückschlüsse auf Steuerungsbedarfe treffen. Die Studie konnte u. a. unterschiedliche Faktoren identifizieren, die zu der Krankenhauseinweisung führten. In der eigenen Häuslichkeit waren dies vor allem Gründe wie, ein unerwünschter Gewichtsverlust oder ein Sturzereignis des Menschen mit Demenz. In den stationären Pflegeeinrichtungen wurde als häufiger Grund ein Problem mit der medikamentösen Versorgung der Bewohner*innen (Stichwort: Polypharmazie) genannt.

Da es bei Fragestellungen der Versorgungsforschung insbesondere darum geht, die Versorgungssituation der spezifischen Patienten- bzw. Klientenschaft zu analysieren, besteht auch eine enge Verbindung zum Gegenstandsbereich der Gesundheitsökonomie. Bei der Gesundheitsökonomie geht es primär um Fragestellungen, die etwas mit dem Ressourceneinsatz im Gesundheitswesen zu tun haben.

> Die **Gesundheitsökonomie** untersucht alle wirtschaftlichen Aspekte von Gesundheit, Krankheit und Gesundheitsversorgung (Egger/Razum 2014).

Neben der Betrachtung der Aufwendungen für definierte Gesundheitsleistungen zur Therapie und Versorgung von Patientinnen und Patienten (u. a. Personalkosten, Kosten für Geräte, Infrastruktur und Verbrauchsmaterialien) versucht die Gesundheitsökonomie auch den Nutzen dieser Aufwendungen mit Kennwerten abzubilden. Ein Nutzen lässt sich z. B. mit der Reduktion von Symptomen (Schmerz, Funktionsstörungen) durch eine Therapie bestimmen, wodurch Patientinnen und Patienten wieder in das Arbeitsleben zurückkehren können und an gesundheitsbezogener Lebensqualität gewinnen. Die Definition und Messbarkeit eines solchen Nutzens sind schwierig, da Gesundheit und damit verbundene Zielsetzungen von Menschen sehr unterschiedlich sein können. Insgesamt wird mit den Methoden der Gesundheitsökonomie versucht, die unterschiedlichen Leistungen im Gesundheitswesen hinsichtlich ihres Ressourceneinsatzes (Kosten-Nutzenverhältnis) miteinander vergleichbar zu machen und darauf aufbauende Versorgungsempfehlungen auszusprechen. Dabei steht nicht der/die einzelne Patient*in im Betrachtungsfokus, sondern das gesamte Gesundheitswesen und die großen Ausgabeposten.

Aus den bisherigen Darstellungen, wird bereits etwas deutlich, dass die Bewertung von Interventionen im Bereich der Gesundheit auch auf unterschiedlichen Betrachtungsebenen stattfindet. Dazu lässt sich grob zwischen den idealen Bedingungen eines wissenschaftlichen Experiments und der Versorgung unter Alltagsbedingungen unterscheiden. Um diese unterschiedlichen Ebenen etwas besser zu verstehen, wird an dieser Stelle das Beispiel der Hüftprotektoren genutzt. Zur Erinnerung: Protektoren sind Polsterungen aus Kunststoff, die gefährdete Körperstellen schützen sollen – ähnlich wie die Schutzbekleidung bei Risikosportarten. Es erscheint plausibel, Menschen, die z. B. unter Knochenabbauerkrankungen (u. a. Osteoporose) leiden, mit Protektoren zu schützen, um bei einem Sturzereignis die mechanische Belastung auf den Knochen zu reduzieren. Eine hierzu passende Studie, ausgestattet mit Studienpersonal, welche nun Daten in einem Pflegeheim sammelt und sicherstellt, dass ein Teil der Bewohner*innen Hüftprotektoren trägt, könnte nun die Frakturrate zwischen Bewohnerinnen und Bewohnern vergleichen, die Protektoren tragen und solchen, die keine tragen. Angenommen, die Ergebnisse zeigen, dass das Frakturrisiko bei Bewohnerinnen und Bewohnern mit Hüftprotektoren um 50% gesenkt würde – ist dann eine Übertragung auf die alltägliche Pflegepraxis nicht automatisch gegeben? Der hier dargestellte Erfolg (Reduktion der Frakturrate) im Rahmen einer klinischen Studie muss unter Alltagsbedingungen nicht unbedingt wiederholbar sein. Zwar bleibt der eigentliche Effekt (Reduktion des Frakturrisikos mittels Hüftprotektoren) erhalten, es kann jedoch sein, dass Probleme bei der Alltagsanwendung zu einer mangelhaften Umsetzung der Maßnahme (kein Tragen der Hüftprotektoren) führen. Gründe dafür können z. B. die vom Personal wahrgenommene mangelhafte Praktikabilität der Protektoren bei Bewohnerinnen und Bewohnern mit Inkontinenz sein (An- und Ausziehen, Hygiene, optisches Missfallen), weshalb nach kurzer Dauer die Protektoren nicht mehr getragen werden. Während bei der (klinischen) Studie das Studienpersonal also sichergestellt hat, dass die Studienteilnehmer*innen die Protektoren angelegt haben, kann diese Disziplin im Alltag unter Umständen wegfallen. Um die Bewertungsebenen und damit verbundene Studienergebnisse besser differenzieren zu können, wurden daher die Begriffe Efficacy, Effectiveness und Efficiency eingeführt. Der Vollständigkeit halber muss zudem angemerkt werden, dass diese unterschiedlichen Ebenen (Idealbedingungen vs. Alltagsbedingungen) bei jeder Maßnahme im Gesundheitswesen eine Rolle spielen – selbst bei vermeintlich einfachen Maßnahmen, wie der Einnahme von Medikamenten. Betrachtungsebenen der Gesundheitsversorgung auf Maßnahmenebene (Interventionen)(Donner-Banzhoff/Bösner 2013):

- Evaluationsebene – Efficacy (engl.): Interventionen und Evaluation des Effektes (Therapieerfolges) unter idealen Bedingungen: Klinische Studie mit festgelegten Behandlungsprotokollen, Patientenpopulation und Assessments.

- Evaluationsebene – Effectiveness (engl.): Interventionen und Evaluation des Effektes (Therapieerfolges) unter Alltagsbedingungen (Routineversorgung im Gesundheitswesen).
- Evaluationsebene – Efficiency (engl.): Interventionen und Evaluation des Effektes (Therapieerfolges) unter Betrachtung der Kosten-Nutzenrelation (Ressourcenverbrauch und erreichtes Ergebnis).

Neben den dargestellten Bereichen hat die Pflegeforschung eine Nähe zur Epidemiologie und den Gegenstandsbereichen von Public Health (Übersetzungsversuch: öffentliche Gesundheitspflege). Als Epidemiologie wird der Wissenschaftsbereich bezeichnet, der sich mit Kennzahlen zur Krankheitslast in Bevölkerungen oder Bevölkerungsuntergruppen auseinandersetzt.

Epidemiologie beschäftigt sich mit Risikofaktoren, Häufigkeit, Verteilung, Ursachen und Folgen von Erkrankungen in der Bevölkerung. Sie adressiert sowohl lokale als auch globale Gesundheitsprobleme (DGepi 2019).

Dabei geht es, vereinfacht dargestellt, um die Häufigkeit (Prävalenz) und die Neuerkrankungsraten (Inzidenz) von gesundheitsrelevanten Zuständen und Erkrankungen in der Bevölkerung. Die Methoden der Epidemiologie sind daher im Zuge der Corona-Pandemie bekannter geworden, da das Wissen über die Verbreitung der Erkrankung zur Maßnahmensteuerung genutzt werden sollte. Studien aus dem Bereich der Epidemiologie werden gebraucht, wenn es darum geht, wichtige Handlungsbereiche in der Gesundheitsversorgung zu identifizieren und Wissen über den Gesundheitszustand der Bevölkerung zu gewinnen. Dazu zählen verbreitete Erkrankungsbereiche wie Diabetes, die Herzgesundheit, wie auch unterschiedliche Krebsarten. Ist in einer bestimmten Region eine Häufung von Krebsarten zu beobachten, kann ein gehäuftes Auftreten von Risikofaktoren (z. B. höheres Alter, gesundheitsschädigendes Verhalten) eine Erklärung bieten. Manche dieser Risikofaktoren sind gut beeinflussbar, weshalb geeignete Maßnahmen eingeleitet werden können (z. B. Aufklärungskampagne). Erkrankungen mit einer hohen Sterblichkeit stehen in der Epidemiologie bzw. dem damit verbundenen Gesundheitsdiskurs besonders im Fokus, weshalb Krebserkrankungen auch zentral gemeldet werden müssen. Das Gesundheitsmonitoring (Überwachung des Gesundheitsniveaus in der Bevölkerung) ist eine wichtige Aufgabe der Epidemiologie und wird auch in der Pflegeforschung genutzt, um Steuerungsbedarfe zu identifizieren. Im Bereich von Public Health geht es schließlich um die Vermeidung von Erkrankungen (Primärprävention) bzw. eine möglichst frühe Erkennung und Maßnahmeneinleitung (Sekundärprävention). Sind Erkrankungen bereits aufgetreten, fokussiert sich Public Health auf Ansatzpunkte, die eine weitere Verschlechterung verhindern (Tertiärprävention). Public Health beschäftigt sich daher mit Präventionsmaßnahmen, im klinischen Bereich auch als Prophylaxe bezeichnet.

Zu den Aufgaben von **Public-Health-Institutionen** gehört es, die Gesundheit der Bevölkerung zu schützen und zu überwachen (Surveillance), etwa im Zusammenhang mit Infektionskrankheiten, der Lebensmittelsicherheit, der Sicherheit am Arbeitsplatz oder der Luftverschmutzung. Darüber hinaus sind sie u. a. für die Erarbeitung und Durchführung von Impfprogrammen, Screening-Programmen und Aufklärungskampagnen zuständig. (Egger/Razum 2014)

Präventionsmaßnahmen spielen auch in der Pflege eine große Rolle, da die Berufsgruppe durch den engen Kontakt zum Pflegeklienten sehr gut mit Präventionsmaßnahmen arbeiten kann. Beispiele für pflegenahe Präventionsmaßnahmen sind die Sturzprävention und auch die Prävention nosokomialer Infektionen im Krankenhaus mittels entsprechender Hygienemaßnahmen.

Die Darstellung der wissenschaftlichen Nachbarschaftsbereiche zur Pflegeforschung ist an dieser Stelle nicht vollständig. Die Verbindungen zu anderen Wissenschaftsgebieten zeigen jedoch, dass die Pflegeforschung in den Kanon der Gesundheitswissenschaften eingebunden ist.

Testen Sie Ihr Wissen:

1. Wenn Sie eine Pflegemaßnahme hinsichtlich ihrer Wirksamkeit bewerten möchten, benötigen Sie dann eine Beobachtungs- oder eine experimentelle Studie?
2. Innerhalb welcher Forschungsrichtung werden häufig die Begriffe „Prävalenz" und „Inzidenz" verwendet?
3. Werden innerhalb der Versorgungsforschung eher Fragen zur „Efficacy" oder „Effectiveness" betrachtet?
4. Wenn die Verschlechterung einer chronischen Erkrankung vermieden werden soll – handelt es sich dann um Primär-, Sekundär-, oder Tertiärprävention?

1.3 Evidence-based Nursing

Der Begriff „evidenzbasierte Pflege" wird hauptsächlich dann verwendet, wenn es darum geht, das Ziel zu betonen, dem Pflegehandeln eine wissenschaftliche Wissensbasis zugrunde zu legen. Wenn von evidenzbasierter Pflege gesprochen wird, wird häufig der englische Begriff Evidence-based Nursing (Kurzform: EBN) verwendet.

Evidence-based Nursing ist die Nutzung der derzeit besten wissenschaftlich belegten Erfahrungen Dritter im individuellen Arbeitsbündnis zwischen einzigartigen Pflegebedürftigen oder einzigartigem Pflegesystem und professionell Pflegenden. (Behrens/Langer 2022)

Hinter EBN verbirgt sich einerseits eine Methode, die aktuelle wissenschaftliche Erkenntnisse mit dem Pflegehandeln verbinden will, aber auch die Forderung, die Wissensbasis des eigenen Pflegehandelns (kritisch) zu hinterfragen. Dieser letzte Aspekt basiert auf der Beobachtung, dass Handlungen in der Pflegepraxis oft aus einer reinen Routine heraus begründet werden („das machen wir schon immer so"), aber möglicherweise eine entsprechende fundierte Wissensbasis fehlt. Allgemein wird dem praxisorientierten Lernen in der Pflegeausbildung eine große Bedeutung zugeordnet.

Beispiele hierfür sind der große Praxisstundenanteil in der Ausbildung und auch fehlende Anreize in der Pflegepraxis, sich mit wissenschaftlichen Weiterentwicklungen zu beschäftigen. Die EBN-Methodik versucht, die Dominanz der Pflegepraxis als primäre Wissensquelle (auch Erfahrungswissen genannt) aufzubrechen. EBN möchte das Wissen aus der Pflegepraxis, der Pflegewissenschaft (bzw. Gesundheitswissenschaft) und den regulatorischen Rahmenbedingungen (Richtlinien, Zuständigkeiten im Gesundheitswesen) in ein angemessenes Verhältnis setzen. Die Kombination der unterschiedlichen Wissensquellen soll dann zu einer gut begründeten Entscheidung führen.

Neben EBN gibt es noch die verwandten Bezeichnungen Evidence-based Medicine (EBM) und auch Evidence-based Practice (EBP), deren Ideen sich jedoch nur unwesentlich unterscheiden.

Evidence-based Nursing bedeutet evidenzbasierte Pflege, wobei unter Evidenz eine Art des Nachweises gemeint ist. In der praktischen Umsetzung bedeutet EBN eine bewusste Einbeziehung von verschiedenen Wissensquellen, um die pflegerische Entscheidungsfindung einzuleiten. Hierzu gehören die interne Evidenz (Wünsche/Vorstellungen der Patientinnen und Patienten, Untersuchungsergebnisse, Gesundheitsprobleme), die externe Evidenz (wissenschaftlich basierte Empfehlungen zur Versorgung mittels Studienergebnissen, Expertenstandards, Leitlinien, Übersichtsarbeiten) sowie die jeweiligen Rahmenbedingungen (gesetzliche Regelungen, Zuständigkeiten, finanzielle, materielle und personelle Ressourcen). Diese drei Bestandteile bilden die Evidenzgrundlage.

Evidence-based Medicine bedeutet evidenzbasierte Medizin, womit ebenso die bewusste Einbeziehung von verschiedenen Wissensquellen gemeint ist. Neben den Informationsquellen, die auch unter EBN genannt werden (interne/externe Evidenz, Rahmenbedingungen), sieht das ursprüngliche Modell eine Nutzung der klinischen Expertise bei der Entscheidungsfindung vor. Damit sind die Erfahrungswerte mit einer Behandlungsmethode gemeint, also der Anwendung und den Behandlungsergebnissen. Darüber hinaus wird EBM auch mit Institutionen in Verbindung gebracht, die insbesondere wissenschaftliche Nachweise einfordern und sicherstellen sollen, dass nur wirksame Behandlungsmittel im Gesundheitswesen genutzt werden. Hierzu gehört u. a. der Gemeinsame Bundesausschuss mit den daran angeschlossenen Instituten (IQWiG – Institut für Qualität und Wirtschaftlichkeit im Gesundheitswesen, IQTIQ – Institut für Qualitätssicherung und Transparenz im Gesundheitswesen).

Evidence-based Practice bezieht sich analog zu den Begriffen EBN und EBM, auf die evidenzbasierte Praxis und damit auf alle bisher nicht genannten Berufsgruppen im Gesundheitswesen (u. a. Physiotherapie, Logopädie, Ergotherapie). Die dahinterliegende Methode orientiert sich an den bereits genannten Konzepten.

Um das Modell von EBN besser zu verstehen, ist es am einfachsten, die pflegerische Entscheidungsfindung in den Mittelpunkt zu stellen. Entscheidungen müssen im pflegerischen Alltag ständig getroffen werden, dazu gehören u. a. die Auswahl von Prophylaxen, von Assessmentinstrumenten und zunehmend auch von technischen Geräten. Unabhängig davon, um welche Entscheidung es genau geht, soll damit immer ein Pflegeziel erreicht werden. Ob eine Maßnahme für die Zielerreichung angemessen ist, muss mittels wissenschaftlicher Studien herausgefunden werden. Diese Studien bewerten nicht nur das Ergebnis einer Maßnahme, sondern auch, ob die Maßnahme in einem angemessenen Nutzen-Risikoverhältnis steht. Da die Pflege in Deutschland jedoch keine eigenständigen Verordnungen für Medikamente oder chirurgischen Eingriffe vornehmen darf, sind die Risiken (im Zuständigkeitsbereich der Pflege) bei den meisten Pflegmaßnahmen noch überschaubar. Risiken entstehen in der Pflege eher durch ein Unterlassen, das meist mittel- und langfristig gefährdende Ereignisse nach sich ziehen kann. Beispiele für solche Gefährdungen durch Unterlassung sind vielfältig: keine Einleitung von Maßnahmen bei einer Schluckstörung, eine nicht ausreichende Dekubitusprophylaxe oder Mobilisation von Pflegeklientinnen und -klienten, die zu einem wachsenden Sturzrisiko führt. Die EBN-Methode kann aufgrund des zeitlichen Aufwands in der Praxis meist nicht für alle Entscheidungen genutzt werden und wird in der Pflegepraxis daher bei den großen Pflegethemen angewendet: u. a. Schmerz, Mobilitätseinschränkungen, Demenzen, Ernährung, Ausscheidung, Vitalfunktionen.

Wenn die Studienlage zur Beurteilung einer Maßnahme aufgearbeitet werden soll, ist das relativ aufwendig. Aus diesem Grund gibt es Publikationsformate, die die Studienlage bereits recherchiert und eingeschätzt haben. Solche Publikationsarten werden auch als gefilterte Informationen bzw. Evidenzsynthesen bezeichnet: Expertenstandards, Leitlinien, Reviews. Neben dem Sammelbegriff der Evidenzsynthese, können Expertenstandards und Leitlinien auch als Qualitätsinstrumente verstanden werden (Büscher/ Krebs 2022). Wenn von ungefilterten Informationen gesprochen wird, sind damit Originalpublikationen von Studien gemeint. Der Begriff *ungefiltert* wird verwendet, weil deutlich gemacht werden soll, dass bei der Verwendung von Originalpublikationen noch keine Qualitätsbeurteilung vorgenommen wurde – was allerdings notwendig ist, um die Verlässlichkeit der Studienergebnisse bewerten zu können. Mittels einer gut sortierten Bibliothek bzw. digitalen Ressourcen (Webseiten) lassen sich gefilterte Informationen relativ schnell finden. Sie bieten den Vorteil, dass auch Anwender*innen ohne ausgeprägte Kenntnisse von wissenschaftlicher Methodik diese Wissensquellen nutzen können, wenn sie von vertrauenswürdigen Quellen stammen (z. B. Deutsches Netzwerk für Qualitätsentwicklung in der Pflege – DNQP, Arbeitsgemeinschaft der Wissenschaftlichen Medizinischen Fachgesellschaften – AWMF, Cochrane Collaboration). Ein Nachteil ist allerdings, dass meistens nicht zu allen Themen Evidenzsynthesen zur Verfügung stehen, dass die Dokumente zudem sehr umfangreich sind und Studienergebnisse erst mit einer Verzögerung von mehreren Jahren in diesen Formaten verarbeitet werden.

Wichtige Webressourcen für Evidenzsynthesen:

Expertenstandards – Deutsches Netzwerk für Qualitätsentwicklung in der Pflege: www.dnqp.de (01.01.2024)

Meta-Reviews – Cochrane Nursing: https://nursing.cochrane.org/ (02.01.2024)

Leitlinien – National Institute for Health and Care Excellence (NICE): www.nice.org.uk (02.01.2024)

Leitlinien – Arbeitsgemeinschaft der Wissenschaftlichen Medizinischen Fachgesellschaften (AWMF): www.awmf.org (02.01.2024)

Die Menge an Veröffentlichungen (Reviews, Leitlinien, Expertenstandards), die bereits gefilterte Studieninformationen enthalten, ist sehr umfangreich und für die meisten Fragestellungen ausreichend. Wer sehr spezialisierte Themen oder die neuesten Studienergebnisse in Pflegehandlungen einbeziehen möchte, muss sich wissenschaftlich vorbereiten und Kompetenzen im Bereich der

Literaturrecherche, wissenschaftlicher Methodik sowie der kritischen Studienbeurteilung erwerben. Mit diesen Kompetenzen ausgerüstet lassen sich Veröffentlichungen von Originalstudien in die EBN-Methodik einbeziehen. Um aktuelle (Interventions-)Studien zu recherchieren und deren Qualität kritisch zu bewerten, müssen internationale Datenbanken (u. a. PubMed, CINAHL) genutzt werden. Meist ist es dann notwendig, sich durch eine Vielzahl an Studienmethoden zu arbeiten und Originalstudien mittels eines Risk of Bias (RoB) Tools zu bewerten. Unter Bias wird ein Fehler bzw. ein Verzerrungseffekt verstanden, der die Aussagekraft der Studienergebnisse reduziert bzw. dazu führt, dass die Studienergebnisse nicht verwendet werden können. Bei Veröffentlichungen gibt es kein einheitliches Gütesiegel, das einem Leser direkt verraten würde: „Das ist eine methodisch einwandfrei durchgeführte Studie, diese Studie aber nicht." Aus diesem Grund muss der*die Leser*in beurteilen, ob ein Bias in der jeweiligen Studie vorhanden ist. Allgemein lässt sich sagen, dass keine Studie perfekt ist – jede Studie hat ein Bias und das ist bis zu einem gewissen Ausmaß akzeptabel. Überschreiten die Mängel aber eine Schwelle, so sollte die Studie zur Beurteilung einer Maßnahme ausgeschlossen werden. Für eine solche Beurteilung gibt es Beurteilungsbögen, die eine Art Checkliste darstellen. Solche Listen werden u. a. von der Cochrane Collaboration veröffentlicht und können mit Suchmaschinen gefunden werden („Risk of Bias" AND „Cochrane"). Um mit Originalstudien arbeiten zu können ist es zudem notwendig, die englische Sprache (als Wissenschaftssprache) zu verstehen. Mittlerweile gibt es aber auch sehr gute Übersetzer, die helfen, Sprachdefizite auszugleichen. Zu nennen sind u. a. DeepL, Linguee, oder der Google-Übersetzer.

Risk of Bias Assessment: Biasarten (in Anlehnung an Stiftung für Qualität und Wirtschaftlichkeit im Gesundheitswesen, IQWIG 2023):

- **Attrition-Bias** = Verzerrung durch Studienabbrecher*innen. Teilnehmende, die eine Studie abbrechen, tun das oft aufgrund von Nebenwirkungen, Unzufriedenheit oder schlechter Resultate. Wenn diese Teilnehmenden aus der Auswertung herausgenommen werden, führt das unter Umständen zu einer Überschätzung des Effekts einer Maßnahme. Gegenmaßnahme: Intention-to-treat-Auswertung, bei der auch Studienabbrecher*innen mitberücksichtigt werden.

- **Detection-Bias/Informationsbias** = Verzerrung, weil in Gruppen unterschiedliche Verfahren zur Feststellung der Endpunkte verwendet werden. Beispiel: Zur Feststellung, ob nach einer Dekubitusprophylaxe noch eine Rötung oder Vorstufe eines Dekubitus vorhanden ist, werden unterschiedliche Bewertungsinstrumente genutzt (die z. T. zu unterschiedlichen Ergebnissen führen). Gegenmaßnahme: In den Studiengruppen müssen dieselben Untersuchungsverfahren eingesetzt werden. Um dies in der Praxis zu erreichen, ist die beste Möglichkeit eine verblindete Erhebung der Zielgrößen.
- **Performance-Bias** = Verzerrung, weil z. B. eine Gruppe von Patientinnen und Patienten in einer Studie eine zusätzliche Behandlung erhält, die nicht im Rahmen der Studie untersucht wird. Angaben zur Begleittherapie sollten deshalb immer vorhanden sein, um einen eventuellen Unterschied in den Vergleichsgruppen beurteilen zu können. Gegenmaßnahme: Verblindung des Personals, um Unterschiede in begleitenden Maßnahmen zwischen den zu vergleichenden Gruppen zu vermeiden.
- **Publication-Bias** = Verzerrung durch die Tatsache, dass Studien, die einen negativen oder keinen statistisch signifikanten Unterschied zwischen der Interventions- und der Kontrollgruppe finden, seltener und später publiziert werden, als Studien mit positiven und signifikanten Resultaten. Ein systematischer Review oder eine Meta-Analyse, die sich ausschließlich auf publizierte Studien stützt, läuft Gefahr, den Effekt der untersuchten Intervention zu überschätzen. Gegenmaßnahme: Suche und Einschluss von bislang nicht publizierten Studien.
- **Selektionsbias** = Verzerrung aufgrund ungleicher Zusammensetzung der Vergleichsgruppen, wenn also zum Beispiel eine Gruppe älter oder schwerer erkrankt ist als die andere. Gegenmaßnahme: Zufällige (randomisierte) und verdeckte Zuteilung der Teilnehmenden zu den Gruppen.
- **Lead-Time-Bias** = Verzerrung bei der Beurteilung von Methoden zur Früherkennung von Krankheiten durch die reine Vorverlegung einer Diagnose im Vergleich zu Patientinnen und Patienten, bei denen die Krankheit erst nach dem Auftreten klinischer Symptome festgestellt wird. Dies lässt den zeitlichen Abstand zwischen Diagnose und Verschlechterung/Tod auch bei Maßnahmen als verlängert erscheinen, die keine Auswirkungen auf den Zeitpunkt des Todes haben. Gegenmaßnahme: Kontrollierte Studien, in welchen alle Teilnehmenden ab einem einheitlich festgelegten Zeitpunkt beobachtet werden und nicht erst ab einer Diagnose.

Neben Studien, die eine Maßnahme systematisch an einer größeren Gruppe von Studienteilnehmenden testen, müssen im Evidence-based-Nursing-Modell zudem die Untersuchungsergebnisse, Vorstellungen und Wünsche der Patientinnen und Patienten berücksichtigt werden (**interne Evidenz**)(Behrens et al. 2022). Solche Informationen werden in der Gesundheitsversorgung mittels einer Anamnese gewonnen und dokumentiert. Zur Anamnese können je nach Gesundheitsproblem beispielsweise Assessmentverfahren zur Gradeinteilung des Dysphagierisikos, Patientenverfügungen und Befragungen der Klientinnen und Klienten gehören. Eine wichtige Methode zur Gewinnung von Informationen, die zur internen Evidenz gehören, ist auch die sogenannte *geteilte Entscheidungsfindung*. International ist das Konzept bekannter unter dem englischen Namen „Shared-decision Making". Das Ziel von Shared-decision Making ist es, zu ausgewogenen Therapieentscheidungen zu kommen, die von Patientinnen und Patienten nicht nur mitgetragen (Stichwort: Compliance), sondern auch mitgestaltet werden. Damit ist gemeint, dass der*die Klient*in aus einer passiven Rolle zu einem aktiven Partner in Sachen Gesundheit wird - gemeinsam mit der Pflegefachkraft, dem/der Therapeuten/Therapeutin bzw. dem Arzt/der Ärztin. Diese aktive Rolle soll helfen, die Therapietreue und Steuerung zu verbessern. Wenn ein*e Klient*in z. B. die Frühsymptome einer Herzinsuffizienz versteht, kann er oder sie auch besser mit dem Gesundheitsfachpersonal zusammenarbeiten, um beispielsweise auf bestimmte Symptome zu achten und die Therapie zu steuern. Dies ist insbesondere auch deshalb wichtig, weil die externe und interne Evidenz aufeinander abgestimmt werden müssen: Nicht jede laut Studienlage wirksame Maßnahme ist auch bei jeder (individuellen) Pflegeklientin/jedem Pflegeklienten wirksam. Umgekehrt muss der*die Klient*in an der Therapieentscheidung beteiligt werden, damit eine Mitwirkung erreicht wird und Therapietreue erreicht werden kann.

Weiterer Bestandteil des EBN-Modells sind die **Rahmenbedingungen**. Die Rahmenbedingungen einer Versorgungs- bzw. Pflegesituation (u. a. Krankenhaus, Pflegeeinrichtung oder ambulante Versorgungssituation) werden insbesondere von der institutionellen und regulatorischen Umgebung geprägt. Die institutionellen Rahmenbedungen sind durch die vorhandene Infrastruktur (Gebäude, Geräte, personelle Ausstattung) definiert und beeinflussen unmittelbar auch die Versorgungsentscheidungen im Pflegeprozess. In diesem Zusammenhang sind z.B. bestimmte Pflegemaßnahmen nur mit technischen Hilfsmitteln bzw. qualifizierten Pflegefachkräften realisierbar. Darüber hinaus gibt es regulatorische Bedingungen, die eine Pflegesituation beeinflussen: U.a. gesetzliche Vorbehaltsaufgaben im Gesundheitssystem, die definieren, wer Maßnahmen verordnen und durchführen darf. Dabei werden die Rahmenbedingungen häufig nicht als förderlich verstanden. Beispiele dafür sind der Pflegefachkräftemangel oder auch die engen Entscheidungsspielräume der Pflege im deutschen Gesundheitswesen. Bei der Arbeit mit der EBN-Methode geht es vor allem darum, die Rahmenbedingungen zu erfassen und sie bei den Wegen zur Umsetzung zu beachten.

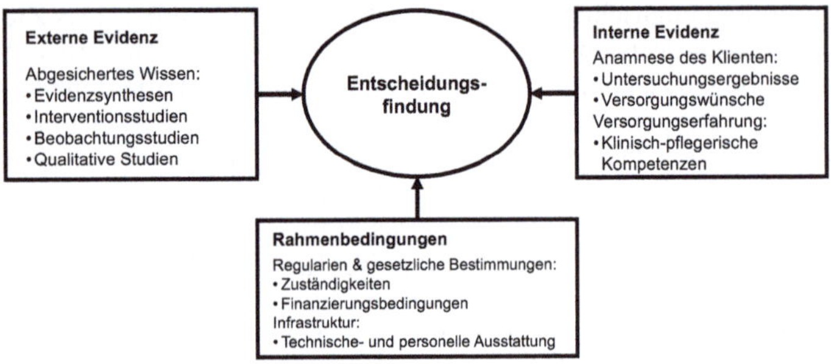

Abb. 2: Evidence-based Nursing (nach Behrens et al. 2022)

Im deutschen Gesundheits- und Pflegewesen sind die Rahmenbedingungen relativ restriktiv und hierarchisch geprägt. Diese organisatorischen Faktoren schränken die Innovationsfähigkeit von stationären und ambulanten Versorgungsinstitutionen stark ein.

Da Gesundheitssysteme auch international sehr komplex organisiert sind und Studienergebnisse (und damit verbundene Innovationen) nicht leicht in der Versorgungspraxis umzusetzen sind, hat sich das Forschungsfeld der Implementierungswissenschaft etabliert. Eine praktische Fragestellung aus der Implementierungswissenschaft könnte lauten, warum trotz einer robusten Studienlage viele Krankenhäuser keine systematische Delirprävention bei Patientinnen und Patienten mit erhöhtem Risiko durchführen. Eine solche Fragestellung ist beschreibend (deskriptiv), d. h. die Studienergebnisse können im Idealfall Einflussfaktoren für diese Versorgungslücke darstellen (z. B. zu hoher personeller Aufwand, fehlende technische Möglichkeiten, fehlendes Wissen zum Thema Delir), jedoch noch keine Erkenntnisse über erprobte Maßnahmen, damit Krankenhäuser erfolgreich eine systematische Delirprävention erbringen können. Eine solche Studienart ist interventionell und damit auch Teil der Implementierungswissenschaft. Das Forschungsgebiet der Implementierungswissenschaft (alternativ: Implementierungsforschung), kann als Unterbereich der Versorgungsforschung verstanden werden.

Implementation science has been defined „the scientific study of methods to promote the systematic uptake of proven treatments, practices, organisational and management interventions into routine practice, and hence improve health" (Eccles et al. 2012, 2). [Die **Implementationswissenschaft** befasst sich mit der Erforschung von Methoden zur Verbesserung der Berücksichtigung von (wissenschaftlich) erprobten Therapiemaßnahmen, Organisationsmodellen und Managementmodellen in der Routineversorgung (sinngemäße Übersetzung durch die Autoren dieses Buches)].

Diese Disziplin beschäftigt sich folglich mit der Frage, wie wissenschaftlich abgesichertes Wissen besser in der Versorgungspraxis umgesetzt werden kann. Die Implementierungswissenschaft umfasst die folgenden drei Betrachtungsebenen:

1. **Makroebene:** Höchste Ebene, die sich mit Veränderungen auf der Gesundheitssystemebene beschäftigt. Hierbei spielen u. a. Gesetze, Finanzierungsanreize und Reformen eine Rolle.
2. **Mesoebene:** Mittlere Ebene, die sich mit den Veränderungen einer Gesundheitsorganisation (z. B. Krankenhaus, Pflegeheim, Pflegedienst) beschäftigt. Hierbei spielen u. a. das Qualitätsmanagement, Managementstrukturen und das systematische Wissensmanagement eine Rolle.
3. **Mikroebene:** Niedrigste Ebene, die sich mit Veränderungen der klinischen Praxis in der direkten Versorgungssituation der Pflegekraft bzw. der Gesundheitsfachperson beschäftigt.

In diesem Zusammenhang sollte zunächst gefragt werden, auf welcher der drei Ebenen Veränderungen eingeführt werden sollen. Je niedriger die Ebene, desto direkter lassen sich Veränderungen einführen. Eine Fachperson, die mit EBN beginnt, sollte Forschungswissen zunächst auf der Mikroebene berücksichtigen. Mit der Sammlung von mehr Erfahrung können dann Projekte auf Mesoebene initiiert werden, für die in vielen Fällen zunächst eine Projektgruppe gebildet wird.

In den Projektgruppen wird häufig der gesamte EBN-Prozess gemeinsam umgesetzt: von der Literaturrecherche bis zur kritischen Bewertung und Projektplanung. Es kann aber durchaus Sinn ergeben, die wertvolle Gruppenarbeitszeit auf Fragen rund um die Implementation des recherchierten Wissens zu konzentrieren. Für die Recherche und Beurteilung der Literaturquellen reichen zunächst ein bis zwei qualifizierte Personen – insofern sich die Projektgruppe über das Problem und die Fragestellung (als Ausgangspunkt der Literaturrecherche) einig ist. Eine vollumfängliche Darstellung des EBN-Prozessmodells findet sich in dem Buch von Behrens und Langer (Behrens et al. 2022).

Testen Sie Ihr Wissen:
Stimmen die folgenden Aussagen?

1. Pflegerische Entscheidungen, die mit der EBN-Methode getroffen werden, beziehen sich ausschließlich auf Studienergebnisse.
2. Neben der EBN-Methode für die Pflegefachberufe arbeiten die anderen Berufsgruppen mit vergleichbaren Methoden unter den Bezeichnungen „EBM" und „EBP".
3. Die Versorgungsforschung beschäftigt sich vor allem mit der Bewertung der Efficacy.
4. Wenn abgesichertes Wissen aus Studien für eine pflegerische Entscheidung genutzt werden soll, muss der-/diejenige immer selbst eine umfangreiche Literaturrecherche durchführen.
5. Jede Studie ist mit einer einheitlichen Bewertung, ähnlich einem Gütesiegel, zur Einschätzung des Bias-Risikos ausgestattet.

2 Pflegeforschung verstehen

Die Methoden der Pflegeforschung sind Teil eines übergeordneten Wissenschaftsverständnisses. Dieses Verständnis setzt sich aus Grundüberlegungen zum Erkenntnisgewinn, der Wissenschaftskritik, dem Anspruch zur Wahrheitsfindung und dem Aufbau des Forschungsprozesses zusammen. Daraus lassen sich konkrete Wegmarken zur wissenschaftlichen Arbeit, beginnend mit dem Erkenntnisinteresse, der Aufstellung einer Fragestellung, der Erhebung und Interpretation von Daten und schließlich den Grenzen des Forschungsprozesses ableiten. Dieses Kapitel bietet einen ersten Überblick zu den wissenschaftlichen Grundpositionen und soll helfen, sich im Dickicht komplexer wissenschaftlicher Regelwerke anhand übergeordneter Prinzipien orientieren zu können.

2.1 Wissenschaftstheoretische Grundüberlegungen

2.1.1 Erkenntnisgewinn

Die genauere Betrachtung des Wortes „Wissen(schaft)“ weist auf die zentrale Aufgabe hin, mit der sich die Forschung beschäftigt: dem Erkenntnisgewinn. Ziel der Wissenschaftstheorie ist es wiederum, Informationen zum „Wie“ dieses Weges zu liefern. Wie muss also Wissenschaft aufgebaut sein, damit wir verlässliche Erkenntnisse gewinnen können? Die Wissenschaftstheorie beantwortet damit sehr allgemeine Fragen zum wissenschaftlichen Vorgehen. Wissenschaftstheoretiker*innen haben sich z. B. der Frage gewidmet, ob bzw. auch wann sich sagen lässt, dass der Erkenntnisgewinn in einem Teilgebiet (z. B. einer naturwissenschaftlichen Theorie) abgeschlossen ist.

Generell ist zu konstatieren, dass die Gewinnung wissenschaftlicher Erkenntnisse nach Regeln und Systematiken verläuft. Damit unterscheidet sich diese Art der Erkenntnisgewinnung von dem (eher zufälligen) Lern- oder Entdeckungsprozess einer einzelnen Person. Da Menschen jeden Tag neue Dinge lernen, vielleicht sogar überraschende Beobachtungen machen, ist es wichtig, den Unterschied zwischen Wissenschaft und zufälligen Beobachtungen bzw. einem individuellen Lernprozess zu definieren.

2.1.1.1 Suche nach Zusammenhängen

Wird von Wissenschaft gesprochen, so wird in der Regel nach Zusammenhängen gesucht, die auf viele Situationen (z. B. Pflegesituationen, Klimawandel, Wirtschaft) zu übertragen sind. Wenn Erkenntnisse auf viele Situationen übertragbar sind, werden diese Informationen für viele Menschen relevant. Dieses Wissen kann dann z. B. genutzt werden, um Vorhersagen zu treffen. Vorhersagen bedeuten, dass – wenn spezifische Bedingungen oder Ereignisse zusammenkommen – ein erwartetes Folgeereignis eintritt.

Probabilistische Hypothese

Ein vereinfachtes Beispiel kann z. B. das Rauchen sein: Wenn eine Person über viele Jahre (I. Bedingung) Zigaretten raucht (II. Bedingung), wird sie wahrscheinlich an Krebs erkranken (Vorhersage). Da die meisten wissenschaftlichen Erkenntnisse, also z. B. eine Theorie zum Krebsrisiko, von Unsicherheiten begleitet werden, muss meistens mit Wahrscheinlichkeiten gearbeitet werden. Wenn sich ein Ereignis nicht mit absoluter Sicherheit vorhersagen, aber beobachten lässt, dass viel mehr Raucher an Krebs erkranken, nutzen wir Angaben zur Wahrscheinlichkeit.

2.1.1.2 Unterscheidung zwischen wissenschaftlichen und nicht-wissenschaftlichen Erkenntnissen

Wenn von dem Begriff Erkenntnisgewinn gesprochen wird, dann geht es – allgemein gesagt – entweder um einen individuellen und/oder einen kollektiven Entdeckungsprozess. Bei einem wissenschaftlichen Erkenntnisgewinn ist ein kollektiver Entdeckungsprozess maßgeblich, wobei mit einem Kollektiv die größtmögliche Gruppe an Menschen gemeint ist. Im Unterschied dazu sind Erkenntnisgewinne, die im Alltag individuell von Menschen gemacht werden, häufig ungeplant und zufällig. Dabei ist es durchaus möglich, dass auch solche Erkenntnisse neu sind, damit sind sie aber noch nicht wissenschaftlich. Wissenschaftliche Erkenntnisse müssen transparent und damit überprüfbar sein. Um dies zu erreichen, muss der Weg zur Erkenntnis in seinem Ablauf vollständig transparent dargestellt sein. Es geht bei der Unterscheidung zwischen wissenschaftlichem und nicht-wissenschaftlichem Erkenntnisgewinn also um den (sorgfältig dokumentierten) Entdeckungsprozess und die Neuartigkeit für das menschliche Wissen.

Um die Unterscheidung wissenschaftlicher von nicht-wissenschaftlichen Erkenntnissen deutlich zu machen, hilft die Betrachtung des Entdeckungsprozesses der Vererbungslehre: Theorien zur Vererbungslehre werden mit dem Namen Mendel (1822–1884) in Verbindung gebracht. Mendel konnte in seinen Untersuchungen zeigen, dass die Vererbung erkennbarer Merkmale (z. B. die Farbe einer Erbsenpflanze) spezifischen Regeln unterliegt (Buselmaier/Haussig 2018). Dadurch wurde es möglich, Vorhersagen über die Gestalt einer Pflanze zu treffen (u. a. Farbe, Blütenform), wenn die Ausgangsbedingungen bekannt sind. Dass es Merkmale gibt, die zwischen Generationen weitergegeben werden, war auch zum Zeitpunkt der Beschreibung von Mendels Theorie nicht ganz neu. Formulierungen in der deutschen Sprache wie „aus meinem eigenen Fleisch und Blut" oder die Regeln zur Erbnachfolge in europäischen Königshäusern deuten darauf hin, dass die sogenannte Blutsverwandtschaft bereits damals bekannt war. Die Erkenntnisse von Mendel waren hingegen in ihrer Genauigkeit und Systematik neu, da er hierzu einen transparenten Untersuchungsprozess nutzte, der einen Versuchsaufbau mit genau beschriebenen Bedingungen enthielt. Dadurch konnte Mendel allgemeine Regeln zur Vererbungslehre aufstellen, die von anderen Personen wiederholt werden können und dann zu den gleichen Ergebnissen führen.

Im Laufe der Zeit haben sich unzählige Wissenschaftler*innen etabliert, die sich in den unterschiedlichen Fachgebieten (u. a. Biologie, Physik, Psychologie, Soziologie) jeweils ihren eigenen Fragestellungen widmen. Die Wissenschaftstheorie versucht einen

Schirm über die unterschiedlichen Fächer und Vorhaben zu spannen (Metawissenschaft). Ziel ist es, einen Reflexionsprozess zu den unterschiedlichen Ansätzen des Erkenntnisgewinns zu erreichen: Wie also der Erkenntnisprozess gestaltet sein muss, damit fächerübergreifend Grundsätze verfolgt werden können (Wiltsche 2013).

2.1.1.3 Wissenschaftstheorie: Rationalismus und Empirismus

Wenn über die Ansätze der Wissenschaftstheorie gesprochen wird, muss auf die Anfänge dieser Diskussion hingewiesen werden. Diese Anfänge gliederten sich um eine vermeintlich gegensätzliche Positionierung der Wissenschaften: Wissenschaftsvertreter*innen, die Erkenntnisse primär durch Messungen und Beobachtungen (Empirie) gewinnen wollen, und solche, die sich primär der Logik und Vernunft zuwenden (Rationalismus). Vernunft bedeutet in diesem Zusammenhang, dass Erkenntnisse auch primär dem Nachdenken entspringen können. Meist suchen Ansätze des Rationalismus nach den großen Zusammenhängen der Welt und sind daher für viele Menschen nicht leicht von philosophischen Diskussionen zu unterscheiden (Döring/Bortz 2016).

Vertreter*innen der Empirie gehen grundsätzlich davon aus, dass Menschen in der Lage sind, objektivierbare Beobachtungen zu treffen und daraus verlässliche Erkenntnisse zu gewinnen.

> Mit **objektivierbar** ist gemeint, dass uns etwas umgibt (was wir Welt nennen), und dass wir dieses etwas (also die Welt) bzw. seine Gesetzmäßigkeiten auch mit Hilfsmitteln (Methoden, Technik) und Sinneseindrücken (z. B. Sehen, Tasten) erfassen können.

Diese Beobachtungen werden zur besseren Übersichtlichkeit meist in einer einheitlichen Berichtssprache ausgedrückt (Mathematik/Statistik). Damit wird ein Gegenstand nicht mehr mit primär sprachlichen Mitteln beschrieben (Beispiel: „Die Menschenmenge ist sehr groß und bewegt sich schnell."), sondern in ein einheitliches Datenformat übertragen („Menschenmenge mit 120 Personen, Geschwindigkeit: 6 kmh"). Beobachtungen werden also durch Messungen wie Mengen und Maße ausgedrückt und dadurch für statistische Analysen zugänglich. Dabei erscheint uns die Übersetzung von Beobachtungen oder Ereignissen in Zahlen sehr plausibel und damit besonders aussagekräftig – also in gewisser Weise objektiv. Eine empirisch gewonnene Erkenntnis soll zunächst mit Beobachtungen/Messungen hinterlegt und ausgewertet werden, bevor diese Ergebnisse schließlich interpretiert werden. Dieses Hilfsmittel ist dabei nicht primär unser Geist, sondern es sind Daten, welche die Eigenschaften von etwas beschreiben. Eine Grundkritik an diesem Vorgehen erhoben Vertreter*innen des Rationalismus u. a. an dem Punkt, damit immer nur Teilausschnitte von einem Erkenntnisgegenstand abzubilden. Die intensivsten Diskussionen zu diesen Ansätzen (Empirismus vs. Rationalismus: Wer beschreitet den besseren Weg zur Erkenntnis?) wurden zu einer Zeit geführt, zu der es noch die sogenannten Universalgelehrten gab. Personen also, die sich mit vielseitigen Gebieten der Wissenschaft auseinandersetzen und eine Art der „Allwissenheit" verkörpern. Ein Beispiel einer solchen Person ist Gottfried Wilhelm Leibniz (1646–1716), der neue Erkenntnisse auf den Gebieten der Mathematik, Philosophie, Ingenieurswissenschaften, Datenverarbeitung und den Geschichtswissenschaften beschrieb (Holz/Zimmer 2013).

Da es im 18. Jahrhundert und früher noch nicht so viel beschriebenes Wissen (Veröffentlichungen, Daten, Technik) gab, war es noch eher möglich, die Entwicklung der Wissenschaft zu überblicken. In der heutigen Situation haben die elektronische Datenverarbeitung und die Menge an wissenschaftlichen Aktivitäten weltweit zu einer Informationsfülle geführt, die von einer einzelnen Person nicht mehr überblickbar ist. Dies ist auch ein Grund, warum sich die Wissenschaftsfächer, unabhängig von ihrer Tradition, zunehmend empirischen Ansätzen widmen: die Allgegenwärtigkeit von Daten (elektronische Datenverarbeitung, Internet). Es ist daher notwendig geworden, sich mit Hilfsmitteln (Informatik) einen Zugang zum derzeit bestehenden Wissen zu schaffen. Werden diese Hilfsmittel (Informatik: Hardware, Software und Vernetzungstechnologie) verwendet, ist ein*e Wissenschaftler*in automatisch mit klassischen Verfahren der empirischen Wissenschaften konfrontiert.

2.1.1.4 Verbindende Wissenschaftstheorie: Kritischer Rationalismus

Eine verbindende Theorie, eine Art Brückenschlag zwischen Rationalismus und Empirismus, wurde mit der Theorie des Kritischen Rationalismus beschrieben. Dieser geht davon aus, dass beide Ansätze sinnvoll zu kombinieren sind: die Logik (Rationalismus) zur Aufstellung von Theorien, die in einem anschließenden Schritt mit Beobachtungen, respektive mit datengestützten Verfahren, zu überprüfen (Empirismus) sind (Keuth 2013). Diese Überprüfung kann auch Kritik genannt werden. Verkürzt gesagt versucht ein*e nach den Grundsätzen des **Kritischen Rationalismus** arbeitende*r Wissenschaftler*in eine Theorie primär zu widerlegen – also festzustellen, dass ein Zusammenhang nicht besteht. Rein intuitiv würden viele Menschen eher den umgekehrten Weg wählen: Eine ausgestellte Theorie ist zu bestätigen (z. B. die Wirksamkeit einer Behandlungsmaßnahme). Der Kritische Rationalismus geht aber davon aus, dass es einfacher ist zu erkennen, dass eine Theorie nicht gültig ist. Hat eine Theorie mehrere Widerlegungsversuche überstanden, kann sie dann als verlässlicher gelten.

Dieser Ansatzpunkt bedeutet zunächst, die Kritik als elementaren Bestandteil des wissenschaftlichen Denkens und Handelns zu verstehen. Häufig widerspricht dies allerdings dem menschlichen Konzept von Erfolg.

Die Personengruppe X gründet eine Firma zur Entwicklung von Maßnahmen zur Dekubitusprophylaxe, diese Firma ist sogleich börsennotiert. Nach den ersten zwei Jahren intensiver wissenschaftlicher Tätigkeit veröffentlicht die Firma einen Bericht zu den Ergebnissen. In dem umfangreichen Bericht wird beschrieben, dass die bisher verwendeten Maßnahmen in der Pflege nicht zu einer zuverlässigen Dekubitusprophylaxe beitragen – gleichzeitig haben die Untersuchungen noch nicht zur Entwicklung einer effektiven Dekubitusprophylaxemaßnahme geführt. Nach Veröffentlichung des Forschungsberichts sinkt der Börsenwert der Firma um 25 %. In den Börsennachrichten wird verkündet, dass das Unternehmen nach zwei Jahren Forschungsarbeit keinen Fortschritt bei der Entwicklung einer Prophylaxemaßnahme zu verzeichnen hat.

Das fiktive Beispiel soll verdeutlichen, wo häufig ein Bruch im menschlichen Denken besteht: Die wissenschaftlichen Leistungen der Firma sind sehr wertvoll (Evaluation unwirksamer Maßnahmen), dominierend ist aber vor allem der Eindruck, noch keine wirksame Maßnahme gefunden zu haben. Von einem wissenschaftlichen Standpunkt aus betrachtet ist die Erkenntnis um unwirksame Maßnahmen genauso wertvoll. Der Kritische Rationalismus betont daher die Wichtigkeit der **Falsifikation** (Wiederlegung) und steht dem Versuch, wissenschaftliche Untersuchungen einem positiven Bestätigungsprinzip zu unterwerfen, dementsprechend kritisch gegenüber. Wissen ist demnach vorläufig und muss sich einer kritischen Überprüfung stellen. Diese Prinzipien sind in den Grundzügen des Forschungsablaufs angelegt und müssen berücksichtigt werden.

Der Forschungsablauf kann in groben Zügen folgendermaßen erklärt werden: Zunächst sind Überlegungen zu der vermuteten Realität aufzustellen, die als Theorie ausformuliert und schließlich mithilfe von erhobenen Daten getestet und damit überprüft werden. Dieses Vorgehen findet sich in den Gliederungen wissenschaftlicher Publikationen wieder, die häufig aus thematischen Abschnitten bestehen, die Ansätze des kritischen Rationalismus aufgreifen:

- Theoriebeschreibung: Was wissen wir, was wissen wir nicht. Textabschnitte: Hintergrund/Einleitung.
- Aufstellung von dazu passenden Fragen und Hypothesen: Aussagen darüber, was wir vermuten, aber noch nicht wissen. Textabschnitt: Fragestellung/Hypothese.
- Versuch, diese Hypothese bzw. auch Fragestellungen mit erhoben Daten zu bestätigen bzw. abzulehnen. Textabschnitte: Methode, Ergebnisdarstellung.
- Ausformulierung der Kritik: Diskussion über das eigene methodische Vorgehen und die Gültigkeit der Theorie. Textabschnitt: Diskussion.

2.1.1.5 Erkenntnis: Rolle der Wahrheit

Darüber hinaus ist noch wichtig zu erwähnen, dass der Kritische Rationalismus nur für einen **Annäherungsanspruch** an die Wahrheit (also unumstößliche Erkenntnisse) plädiert hat, nicht aber für einen erreichbaren Anspruch an Wahrheit. Das bedeutet, dass eine Theorie immer mehrfach belegt oder auch widerlegt werden sollte, um verlässlich(er) zu sein. Zudem wird dadurch auch der vorübergehende Charakter eines erbrachten „Beweises“ betont, wobei eine Theorie, wenn sie mehrfach geprüft wurde, sich auch weiterentwickeln kann. In der Pflegeforschung/Medizin wird dieses Prinzip durch eine Studienwiederholung umgesetzt (Döring/Bortz 2016). Eine pflegerische Maßnahme muss sich also in mehreren voneinander unabhängigen Studien testen lassen.

Hierbei sei nochmal darauf hingewiesen, dass damit keine bloßen Behauptungen gemeint sind, sondern dieser Erkenntnisprozess an die sorgfältige Verwendung wissenschaftlicher Methodik geknüpft ist. Damit geht es dem Kritischen Rationalismus auch um eine grundsätzliche Haltung zugunsten des wissenschaftlichen Weiterentwicklungsprozesses sowie einer Ablehnung von Dogmen in der Wissenschaft.

2.1.2 Wissenschaftstheoretische Grundlagen der Pflegeforschung

Die Pflegeforschung ist eine vergleichsweise junge Disziplin. Da die Pflege in der Vergangenheit nicht als eigenständige Disziplin, sondern als eine Art Assistenzberuf der Medizin gesehen wurde, gab es zunächst nur wenige Vertreter*innen, die pflegewissenschaftlich arbeiteten. Dies hat sich durch die wachsende Bedeutung des Pflegeberufes und die Verankerung pflegewissenschaftlicher Studiengänge positiv verändert. Im deutschsprachigen Raum entwickelt sich die Pflegewissenschaft spätestens seit Anfang der 1990er Jahre mit einem höheren Tempo. Dies geschieht mit den klassischen Mitteln der Wissenschaft: Durchführung von Forschungsprojekten, Veröffentlichung pflegespezifischer (wissenschaftlicher) Lehrbücher und Zeitschriftenartikel, Konferenzvorträge, Aufbau pflegewissenschaftlicher Studiengänge und Institute. Es gab zwar vorher Persönlichkeiten, die der Pflegewissenschaft zugerechnet wurden, die breite Etablierung des Faches ist jedoch ein Phänomen der vergangenen 30 Jahre.

2.1.2.1 Ausgangspunkte der Pflegeforschung

Begonnen hat der Entwicklungsprozess zunächst mit einem sozialwissenschaftlichen Interesse an Pflegesituationen. Personen mit sozialwissenschaftlichem Forschungsprofil (z. B. Studium der Soziologie) setzten sich mit Fragestellungen zum Verständnis von Pflegebedürftigkeit oder auch dem „Sozialraum stationäre Pflegeeinrichtung“ auseinander. Fragen, die hierbei eine Rolle spielen, beschäftigen sich u. a. mit dem gesellschaftlichen Umgang von Pflegebedürftigkeit oder auch der Rolle von gesellschaftlichen Bildern zur Pflege und dem Alter.

Forschungsbemühungen mit einem klaren Pflegemaßnahmenbezug waren in den Anfängen der Pflegewissenschaft zunächst nicht so häufig. Eine Pflegeforschung, die sich stärker auf Pflegeinterventionen fokussiert und ausgereift genug ist, um aussagekräftige Studien zu realisieren, ist in Deutschland erst seit den zweitausender Jahren in zunehmenden Ausmaß feststellbar. Wichtige Anfänge wurden mit der Gründung von Pflegeforschungsverbünden inkl. der DGP (Deutsche Gesellschaft für Pflegewissenschaft), des DNQP (Deutsches Netzwerk für Qualitätsentwicklung in der Pflege) und der Entwicklung pflegewissenschaftlicher Studiengänge erreicht (Brandenburg/Dorschner 2008). Die im gesamten Gesundheitssystem mittlerweile vorhandene, konsequente Forderung nach forschungsgestützten Wirksamkeitsnachweisen wurde mit den Begriffen der Evidence-based Medicine/Nursing seit den 1990er Jahren weiter gestärkt.

> Die Pflegeforschung ist ein Spezialgebiet im Bereich der empirischen Wissenschaften und interdisziplinär geprägt.

Anwendung im Forschungsprozess finden dabei Methoden u. a. aus der Psychologie, der Soziologie, der Biologie, den Sprachwissenschaften und der Wirtschaftswissenschaften.

2.1.2.2 Eingrenzung der Pflegeforschung

Zur Eingrenzung der Pflegeforschung gibt es unterschiedliche Positionen. Wichtige Grundzüge dieser Diskussion ist die Frage einer Zuordnung: Ist die Pflegeforschung eher der sozialwissenschaftlichen Tradition oder eher dem Bereich der medizinischen Wissenschaft zuzuordnen? Unter Bezugnahme auf das Ansinnen der Wissenschaft (Erkenntnisgewinn) ist die Zuordnung als nachrangig zu sehen und eher eine Frage der methodischen Ausbildung, wie sie für den Aufbau von Qualifikationswegen in der Wissenschaft wichtig sind. Was beide Zuordnungen verbindet, ist ein Kernanliegen: Weiterentwicklung pflegerischen Handelns zur Vermeidung und Therapie von Erkrankungen und Pflegebedürftigkeit. Eine alternative Zuordnung bietet der Begriff der Humanwissenschaft, der als Oberbegriff für Wissenschaften steht, die sich mit dem Menschen beschäftigen.

Um die Begriffe Pflegewissenschaft und Pflegeforschung voneinander abzugrenzen, lässt sich die Pflegeforschung als **Teilgebiet der Pflegewissenschaft** verstehen. Der Begriff Pflegeforschung wird meist verwendet, wenn ein Bezug zu wissenschaftlichen Vorhaben in der Pflegepraxis hergestellt werden soll. Damit geht es in der Pflegeforschung häufig um die Entwicklung und Überprüfung von Pflegemaßnahmen zur Erkennung und Behandlung von Erkrankungen. Rein formell betrachtet ist die Differenzierung zwischen Pflegeforschung und Pflegewissenschaft nicht trennscharf und wird eher durch die sprachliche Verwendung bestimmt.

Wenn in wissenschaftlichen Kontexten der Begriff Forschungsprozess verwendet wird, ist damit der gezielte und systematische Weg zur gewonnenen Erkenntnis, also das konkrete Umsetzen von Forschung im Rahmen einzelner Studien gemeint. Im Laufe der Zeit wurde dieser Forschungsprozess, also die Frage, wie eine Studie gestaltet werden soll, immer weiter ausdifferenziert und formalisiert (Regeln und Prinzipien). Es lässt sich also sagen, dass der Forschungsprozess dabei immer genaueren Regeln unterworfen wurde. Ziel ist es, vergleichbare Ergebnisse und Verfahren auf der ganzen Welt zu gewährleisten und dadurch Erkenntnisse überprüfbar zu machen.

2.1.2.3 Forschungsprozess: Regelgeleitet zur Erkenntnis

Ein Beispiel für die Formalisierung der Forschungsarbeit bzw. des Forschungsprozesses sind die genauen Vorgaben zur Dokumentation (Gliederung, Zitationshinweise, Darstellung) von Forschungsergebnissen. Dahinter steht der Anspruch, dass jede Forschungsarbeit an das bestehende Vorwissen im jeweiligen Forschungsgebiet anknüpfen muss. Um dies zu erreichen, muss das derzeitige Wissen zu einem Thema quellenbasiert dargestellt werden. Wie dies im Forschungsprozess konkret aussieht, wird anhand von Zitationsstandards und Manualen zur Literaturrecherche genau beschrieben. Das Manual zum APA-Standard erklärt umfangreich, wie in wissenschaftlichen Arbeiten zitiert wird, wie Tabellen zu gestalten sind und wie eine Publikation aufzubauen ist: APA – American Psychological Association (2020): Concise guide to APA style: the official APA style guide for students. Washington, DC, APA

Dass jeder Schritt in einer Studie mit vielen Regeln und Anforderungen verbunden ist, führt dann auch dazu, dass sich Wissenschaftler*innen auf einzelne Schritte spezialisieren und erst in der Zusammenarbeit mit anderen der gesamte Forschungsprozess hochwertig umzusetzen ist. Zu unterscheiden sind dabei Qualifikationsarbeiten und größere Forschungsvorhaben. Qualifikationsarbeiten wie Bachelor- und Masterarbeiten dienen der wissenschaftlichen Kompetenzentwicklung und Vertiefung einzelner Schritte (z. B. Literaturrecherche) im Forschungsprozess. Eine erste größere Forschungspraxis erhalten Forscher*innen in der Regel erst im Rahmen einer Promotionsarbeit (Doktorarbeit), wo demonstriert werden soll, dass eine Person eigenständig wissenschaftlich arbeiten und neue Erkenntnisse gewinnen kann.

Forschungsfragen & Hypothesen

Für ein besseres Verständnis ist es zunächst jedoch wichtig, die übergeordneten Regeln des wissenschaftlichen Erkenntnisgewinns zu thematisieren. Eine erste wichtige Eigenschaft liegt in der Formulierung einer empirisch untersuchbaren, begründeten **Forschungsfrage bzw. Hypothese.** Empirisch untersuchbar heißt, dass die Forschungsfrage mit den zur Verfügung stehenden Mitteln (Daten, Beobachtungen, Hilfsmittel) zugänglich sein muss und

eine bestimmte sprachliche Form annehmen sollte. Eine beispielhafte Forschungsfrage im Kontext der (Pflege-)Epidemiologie könnte lauten: Wie häufig sind abwendbar kritische Ereignisse infolge von freiheitsentziehenden Maßnahmen in der stationären Pflege? Die Frage muss so formuliert sein, dass die dafür erforderlichen Daten, die empirische Basis, erhoben werden können und eine Beantwortung der Frage mittels dieser Daten möglich erscheint.
Um die Forderung nach der empirischen Untersuchbarkeit deutlich zu machen, nutzen wir folgende Fragestellung: Was ist die Bedeutung des Sterbens? Mit geschultem Blick auf die Frage wird deutlich, dass die empirische Basis, also die zur Verfügung stehende Datengrundlage in der Fragestellung, nicht klar wird. Welche Informationen bzw. Beobachtungen sollen zur Beantwortung der Frage genutzt werden? Es ergibt sich die Notwendigkeit einer Spezifikation zur empirischen Basis der Fragestellung. Soll die Eigenschaft erfüllt sein, muss die empirische Basis deutlicher gemacht werden. Dies kann gelingen, wenn wir die Frage folgendermaßen umformulieren:
Wie bewerten Menschen in der letzten Lebensphase den Sinn des Lebens?
In dieser Variante haben wir eine klarere Vorstellung von der empirischen Basis, da hier explizit nach Bewertungen gefragt wird, etwas das z. B. über Befragungen umgesetzt werden kann. Die Forderung nach einer **begründeten Fragestellung bzw. Hypothese,** zielt auch auf die Notwendigkeit ab, die Fragestellung oder Hypothese nicht nur zu formulieren, sondern ihre Bedeutung zu begründen: Warum ist die Frage/Hypothese wichtig bzw. bedeutsam? Üblicherweise wird dies über die Neuartigkeit (Forschungslücke) in Verbindung zu ihrer Verwertbarkeit (Anwendungsnutzen) erreicht. Die Fragestellung aus dem Beispiel könnte z. B. kaum oder noch gar nicht untersucht worden sein. In der Forschungspraxis ist das in der Regel nicht der Fall; die wenigsten Fragestellungen und Vorhaben sind völlig neu. Häufig geht es eher um eine Ausdifferenzierung eines Themas. Es könnte z. B. sein, dass eine spezifische Patientengruppe hinsichtlich des Sterbeprozesses genauer betrachtet wurde.

Um die Formulierung von Fragestellungen zu erleichtern, sind unterschiedliche Formulierungshilfen verfügbar. Die im Bereich des Gesundheitswesens bekannteste ist die PICO-Fragestellung:

Patientenpopulation (**P**atient), Interventionsbenennung (**I**ntervention), Vergleichsgruppe (**C**omparison) und Ergebnismaß (**O**utcome). Neben der PICO-Fragestellung sind noch weitere Formulierungshilfen verfügbar: SPIDER für qualitative Studien oder ECLIPSE für Studien auf dem Gebiet der Gesundheitspolitik/ Management.

Weitere Formulierungshilfen für Forschungsfragen siehe auch: Nordhausen, T., Hirt, J. (2020): Refhunter – Manual zur Literaturrecherche in Fachdatenbanken. Verfügbar unter: https://refhunter.eu/files/2020/11/Manual_Version_5.0.pdf (02.01.2024).

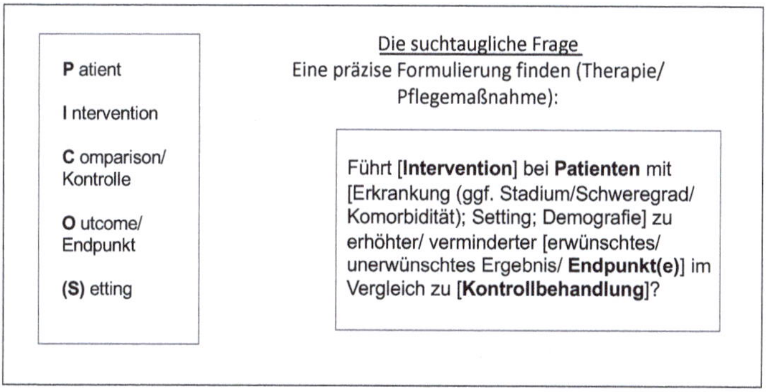

Abb. 3: Beispiel für spezifische Fragestellung anhand des PICO Schemas für Therapiestudien (nach Arbeitsgemeinschaft der Wissenschaftlichen Medizinischen Fachgesellschaften (AWMF) e. V.; verfügbar unter https://www.awmf.org/; 13.02.2024)

Forschungsstand: Theoriebezug und Vorwissen

Eine weitere Forderung ist die **Berücksichtigung des Forschungsstandes bzw. ein ausdrücklicher Theoriebezug.** Notwendiger Teil des Forschungsprozesses ist damit immer, das dokumentierte Vorwissen zu dem Thema/dem Gegenstand bzw. der eigenen Fragestellung darzustellen. In der Forschungspraxis wird hierzu üblicherweise eine Literaturrecherche angefertigt. Da im wissenschaftlichen Erkenntnisgewinn primär Ergebnisse zählen, die veröffentlicht sind, wird davon ausgegangen, dass eine systematische Suche und Aufarbeitung der relevanten Literatur den Erkenntnisstand widerspiegelt. Aus diesem Grund ist es für jede wissenschaftliche Arbeit erforderlich, die Erkenntnisse aus vorherigen veröffentlichten wissenschaftlichen Arbeiten darzustellen. Die derzeitige Wissenschaftssprache ist Englisch. Daher ist das Lesen und Verarbeiten englischsprachiger Literatur ein integraler Bestandteil bei der Aufarbeitung des Forschungsstandes. Aufgrund der Fülle an Literatur begnügen sich viele Wissenschaftler*innen zudem nicht mehr mit einer einfachen Recherche, sondern fertigen größere Übersichtsarbeiten (Reviews) an, die als eigenständige Publikationsform immer populärer geworden sind. Ist der Literaturstand dargestellt, gilt es dann das jeweilige Forschungsvorhaben in den Kontext bisheriger Erkenntnisse zu bringen und die Neuartigkeit darzustellen. Hierbei ist es nicht notwendigerweise so, dass ständig ein völlig neues Forschungsfeld betreten wird, in der Forschungspraxis geht es eher um eine neue Facette eines Themas.

Fundament des Forschungsprozesses: Daten

Eine weitere Eigenschaft des wissenschaftlichen Erkenntnisgewinns ist die **systematische Erhebung, Aufarbeitung und Analyse von empirischen Daten** zum Forschungsthema. Vieles im wissenschaftlichen Erkenntnisprozess generiert sich um die zur Verfügung stehenden Daten, die entweder für die jeweilige Forschung erst erhoben werden müssen oder bereits existieren. Existierende Daten sind im Gesundheitswesen zum Beispiel Routinedaten, die zu Abrechnungszwecken von den Krankenkassen erhoben werden (u.a. Diagnosen und verordnete Therapien). Aufgrund der elektronischen Datenverarbeitung werden die zur Verfügung stehenden Datenmengen stets größer und müssen immer häufiger nicht selbst erhoben werden. Beachtet werden muss allerdings immer, dass die Daten und daraus abgeleitete Schlussfolgerungen nur getroffen werden dürfen, wenn die Daten dies auch hergeben.

Soll im Rahmen einer wissenschaftlichen Untersuchung zur Therapie von Wirbelsäulenverkrümmungen auch die Körpergröße der Teilnehmenden untersucht werden, wird eine ausreichend spezifische Messmethode benötigt. Eine subjektive Angabe („Wie groß sind Sie?") des/der Teilnehmenden ist nicht genau genug, um auch kleinere Therapieerfolge zuverlässig zu bestimmen. Soll die Körpergröße nur im Rahmen einer Studie zur Erhebung von Gehaltsunterschieden zwischen klein- und hochgewachsenen Personen genutzt werden, ist eine subjektive Auskunft völlig ausreichend, um einen Trend zu bestimmen und die Studie praktikabel zu halten (Ressourceneinsatz).

Ethische Rahmenbedingungen: Abwendung von Schaden

Wer wissenschaftlich arbeiten möchte, muss sich zudem den **Prinzipien der Forschungsethik** verpflichten. Allgemein gilt dabei, dass keinem Mensch oder Tier (sinnloser) Schaden zugunsten des wissenschaftlichen Fortschritts zugefügt werden darf. Selbst der Umgang mit extra dafür gezüchteten Labormäusen muss ethisch hinterfragt und abgewogen werden. Wäre es z. B. möglich, die Erkenntnisse auf anderem Wege zu gewinnen, ohne Lebendtierversuche?

Die Declaration von Helsinki beschreibt international gültige Regeln zum Umgang mit Menschen in der Forschung. Diese Deklaration wurde 1964 erstmals durch die World Medical Association veröffentlicht und ist seither ein zentrales Dokument für die Humanforschung: World Medical Association (2013): Declaration of Helsinki: ethical principles for medical research involving human subjects. Jama, 310(20), 2191–2194. doi:10.1001/jama.2013.281053 (02.01.2024)

Zurückblickend gab es Forschungen, die sich nicht an diesen ethischen Prinzipien ausgerichtet haben. Im Nationalsozialismus wurde mit Insassen von Konzentrationslagern experimentiert (Pahlke 2023). Menschen wurden dabei systematisch unterkühlt, um z. B. herauszufinden, wie lange die Personen ohne Schutzkleidung überleben konnten. Dies sollte Informationen für militärische Zwecke liefern, ein dunkles Kapitel welches sich niemals wiederholen darf! Aus diesem Grund ist es notwendig, Studien, die mit bzw. an Probandinnen und Probanden durchgeführt werden, im Vorfeld einer ethischen Bewertung zu unterziehen, durchgeführt von einer unabhängigen Ethikkommission. Das Ergebnis ist dann ein sogenanntes Ethikvotum, das Auskunft darüber gibt, ob eine Studie ethisch unbedenklich ist oder nicht durchgeführt werden darf. Immer mehr Hochschulen und Forschungseinrichtungen verfügen über eine Ethikkommission, die solche Bewertungen vornimmt. Eine ethisch ausgewogene Entscheidung zu treffen, ist nicht immer leicht.

Schwierige ethische Fragestellungen

Dürfen Kinder an Forschungsstudien teilnehmen, wenn sie aufgrund ihres Alters vielleicht potenzielle Folgen nicht absehen können? Wer entscheidet darüber? Was tun wir, wenn wir aber mit den Forschungsergebnissen möglicherweise viele Kinder erfolgreich therapieren könnten? Ist es dann erlaubt, ein Risiko einzugehen? Solche und ähnliche Fragen werden u. a. von der der Ethikkommission der Deutschen Gesellschaft für Pflegewissenschaft e. V. beleuchtet.

Mit den Prinzipien der Forschungsethik verpflichtet sich jede*r Wissenschaftler*in auch, zu einer ausgewogenen Ergebnisinterpretation und transparenten Durchführung von Studien beizutragen, indem Ergebnisse nicht verfälscht oder besonders positiv/negativ dargestellt werden. Beispiele für wissenschaftliches Fehlverhalten sind populäre Fälle der Wissenschaftsmanipulation oder einer Übernahme fremden geistigen Eigentums, ohne dies kenntlich zu machen. Um diese Prinzipien mit klaren Regeln zu verbinden, veröffentlichen wissenschaftliche Gesellschaften konkretere Empfehlungen, die in der Forschung angewendet werden sollen.

Die Deutsche Forschungsgemeinschaft (DFG) versteht sich als ein zentraler Akteur der Wissenschaftslandschaft in Deutschland. Ausgestattet mit Steuermitteln, fördert die DFG Forschungsvorhaben und veröffentlicht Stellungnahmen und Regeln zur guten wissenschaftlichen Praxis.

Deutsche Forschungsgemeinschaft e. V. (2019): Leitlinien zur Sicherung guter wissenschaftlicher Praxis. Kodex. In: www.dfg.de/resource/blob/173732/4166759430af8dc2256f0fa54e009f03/kodex-gwp-data.pdf (02.01.2024).

Ziel des Kodexes ist, es den Adressaten – Wissenschaftlerinnen und Wissenschaftlern sowie Leitungen von Hochschulen und außerhochschulischen Forschungseinrichtungen – zu ermöglichen, ihre internen Strukturen, Prozesse und Handlungen an den Leitlinien zur guten wissenschaftlichen Praxis auszurichten. Es soll eine Kultur der wissenschaftlichen Integrität in den wissenschaftlichen Einrichtungen verankert werden, die weniger die Verstöße gegen die gute wissenschaftliche Praxis in den Fokus nimmt, als vielmehr den Berufsethos der Wissenschaftler*innen.

Sorgfältige Dokumentation und Veröffentlichung: Bedingung für Transparenz

Ein weiteres Prinzip zur Gestaltung des Forschungsprozesses ist die Notwendigkeit, den Forschungsprozess und die Datenerhebung und -analyse ausführlich zu **dokumentieren**. Ziel ist es dabei, dass externe Personen die Ergebnisse und den Entstehungsweg nachvollziehen und kritisch beleuchten können. Bis vor wenigen Jahren bedeutete dies vor allem, wissenschaftliche Publikationen so zu formulieren, dass der*die Leser*in sich ein transparentes Bild vom Vorgehen machen kann. Immer mehr Veröffentlichungsorgane gehen mittlerweile einen Schritt weiter und erwarten, dass die Daten oder Programme zur Analyse der Daten ebenfalls zur Verfügung gestellt werden. Dadurch ist es auch externen Personen möglich, einen Teil des Forschungsprozesses selbst nachzuvollziehen. Dokumentation des Forschungsprozesses bedeutet also, möglichst alle Teile der wissenschaftlichen Arbeit nachvollziehbar zu machen. Für wissenschaftlich unerfahrene Personen ist das zunächst ungewohnt, da viele Arbeitsprozesse genau beschrieben werden müssen. Ein „fangen wir einfach an“ ist daher nicht möglich.

Der Forschungsprozess sieht zudem vor, dass eine **Veröffentlichung der Forschungsergebnisse** erfolgen muss. Veröffentlichung bedeutet i.d.R. die Verschriftlichung des Forschungsprozesses und der Schlussfolgerungen. In vergangenen Zeiten ließen sich diese Werke dann in einer Bibliothek auffinden, aufgrund der veränderten Publikationsgewohnheiten werden diese Bibliotheken jedoch meist zu elektronischen Katalogen transferiert, damit immer mehr Veröffentlichungen in elektronischer Form zur Verfügung stehen.

Grundposition: Höherer Zweck der Wissenschaft

Zusammenfassend lässt sich sagen, dass im wissenschaftlichen Forschungsprozess Personen dem höheren Zweck des Erkenntnisgewinns dienen. Daher ist es wichtig, Probleme und Fehler im wissenschaftlichen Arbeitsprozess offen anzusprechen und transparent zu arbeiten. Nicht Ruhm und Ehre einzelner Wissenschaftler*innen stehen im Vordergrund, sondern die Suche nach Erkenntnis. Ganz praktisch gesagt ist die Triebfeder des wissenschaftlichen Arbeitens nicht der Nobelpreis, sondern der Wunsch, neues und systematisches Wissen zu schaffen.

Unterscheidung quantitative und qualitative Forschung

Für ein besseres Verständnis der unterschiedlichen Hauptrichtungen (quantitative und qualitative Forschung), die in den nächsten Abschnitten eingeführt werden, soll an dieser Stelle ein erster Überblick zur Differenzierung gegeben werden. Zur Unterscheidung dient zunächst eine nähere Betrachtung der Wortherkunft:

> Quantitativ: steht für quantitas (lat.) = Größe, Menge
> Qualitativ: steht für qualitas (lat.) = Beschaffenheit, Eigenart, Eigenschaft, Merkmal, Zustand

Im direkten Vergleich dieser beiden Wortbestimmungen, ist der Begriff „quantitas“ etwas leichter zugänglich, da hier bereits die Grundrichtung der quantitativen Forschung deutlich wird: die Bedeutung der Menge von etwas. Ganz grob formuliert, spielt daher die Menge bzw. Größe eines Phänomens (z. B. Anzahl an Erkrankten, Anzahl an genesenen Personen, mehr oder weniger Symptome) für die Ableitung von Erkenntnissen eine entscheidende Rolle. Für den Umgang mit Mengen bzw. Größen (z. B. Addition) hat sich die Nutzung der Mathematik bzw. Statistik als Hilfswissenschaft etabliert, dementsprechend hat die quantitative Forschung eine enge Verbindung zur Mathematik bzw. Statistik und **numerischen Daten.** Ein Grundprinzip, welches sich aus dem

Mengenbegriff ableiten lässt, ist die Suche nach Erkenntnissen mithilfe von numerischen Daten, die in einem Verhältnis zu anderen numerischen Daten stehen (mehr ≥, weniger ≤, gleich =), die gesammelt werden, um Muster (z. B. Menschen mit einem bestimmten Risikofaktor erkranken häufiger) zu erkennen und daraus Verallgemeinerungen (z. B. Rauchen erhöht das Risiko, an Krebs zu erkranken) bestimmten zu können. Für Erkenntnisse in der quantitativen Forschung ist es daher generell erforderlich, möglichst viele Daten über ein Phänomen zu sammeln, um Fragestellungen und Hypothesen beantworten zu können. Antworten (auf eine Fragestellung) in der quantitativen Forschung werden mit Begriffen wie „am häufigsten", „am wahrscheinlichsten", „im Verhältnis zu" und „weniger/mehr als" beantwortet.

Publikationsbeispiel aus Thomas et al. (2023): Am stärksten betroffen waren jeweils über 80-Jährige (n = 8; 23,5% bzw. n = 14, 25,9%). Die höchste Prävalenz fand sich mit 21,4% (n = 3) und 37,5% (n = 6) in der Klinik für Neurogeriatrie. Besonders häufig wurden Bettseitenteile angewendet (n = 14; 93,3% bzw. n = 22; 95,7%). Begründet wurden die FEM überwiegend mit dem Schutz vor Sturzverletzungen (n = 8; 53,3% und n = 15; 65,2%).

Durch die Nutzung von Mengen, die mithilfe der Mathematik bzw. Statistik ausgewertet werden, wird auch ein weiteres Prinzip deutlich – die Übertragung von Beobachtungen (z. B. ein Symptom wie Schmerz) in Messungen und damit Zahlen (z. B. Schmerzskala von 1–10). Wenn eine solche Übertragung charakterisierend für die quantitative Forschung ist, bedeutet dies auch, dass in der quantitativen Forschung angenommen wird, dass Phänomene **objektivierbar** sind. Objektivierbar bedeutet in diesem Kontext, dass Phänomene unabhängig von der beobachtenden Person sein müssen. Übertragen auf das Publikationsbeispiel würden die Forscher*innen davon ausgehen, dass es eine korrekt erhobene Anzahl an Fixierungssituationen gibt und falls es bei der Erhebung innerhalb der Studie zu Abweichungen bei der Messung kommt, wird ein Fehler angenommen – z. B. weil eine seltene Fixierungsart nicht in dem Fragebogen dokumentiert ist oder weil die Personen in der Datenerhebung ungenau gearbeitet haben.

In der qualitativen Forschung zielt das Erkenntnisinteresse nicht primär auf die objektivierbare Umgebung, sondern auf die menschliche **Interpretation** von Informationen. Diese Interpretation wird genutzt, um daraus eine Schlussfolgerung (Erkenntnis) abzuleiten und das Verstehen der Umwelt zu konstruieren. Interpretationen umgeben Menschen im Alltag ständig.

Information: Beobachtung einer Person im Rollstuhl.
Mögliche Interpretation: „Person ist hilfsbedürftig, benötigt viel Unterstützung, ich empfinde Mitgefühl."

Im Alltag treffen Menschen eine unendliche Anzahl an bewussten und unbewussten Beobachtungen und darauf aufbauenden Interpretationen. Aus dieser Interpretation entstehen subjektive Erkenntnisse, aus der sich wiederum eine subjektive Wirklichkeit konstruiert. Eine sehr prägnante Interpretation bildet sich um die Empfindung von Angst, Gefahren und Risiken. Es gibt Menschen, die nie ein Flugzeug betreten würden, andere Menschen wiederum erkennen im Fliegen kein Risiko und möchten dort vielleicht sogar hauptberuflich tätig werden. Das bedeutet auch, dass Interpretationen und daraus abgeleitete Erkenntnisse direkt unser **Handeln** (z. B. Betreten eines Flugzeuges) bestimmen können. Aus diesem Grund nimmt die qualitative Forschung an, dass sich ein Erkenntnisinteresse von Forschung auch mit der subjektiven Interpretationswelt von Personen auseinandersetzen muss. Wenn es um Interpretationen geht, ist es zudem wichtig zu beachten, dass sie auch im **Zusammenspiel mit anderen** getroffen werden. Um bei dem Beispiel der Wahrnehmung von Gefahren zu bleiben, würde sich die Interpretation eines Risikos z. B. dadurch verändern, indem Menschen in der Umgebung z. B. eine vollkommen entgegengesetzte Position einnehmen. Würde eine Person ohne Flugangst die Risikowahrnehmung (Fliegen/Flugzeug) verändern, wenn das direkte soziale Umfeld der Person vor den Gefahren des Fliegens warnt? Auch zu Fragen der Gesundheit spielen Interpretationen eine wichtige Rolle – sowohl auf individueller also auch der Ebene von Gruppen:

Gefahren des Rauchens: Wie interpretieren Menschen die sogenannten Schockbilder auf einer Zigarettenverpackung (individuell)? Wie interpretieren Menschen das Risiko des Rauchens, wenn ein naher Familienangehöriger raucht (Gruppen)?

Bei den Ansätzen der qualitativen Forschung unterscheidet sich daher auch die Datenerhebung. Um Informationen über subjektive Interpretationen von Individuen oder Gruppen zu gewinnen, werden hauptsächlich **sprachliche bzw. verbale Daten** (z. B. Interviews, Gruppendiskussionen) gesammelt, die den Teilnehmenden viel **Offenheit zur Darstellung von Interpretationen** ermöglichen.

Quantitative Forschung steht in der wissenschaftstheoretischen Tradition der Naturwissenschaften. Sie bedient sich im Zuge eines sequenziell strukturierten Forschungsprozesses quantitativer, d. h. strukturierter Methoden der Datenerhebung (z. B. standardisierte Fragebogenerhebungen, psychologische Testverfahren, physiologische Messungen), aus denen quantitative bzw. numerische Daten (Messwerte) resultieren, die statistischen Methoden der Datenanalyse unterzogen werden.

Qualitative Forschung steht in der wissenschaftstheoretischen Tradition der Geisteswissenschaften. Sie bedient sich im Zuge eines zirkulär bzw. iterativ strukturierten Forschungsprozesses qualitativer, d. h. unstrukturierter Methoden der Datenerhebung (z. B. teilnehmende Feldbeobachtung, narratives Interview), aus denen qualitative bzw. nichtnumerische Daten (d. h. Text-, Bild-, Videomaterial) resultieren, die interpretativen Methoden der Datenanalyse unterzogen werden (Döring/Bortz 2016).

Der bekannteste Weg um quantitative und qualitative Forschung zu differenzieren, besteht in den Begrifflichkeiten **deduktiv** und **induktiv**. Deduktiv bedeutet so viel wie Abführen/Ableiten und verweist damit auf das Prinzip in der quantitativen Forschung, vom **Allgemeinen auf das Spezielle.** Aus allgemeinen Zusammenhängen in einer Gruppe (z. B. Raucher*innen entwickeln in der deutschen Bevölkerung häufiger Lungenkrebs), wird daher eine Ableitung für Einzelne getroffen (z. B.: Wenn du rauchst, steigerst du dein Lungenkrebsrisiko). In der qualitativen Forschung besteht ein induktives Prinzip. Induktiv bedeutet so viel wie herbeiführen/einführen und verweist damit vereinfacht gesagt auf das Prinzip vom **Speziellen auf das Allgemeine**. In der qualitativen Forschung wird davon ausgegangen, dass sich Erkenntnisse auch aus kleineren Untersuchungsgruppen bzw. Einzelbeobachtungen herbeiführen lassen bzw. im umgekehrten Schluss, dass sich Repräsentativität nicht per se aus einer großen Stichprobe ableiten lässt. Die Reichweite einer Theorie in der qualitativen Forschung ergibt sich vielmehr durch die **intensive Datenerhebung** gemeinsam mit den Untersuchungsteilnehmenden (Personen) bzw. der Untersuchungseinheiten (Situationen) und einer **theoriegeleiteten Fallausauswahl**. Bei Studienergebnissen in der qualitativen Forschung spielen Häufigkeiten daher keine primäre Rolle – sondern die **Bewertungen und Interpretationen der Forschungsteilnehmenden**, die sprachlich beschrieben und zusammengefasst werden.

Publikationsbeispiel zum Erleben von Patientinnen und Patienten einer APN Hämatologie nach Häflinger et al. 2023

Ergebnisse: Die Erkrankten befinden sich in einem Prozess des „sich zunehmend sicherer [F]ühlen[s]". Dieser wird durch die Vorbereitung der APN unterstützt. Das zeigt sich während des Spitalaufenthalts an der Vertrauensbeziehung zur APN, des Gesamtüberblicks der APN sowie der Stärkung des Gefühls von Sicherheit durch die APN. Zuhause setzt sich der Prozess „sich zunehmend sicherer [F]ühlen[s]" fort.

Während in der Vergangenheit sehr intensive Auseinandersetzungen um die Deutungshoheit wissenschaftlicher Erkenntnisse geführt wurden, ob nun die quantitative oder die qualitative Forschung besser geeignet sind, besteht ein modernes Wissenschaftsverständnis in der gegenseitigen Ergänzung der beiden Hauptrichtungen. Konkret sind die unterschiedlichen Ansätze hinsichtlich des Erkenntnisinteresses auszuwählen, es steht also die Angemessenheit des methodischen Ansatzes im Mittelpunkt und nicht die dogmatische Auseinandersetzung zwischen den zwei Hauptrichtungen. Zudem gibt es immer mehr Bestrebung, die beiden Hauptrichtungen zu verbinden – sogenannte Mixed-Methods Forschung – wenn dies zum Forschungsgegenstand passt.

Testen Sie Ihr Wissen:
Ordnen Sie die Begriffe den Formulierungen zu!
Literaturrecherche, Probabilistische Hypothese, Forschungsprozess, Prinzip des kritischen Rationalismus, Forschungsethik, Rationalismus

1. Menschen mit einem über Jahre stark erhöhten Körpergewicht entwickeln mit höherer Wahrscheinlichkeit einen Diabetes mellitus.
2. Ablauf, der einen zufälligen Erkenntnisgewinn von Wissenschaft unterschiedet.
3. Bedeutet, dass Erkenntnisse primär durch objektivierbare Beobachtungen (Messungen, Daten) gewonnen werden.
4. Eine Theorie lässt sich niemals zweifelsfrei belegen, die Theorie lässt sich aber mittels wiederholter Testung absichern.
5. Ist notwendig, um einen systematischen Theoriebezug herzustellen und das wissenschaftliche Vorwissen zu beschreiben.
6. Teilbereich der Wissenschaft, der sich mit der Angemessenheit von Schaden und Nutzen in der Forschung, sowie der Einhaltung der Prinzipien aus dem Bereich der guten wissenschaftlichen Praxis befasst.

Reflexionsaufgabe: Recherchieren Sie eine deutschsprachige Publikation aus dem Gebiet der Pflegeforschung (z. B. in *Pflege – Die wissenschaftliche Zeitschrift für Pflegeberufe, Verlag: Hogrefe*) und markieren Sie in der Publikation die Abschnitte bzw. Bestandteile, in denen Sie die Umsetzung der folgenden wissenschaftlichen Prinzipien berücksichtigt sehen: Forschungsethik, Datenbezug, Forschungsfragen/Hypothesen, Bezug zum Vorwissen, strukturierter und transparenter Forschungsprozess.

2.2 Quantitative Pflegeforschung

2.2.1 Quantitative Erhebungsmethoden

Unter dem Begriff **Erhebungsmethoden** können allgemein definiert alle Methoden subsummiert werden, mit denen der Zugang zum Untersuchungsobjekt (Pflegebedürftige, Angehörige, Pflegeeinrichtungen usw.) sichergestellt werden kann und die darüber hinaus die Dokumentation von empirischen Daten ermöglichen.

Bei **empirischen Daten** handelt es sich um gezielt ausgewählte und dokumentierte Informationen, die im Hinblick auf ein bestimmtes Forschungsproblem (z. B. Überprüfung einer Theorie) erhoben werden.

Diese Daten haben die Funktion, die in der Theorie beschriebenen Ausschnitte der Realität möglichst detailliert abzubilden. In dem Zusammenhang spricht man davon, dass diese methodisch angeleitet erhobenen Daten die Erfahrungswirklichkeit widerspiegeln bzw. bestmöglich widerspiegeln sollen.

Im Kontext der empirischen Pflegeforschung bedeutet dies, dass beispielsweise das Erleben und Verhalten von Pflegebedürftigen, Pflegenden oder Angehörigen in Pflegeeinrichtungen aufgrund von Erfahrungen beschrieben, erklärt, verändert oder vorhergesagt werden soll.

Im Optimalfall liefert eine Theorie begründete und konsistente Aussagen über vermutete Mechanismen und Wirkungspfade von Maßnahmen oder Programmen, die zu bestimmten Ergebnissen führen, welche mit Hilfe der empirischen Daten überprüft werden können. Die Vorgehensweise einer theoriegeleiteten Datenerhebung soll anhand eines Beispiels zur Umgebungsgestaltung von stationären Pflegeeinrichtungen verdeutlicht werden.

In diesem Theoriebeispiel wird der Einfluss der Pflegeumgebung auf bestimmte Ergebnisse vereinfacht in einer Konfiguration aus Kontext-Mechanismus-Outcome (KMO) beschrieben (Palm et al. 2021): **Anpassung der Umgebung von stationären Pflegeeinrichtungen an die Bedürfnisse von Bewohnerinnen und Bewohnern mit Demenz**

Der **Kontext** ist dadurch gekennzeichnet, dass die Wohnbereiche so gestaltet und ausgestattet sind, dass die Aktivitäten der Bewohner*innen durch die Vermeidung von Barrieren erleichtert, die Orientierung verbessert und vertraute Orte geschaffen werden (z. B. eine Küche im Wohnbereich). Der Kontext in Bezug auf die physische Umgebung ist unterstützend.

Der **Mechanismus**, der sich in dem gegebenen Kontext zeigt, ist, dass die Bewohner*innen angstfrei sind, wenn sie sich selbstständig im Wohnbereich bewegen, weil sie bspw. vertraute Merkmale in der Umgebung wiedererkennen. Die Bewohner*innen fühlen sich in der Umgebung wohl, verbinden mit den Dingen, die sie sehen und fühlen positive Gefühle und erkennen sie als persönlich bedeutsam an. Die Aktivitäten der Bewohner*innen werden durch die Umgebung angeregt, aber zugleich wird keine Überreaktion durch zu viele oder negative Reize auslöst.

Das **kurzfristige Outcome**, das durch diese Gestaltung hervorgerufen wird, ist, dass die Bewohner*innen selbst aktiv werden und mit anderen Bewohner*innen oder Angehörigen sowie dem Personal interagieren.

Langfristig ist zu beobachten, dass Bewohner*innen mit Demenz nach dem Einzug eine positive Veränderung in Bezug auf die Lebensqualität erleben und ein Verhalten, das darauf hindeutet, dass sie mehr positiven Affekt, weniger verbale und körperliche Verhaltenssymptome der Demenz und weniger Symptome der Depression zeigen.

Zusammenfassend kann man festhalten, dass Daten insbesondere dann aussagekräftig sind, wenn sie im Rahmen eines dem Forschungsproblem angemessenen Forschungsprozesses und Untersuchungsdesigns an einer passenden Stichprobe erhoben wurden, sachgerecht ausgewertet und theoriebezogen interpretiert werden (Döring/Bortz 2016).

Beziehen wir diese Überlegungen auf das zuvor aufgeführte Beispiel, dann ergibt sich das Forschungsproblem (Fragestellung) aus der Überprüfung der Theorie. Die Fragestellung könnte wie folgt formuliert werden: Treten die Ereignisse (Outcomes) unter den gegebenen Gestaltungsbedingungen (Kontext und Mechanismus) ein bzw. unterscheiden sich die Ereignisse von denen anderer Wohnbereiche, die nicht über eine vergleichbare Umgebungsgestaltung verfügen? Ohne an dieser Stelle vertiefend auf den Begriff der Stichprobe (Wohnbereiche, die in die Untersuchung einbezogen werden) einzugehen, wird deutlich, dass Daten über Wohnbereiche erhoben werden müssen, in denen die beschriebene Umgebungsgestaltung zu beobachten ist und, sofern ein Vergleich angestrebt wird, ggf. auch Daten zu Wohnbereichen, die diese Gestaltungsmerkmale nicht aufweisen. Aus der Beschreibung der Theorie (KMO) ergeben sich spezifische Anforderungen an die Datenerhebung. Durch die Unterteilung der Ergebnisse in Kurz- und Langzeitergebnisse, welche langfristige Veränderungen in der Lebensqualität prognostizieren, wird beispielsweise die Notwendigkeit wiederholter Datenerhebungen unverkennbar, um Veränderungen über die Zeit sichtbar zu machen. Die Ergebnisbeschreibung zielt auf Veränderungen ab, die nur über einen zeitlichen Verlauf abgebildet und analysiert werden können. Abschließend stellt sich die Frage, wie man Lebensqualität von Bewohnerinnen und Bewohnern einer Pflegeeinrichtung erhebt.

Zusammenfassend können aus dem Beispiel drei zentrale Anforderungen (Fragen, die beantwortet werden müssen) an die Datenerhebung abgeleitet werden:

1. An welchen Objekten oder Einheiten (Pflegebedürftige, Angehörige, Einrichtungen usw.) sind die Daten zu erheben?
2. Wann und wie häufig sind die Daten zu erheben?
3. Welche Erhebungsmethoden müssen angewandt werden, um an die forschungsrelevanten Informationen zu gelangen?

Die Auswahl der Erhebungsmethoden unter Frage 3 ist zum einen abhängig von dem Forschungsfeld und der Untersuchungseinheit und zum anderen von der theoretisch inhaltlichen Ausrichtung, beispielsweise der Erfassung der Lebensqualität als Zielkriterium.

Demnach kann für die Erfassung der Gestaltung einer Pflegeeinrichtung (Architektur, Organisation) ein standardisierter Fragebogen, der die abzufragenden Merkmale zu Architektur und Organisation und die Antwortkategorien vorgibt, eine angemessene Wahl sein, während zur Erfassung des Mechanismus, der u. a. durch die Wahrnehmung und die damit verbundenen Gefühle der Pflegebedürftigen gekennzeichnet ist, qualitative Interviews die passendere Erhebungsmethode sind. Bevor die Datenerhebung abschließend an den Ergebnissen des Beispiels diskutiert wird, soll die Frage, was genau man unter einer quantitativen Datenerhebung versteht, geklärt werden.

Bei einer quantitativen Datenerhebung findet eine Zuordnung von Objekten, Merkmalen oder Ereignissen, dem empirischen Relativ, zu Zahlen, dem numerischen Relativ, nach festgelegten Regeln statt. Dabei handelt es sich gewissermaßen um eine „Transformation", beispielsweise des/der Pflegebedürftigen und seiner/ihrer gesundheitlich bedingten Beeinträchtigungen in Zahlen. Eine solche Zuordnung ist im Alltag ständig wiederzufinden. Wird z. B. im Rahmen einer Behandlungssituation von einem Blutdruckwert von 140/90mmHg gesprochen, ist den Beteiligten schnell klar, dass der Blutdruck der Person erhöht ist. Daraus ergibt sich u. a. ein erhöhtes Schlaganfallrisiko und die Notwendigkeit, den Blutdruck langfristig zu senken. Wenn Beobachtungen mit einem Zahlenwert hinterlegt werden sollen, muss dies unter Einhaltung fester Regeln geschehen.

Diese Regeln und die zu Grunde liegenden Annahmen werden vertiefend in den Unterkapiteln „Operationalisieren und Messen“ (Kap. 2.2.4.1) und „Skalenniveaus“ (Kap. 2.2.4.2) behandelt.

Eine Anwendungsmöglichkeit für eine quantitative Datenerhebung lässt sich anhand der Gestaltungsmerkmale von Pflegeeinrichtungen im zuvor aufgeführten Beispiel beschreiben. Im einfachsten Fall interessiert uns, ob die Pflegeeinrichtungen barrierefrei gebaut sind oder nicht. Diese Frage lässt sich über ein Kategoriensystem in zwei Spalten abbilden, indem den Kategorien („barrierefrei“ und „nicht-barrierefrei“) immer dann der Zahlenwert „Eins“ bzw. „Null“ zugewiesen wird, wenn das Merkmal in einer erhobenen Pflegeeinrichtung beobachtet wird. Da es sich um gegenseitig ausschließende Ereignisse handelt (eine Einrichtung kann nur einen Zustand annehmen), wird das Gegenereignis mit dem Zahlenwert „Null“ belegt. In einer anschließenden Auswertung kann beispielsweise die Häufigkeit oder die relative Häufigkeit der jeweiligen Kategorie berechnet werden. Die Übertragung von Beobachtungen in Zahlenwerte ermöglicht es also, Auswertungen nach mathematisch-statistischen Grundsätzen vorzunehmen – ein großer Vorteil, der mit sprachlichen Mitteln nicht möglich wäre. Zu den quantitativen Erhebungsmethoden zählen viele verschiedene wissenschaftliche Methoden (Beobachtung, Fragebogen, psychologischer Test, physiologische Messung, Dokumentenanalyse), mit denen durch Nutzung entsprechender standardisierter Erhebungsinstrumente (Beobachtungsplan, Fragebogen, Messgerät etc.) empirische Daten gesammelt werden können. Solche Erhebungsinstrumente müssen sorgfältig gestaltet werden, damit die Übertragung von Beobachtungen in Zahlenwerte möglichst fehlerfrei gelingt.

Quantitative Methoden erlauben es, große Datenmengen zu analysieren. Da in der Forschung häufig versucht wird, Erkenntnisse zu gewinnen, die für möglichst viele Menschen gültig sind, spielen quantitative Methoden in der Forschung eine wichtige Rolle. Dazu zählen Interventionsstudien genauso wie epidemiologische Beobachtungsstudien größerer Bevölkerungsgruppen. Wie gut Fragestellungen mittels quantitativer Methoden beantwortet werden können, hängt zudem von dem zu erfassenden Gegenstandsbereich (z. B. Verhalten, Lebensqualität) ab. So ist die Frage, ob bzw. inwieweit man bei bestimmten Zielgruppen Lebensqualität mit standardisierten Instrumenten (quantitativ) erfassen kann, nicht unumstritten.

Hilfreiche Informationen zur Identifizierung geeigneter Fragebögen und Beobachtungsinstrumente für die Erfassung von Ergebnissen findet man in der COSMIN Database: Database of systematic reviews of outcome measurement instruments, verfügbar unter: https://database.cosmin.nl/ (03.01.2024)

Weil die Begrifflichkeiten „standardisierter Fragebogen", „Assessment", „Bewertungs- oder Messinstrument" usw. in der Forschungspraxis oft synonym verwendet werden, muss definiert werden, was im Allgemeinen darunter in der Pflege- und Versorgungsforschung zu verstehen ist.

Unterstützende und handlungsweisende Frage- oder Dokumentationsbögen, die Gegenstandsbereiche wie einen spezifischen Behandlungs- oder Unterstützungsbedarf erfassen, um den Inhalt (bspw. Kriterien/Items für das Ausmaß der Pflegebedürftigkeit) entsprechend der Zielsetzung (bspw. Messung für eine Studie oder Einstufung des Pflegegrads inkl. Leistungsbewilligung) auszuwerten.

Grundsätzlich kann man sagen, dass die Entwicklung und Anwendung von standardisierten Instrumenten eine wichtige Rolle in den Pflege- und Gesundheitswissenschaften spielen.

Standardisierte Instrumente werden eingesetzt, um pflege- oder klinisch relevante Sachverhalte einzuschätzen bzw. zu messen oder Ein- und Ausschlusskriterien für die Stichproben zu definieren. Fehler, die ein dafür genutztes Instrument aufweist, reduzieren die Aussagekraft der darauf aufbauenden Auswertung. Sowohl die Begriffe „Instrument", „Assessment", „Fragebogen" als auch der Begriff „standardisiert" werden in den weiterführenden Kapiteln noch ausführlicher beschrieben.

Vertiefende Themen und weitere Beispiele zur quantitativen Datenerhebung, wie die Operationalisierung, Messen und Skalenniveaus, werden in Kap. 2.2.4 eingeführt.

Testen Sie Ihr Wissen:

1. Welche quantitativen Daten werden in ihrem beruflichen Kontext erhoben (Noten, Arbeitszeiten, Blutdruck usw.)? Bitte bestimmen Sie die drei Anforderungen an die Datenerhebung:
2. An welchen Objekten oder Einheiten (Pflegebedürftige, Angehörige, Einrichtungen usw.) werden die Daten erhoben?
3. Wann und wie häufig erheben Sie die Daten?
4. Welche Erhebungsmethoden wenden Sie an, um an die forschungsrelevanten Informationen zu gelangen?

2.2.2 Quantitative Forschungsdesigns und Studientypen

Eine zentrale Aufgabe der Pflegeforschung liegt in der Überprüfung von Theorien bzw. daraus abgeleiteten Hypothesen (z. B. Therapie A ist besser als B). Im Rahmen des Forschungsdesigns, das die genaue Vorgehensweise und Planung für die Forschung umfasst, wird zu diesem Zweck die Art der Untersuchungsmethode (z. B. experimentelles Design, Querschnitt- oder Längsschnittdesign) festgelegt. Dabei ist die geplante Vorgehensweise für die Gültigkeit und Zuverlässigkeit von Aussagen (z. B. Beschreibung von Zusammenhängen), die im Rahmen der Untersuchung getroffen werden, entscheidend. Dabei geht es vor allem um die Reichweite der Ergebnisse, die sich sehr zwischen den Studienarten unterscheidet. Im Bereich der Gesundheitsforschung wird in vielen Studien versucht, die Wirksamkeit von Therapien zu beschreiben. Eine Beobachtungsstudie ist für diesen Zweck z. B. nicht geeignet, was wiederum bedeutet, dass die Wahl des Studiendesigns von dem Erkenntnisinteresse abhängt.

Nachfolgend werden einige Forschungsdesigns und Studienarten, die in der empirischen Sozialforschung, der klinischen Forschung und in der Pflege- und Versorgungsforschung häufig vorkommen, vorgestellt.

Beobachtungsstudien: Beobachtungsstudien sind in Abgrenzung zu den experimentellen Designs dadurch gekennzeichnet, dass die Forschenden nicht aktiv in das Forschungsgeschehen eingreifen. Mit einem Eingriff ist eine Steuerung oder auch Beeinflussung der Erhebungsmerkmale gemeint. Wenn beispielsweise ein*e Forscher*in Daten über die Ernährungsgewohnheiten von bestimmten Pflegeklientinnen und -klienten erhebt (z. B. durch eine Befragung), fällt das unter die Kategorie der Beobachtungsstudien. Sollte diese*r Forscher*in jedoch vor der Datenerhebung noch eine Ernährungsberatung durchführt haben, dann hat der-/diejenige die Erhebung systematisch beeinflusst, wodurch die Kategorisierung als Beobachtungsstudie nicht mehr korrekt wäre. Mit Beobachtungsstudien lassen sich Aussagen über die Verteilung von bestimmten Merkmalen (z. B. Pflegebedürftigkeit) und Risikofaktoren (z. B. Demenzdiagnose) beschreiben, ohne dass kausale Zusammenhänge daraus abgeleitet werden können. Bei Beobachtungsstudien wird zudem zwischen Quer- und Längsschnittstudien unterschieden.

Querschnittdesign: Eine Querschnittuntersuchung ist dadurch gekennzeichnet, dass eine einmalige und gleichzeitige Messung aller für das Forschungsvorhaben relevanter Merkmale durchgeführt wird. Folglich ist das Querschnittdesign besonders dann geeignet, wenn es darum geht, dass eine aktuelle Bestandsaufnahme innerhalb einer Population vorgenommen werden soll. In Querschnittstudien ist es nicht nur möglich zu bestimmen, wie häufig bestimmte Merkmale (z. B. Vorhandensein eines Dekubitus) sind, sondern auch, ob ein solches Merkmal bei bestimmten Eigenschaften (z. B. Untergewicht) des Merkmalträgers wahrscheinlicher auftritt. Eine solche „Charakterisierung“ ist allerdings nicht mit Kausalität (Ursache-Wirkungszusammenhang) zu verwechseln. Es ist also nicht möglich zu sagen, Untergewicht verursacht einen Dekubitus.

Eine notwendige Voraussetzung für einen Kausalzusammenhang besteht in der zeitlichen Abfolge der Ereignisse, einer Vergleichsgruppe und einer experimentellen Variation, d. h. die Ursache der Wirkung muss dem Ergebnis vorausgehen.

Querschnittsuntersuchungen werden meist als rein explorative Studien zum Generieren von Hypothesen angelegt. Es geht darum, dass sich Forschende zunächst einmal einen Überblick über ihren Untersuchungsgegenstand und sein Umfeld verschaffen möchten.

Beobachtungsstudien können auch als Längsschnittstudien angelegt werden und somit aufschlussreiche Informationen zu zeitlichen Zusammenhängen geben. Dann spricht man nicht mehr von rein beschreibenden (deskriptiven), sondern von analytischen Untersuchungen.

Längsschnittdesign: In vielen Fällen wird in der empirischen Pflegeforschung das Ziel verfolgt, zeitliche Veränderungen und individuelle Wandlungsprozesse zu beschreiben oder zeitliche Zusammenhänge, beispielsweise zu eingeführten Maßnahmen, herzustellen. Zur Untersuchung von Annahmen, die sich auf zeitliche Veränderungen oder Zusammenhänge beziehen, sind Längsschnittdaten notwendig.

Längsschnittuntersuchungen sind dadurch gekennzeichnet, dass zu mehreren Zeitpunkten (mindestens zwei) Daten zu den gleichen für das Forschungsvorhaben relevanten Merkmalen erhoben werden.
Dabei werden verschiedene Arten des Designs einer Längsschnittuntersuchung unterschieden. Im Wesentlichen handelt es sich dabei um Fall-Kontroll-Studien, klinisch kontrollierte Studien (experimentelle Designs) und um Studien im Trend-, Kohorten- und Paneldesign, die nachfolgend noch besprochen werden.
Des Weiteren lassen sich Längsschnittuntersuchungen darin unterscheiden, ob sie prospektiv („vorausschauend") oder retrospektiv („zurückblickend") ausgerichtet sind.

Fall-Kontroll-Studien: Als Paradebeispiel für eine retrospektive Längsschnittuntersuchung gelten Fall-Kontroll-Studien. Mit diesen Studien versucht man, Rückschlüsse auf einen möglichen Zusammenhang zwischen dem Kontakt mit einem schädigenden Auslöser (z. B. Kontakt mit einem gefährlichen Stoff) und einer Erkrankung zu ziehen. Dies geschieht in der Regel dadurch, dass eine Gruppe Patientinnen und Patienten, die an einer bestimmten Erkrankung leidet (Fälle), mit einer anderen Gruppe, die nicht an der Erkrankung leidet, dahingehend verglichen wird, ob und welchen schädigenden Auslösern sie in der Vergangenheit (retrospektiv) ausgesetzt waren. Ein großer Vorteil, der insbesondere für seltene Erkrankungen gilt, ist, dass man nicht auf das Eintreten der Erkrankung warten muss. Die Daten zur Durchführung einer Fall-Kontroll-Studie werden meist aus der zugrundeliegenden Dokumentation von Arztpraxen, Kliniken, Pflegeheimen oder Registern gewonnen.

Die Auswahl der Kontrollen gestaltet sich anspruchsvoll, weil für diesen Studientyp Vergleichspaare (Fall und Kontrolle) gebildet werden müssen, die einander möglichst ähnlich sind (z. B. bezüglich Alter, Geschlecht, Gesundheitszustand, Begleiterkrankungen) und sich im Idealfall nur hinsichtlich des zu interessierenden Ereignisses (z. B. Auftreten einer Erkrankung) unterscheiden. Der Vergleich geschieht häufig über eine Odds-Ratio, indem man die Chance derjenigen zu erkranken, die mit einem möglichen schädigenden Auslöser in Kontakt waren, mit der Chance derer zu erkranken, die nicht mit diesem Auslöser in Kontakt waren, vergleicht.

Sofern der Anteil der Exponierten (Kontakt mit einem schädigenden Auslöser) in der Fall-Gruppe deutlich höher ist als in der Kontroll-Gruppe, besteht statistisch ein Zusammenhang zwischen der Exposition und Erkrankung.

Ein Beispiel hierfür sind die EHEC-HUS-Studien (EHEC: Auslöser von Durchfallerkrankungen), die vom Robert-Koch-Institut durchgeführt wurden. Hierzu wurden unter anderem Nahrungsmittel, die bereits bei vorherigen Ausbrüchen als Ursache identifiziert werden konnten (z. B. Rindfleisch, Gemüsesprossen oder Roh-Milch) seit Beginn der Ausbruchsuntersuchungen explizit erfragt. Es wurden sowohl erkrankte als auch gesunde Kontrollpersonen befragt. Dadurch war es möglich zu ermitteln, welche Nahrungsmittel mit einem erhöhten Erkrankungsrisiko assoziiert sind.

Kohortenstudien: Als ein Paradebeispiel für eine prospektive Längsschnittuntersuchung gilt die Kohortenstudie, die in der Regel vorausschauend geplant wird. Bei Kohortenstudien wird eine größere Gruppe an Personen über einen längeren Zeitraum (z. B. 10 Jahre) begleitet. Bei diesen Personen werden regelmäßig wissenschaftliche Daten erhoben (z. B. Befragungen, med. Untersuchungen), um möglichst hochwertige Informationen zu gewinnen und Zusammenhänge zwischen dem Gesundheitsverhalten und dem Gesundheitsstatus der Studienteilnehmenden herausfinden zu können. Für die Rekrutierung werden sowohl exponierte als auch nichtexponierte Personen berücksichtigt, die zum Zeitpunkt der Rekrutierung nicht von dem interessierenden Ergebnis (z. B. einer bestimmten Erkrankung) betroffen sind. Ein Vorteil dieses

Studientyps liegt darin, dass aufgrund der vorausschauenden Planung Kontrollmöglichkeiten bei der Stichprobe, den zu erfassenden Merkmalen und der Dokumentation bestehen.

> Ein Beispiel für eine großangelegte prospektive Kohortenstudie ist die NAKO Gesundheitsstudie (kurz: NAKO). Dabei handelt es sich um eine Langzeit-Bevölkerungsstudie (Dauer 20–30 Jahre), die von einem Netzwerk deutscher Forschungseinrichtungen, bestehend aus der Helmholtz-Gemeinschaft, den Universitäten und der Leibniz-Gemeinschaft, organisiert und durchgeführt wird. Die Studie verfolgt das Ziel, Ursachen (z. B. Lebensstilfaktoren) für die Entstehung von Volkskrankheiten, wie beispielsweise Krebs, Diabetes und Infektionskrankheiten, auf den Grund zu gehen (https://nako.de, 03.01.2024).

Panel- und Trendstudien: Neben den bisher benannten Längsschnittstudien (Fall-Kontroll-Studie, Kohortenstudie), die durch die epidemiologische Forschung geprägt sind, spricht man in der quantitativen Sozialforschung häufig von Panel- und Trendstudien. Der Begriff „Panelstudie" deutet auf die Erhebungsmethode in dieser Studienform hin: die Befragung. Es wird deutlich, dass die Teilnehmenden z. B. nicht körperlich untersucht, sondern Daten in der Regel über eine Befragung gewonnen werden.

Panelstudien sind dadurch gekennzeichnet, dass zu mehreren Zeitpunkten (wiederholte Befragung) an denselben Objekten oder Personen dieselben Variablen erhoben werden.

Im Gegensatz zu Panelstudien werden bei den Trendstudien nicht immer dieselben Personen befragt, sondern nur zu mehreren Zeitpunkten Stichproben (z. B. wahlberechtigte Personen) aus der gleichen Grundgesamtheit (z. B. Bewohner*innen eines Bundeslandes) gezogen. Die Ergebnisse von Trendstudien sind mit der Einschränkung, dass keine Aussagen auf der Ebene des Individuums (z. B. Personen) getroffen werden können, dazu geeignet, Veränderungen von Merkmalsausprägungen (z. B. Wahl einer Partei) über die Zeit sichtbar zu machen. Ein Beispiel für eine Trendstudie ist die Sonntagsfrage. Die Sonntagsfrage ist eine Wahlumfrage, die regelmäßig von einigen Meinungsforschungsinstituten durchgeführt und immer mit den folgenden Worten eingeleitet wird: „Wenn am nächsten Sonntag Bundestagswahl wäre …". Hierzu werden in regelmäßigen Abständen Umfragen durchgeführt, aber es werden immer neue

Personen befragt. Die Trendstudien kann man sich ähnlich vorstellen wie Datenerhebungen des Qualitätsmanagements im Krankenhaus oder im Pflegeheim (Trendanalyse). Wenn hier jährlich die Anzahl der Clostridienerkrankungen oder Sturzereignisse erhoben werden, dann können auch Veränderungen über die Zeit sichtbar gemacht werden. Die Patientinnen und Patienten verändern sich über den Beobachtungszeitraum (u. a. durch Zu- und Abgänge von Personen). Wenn Aussagen über die Einrichtung getroffen werden sollen und hierzu alle Merkmalsausprägungen erhoben werden, wird von einer Vollerhebung gesprochen.

Experimentelle Forschungsdesigns: Bei experimentellen Studiendesigns wird eine Variable gezielt manipuliert, für die ein angenommener Zusammenhang vorab beschrieben wird, um die Auswirkungen auf eine Zielvariable zu analysieren. Zum Beispiel kann die Annahme überprüft werden, dass die Anwendung einer CPAP-Beatmung („continuous positive airway pressure“) zu einer Verlängerung von Tiefschlafphasen (angenommener Zusammenhang) bei Patienten mit Schlafapnoen (Atemaussetzer) führt. Die gezielt manipulierte Variable ist in dem Fall der kontinuierlich positive Atemwegsdruck (Überdruck von 5 bis 20 Millibar), der die Eigenatmung des Patienten unterstützt. Der vorab explizierte Zusammenhang könnte folgendermaßen definiert sein: Die verbesserte Eigenatmung führt zur Reduktion von Apnoen und somit zu verlängerten Tiefschlafphasen. Damit diese Vorgehensweise möglichst zu belastbaren wissenschaftlichen Ergebnissen führt, versucht man, Störvariablen (z. B. Beobachtungsfehler, unterschiedliche Gruppenzusammensetzung), die alternative Erklärungsmöglichkeiten für eine Veränderung der Zielvariable darstellen, untersuchungstechnisch durch Konstanthaltung der Bedingungen, Elimination oder Zufallszuteilungen zu kontrollieren.

> „Allgemein können Untersuchungsdesigns, die die Beziehung zwischen den vermuteten Ursachen (unabhängigen Variablen) und Wirkungen (abhängigen Variablen) untersuchen, als Experimente bezeichnet werden.“ (Stein 2019, 129)

Bei einem einfachen experimentellen Design werden zwei Gruppen gebildet. Die Zuteilung der Personen, beispielsweise der Pflegebedürftigen, erfolgt dann nach dem Zufallsprinzip zur Interventionsgruppe (Experimentalgruppe) oder zur Kontrollgruppe. Diese Art der Zuteilung wird als Randomisierung bezeichnet. Damit wird beabsichtigt, dass bekannte und nicht bekannte Eigenschaften (z. B. Bildungsgrad, Körpereigenschaften) der Probandinnen und Probanden zwischen den Gruppen möglichst gleich verteilt sind. Bevor die Maßnahme (z. B. eine Beratungs-, Therapie- oder Präventionsmaßnahme) in der Interventionsgruppe durchgeführt wird, ist in beiden Gruppen der Ausgangswert (Messbasis vor Anwendung der Maßnahme) zu bestimmen. Dadurch können mögliche Gruppenunterschiede in der Zielvariablen (z. B. ein therapierelevanter Wert wie Blutdruck) vor Beginn des Experiments erfasst werden. Im nächsten Schritt wird die Maßnahme in der Interventionsgruppe durchgeführt. Abschließend erfolgt dann eine erneute Messung (Nachhermessung) der Zielvariablen in der Interventions- und Kontrollgruppe. Dadurch wird ein direkter Vergleich innerhalb und zwischen den Gruppen möglich. Das hier beschriebene Studiendesign entspricht einer randomisiert kontrollierten Studie (engl. Randomized Controlled Trial – RCT).

Evidenzsynthesen: Bei Evidenzsynthesen handelt es sich um Publikationsformate, die mehrere Studien zu einem Thema (z. B. Therapieart zu einer Erkrankung) zusammenfassen, ohne selbst an den jeweiligen Studien direkt beteiligt zu sein – weshalb diese auch als „systematische Übersichtsarbeiten" bezeichnet werden. Evidenzsynthesen gelangen zu einem zusammenfassenden Ergebnis, entweder indem sie die Ergebnisse sprachlich zusammenfassen (Review oder narratives Review) oder indem sie die Einzelergebnisse vergleichbarer Studien zusammenrechnen (Meta-Analysen). Genauer gesagt gelangen Meta-Analysen zu einem zusammenfassenden Ergebnis, indem sie viele Studien, die das Gleiche untersucht haben, ihrer Aussagekraft entsprechend gewichten. Mittlerweile sind Meta-Analysen so verbreitet, dass es Formate gibt, die auch die Ergebnisse der Meta-Analysen wiederum zusammenfassen (Umbrella-Reviews).

In vielen Fällen ist es unmöglich, alle Studien zu einem Untersuchungsgegenstand (z. B. Sturzprävention in der stationären Altenpflege) zu lesen. Stattdessen möchte man einen aktuellen Überblick über die vorhandene Datenlage zu einer bestimmten Fragestellung erlangen. Mit der Hilfe von Evidenzsynthesen kann das Wissen aus einzelnen Studien aggregiert dargestellt werden, wodurch, wodurch häufig ein Gesamtergebnis mit höherer Aussagekraft erzielt werden kann. Im Optimalfall profitieren von diesen Ergebnissen Gesundheitseinrichtungen, Ärztinnen und Ärzte, Forschende sowie die Öffentlichkeit. Darüber hinaus werden auch Expertenstandards und Leitlinien zu den Evidenzsynthesen gezählt.

Diagnostische Querschnittsstudie: Diagnostische Querschnittsstudien werden durchgeführt, um die Güte eines diagnostischen Verfahrens (z. B. ein Glukosetest für Diabetes) oder eines Assessments (z. B. Skalen zur Dekubituseinschätzung) zur Diagnose einer Erkrankung zu bewerten. Somit haben diese Studien das diagnostische Verfahren selbst zum Untersuchungsgegenstand (Forschungsfrage: Ist eine verlässliche Diagnose mit Hilfe des Verfahrens möglich?).

Dazu wird die Vorhersage des „neuen" diagnostischen Verfahrens mit einem Referenzstandard, häufig auch als Goldstandard bezeichnet, verglichen. Der Referenzstandard wird im Regelfall durch die aktuell zuverlässigste Methode zur Erkennung des „wahren" Krankheitszustands definiert.

Dieser ist im Versorgungsalltag, beispielsweise im Pflegeheim, Krankenhaus oder in der ambulanten Versorgung, häufig nicht anwendbar oder praktikabel, weil er entweder zu teuer, zu zeitaufwendig oder zu invasiv ist.

Im einfachsten Fall kann das Ergebnis eines diagnostischen Verfahrens über eine binäre Zuordnung (Erkrankung ja/nein) in einer Vierfeldertafel mit dem Ergebnis des Referenzstandards hinsichtlich der diagnostischen Aussagekraft verglichen werden.

Für die Pflegeforschung sind Diagnosestudien insbesondere dann interessant, wenn es um die Ersteinschätzung von Erkrankungen (z. B. ein Delir in der stationären Langzeitpflege) geht, die man durch einfache Beobachtungen oder Abfragen zuverlässig erkennen kann. Ein entsprechendes Studienbeispiel zur Ersteinschätzung eines Schlaganfalls befindet sich in Kap. 2.2.5.4.

Instrumentenentwicklung und -überprüfung: Studien zur Instrumentenentwicklung erfordern entsprechend der zu überprüfenden Gütekriterien (z. B. Zuverlässigkeit, Gültigkeit) verschiedene Studiendesigns. Diese Studienart wird hier gesondert aufgeführt, weil sie sich trotz bestimmter Ähnlichkeiten von den Diagnosestudien unterscheidet. Studien zur Instrumentenentwicklung haben vergleichbar mit den Diagnosestudien (diagnostische Verfahren) das Instrument und die damit zu erfüllenden Aufgaben zum Untersuchungsgegenstand. Im Gegensatz zu den Diagnosestudien, die an medizinische Diagnosen gekoppelt sind, geht es hier jedoch um sozialwissenschaftliche oder psychologische Konstrukte (z. B. kognitive Leistungsfähigkeit), die eingeschätzt bzw. beurteilt werden sollen. Für den Begriff „Instrument" gilt in diesem Kontext ganz allgemein, dass darunter der Einsatz eines Fragebogens zu verstehen ist, der als Hilfsmittel zur Datenerhebung oder Dokumentation verstanden werden kann. Hierzu zählen unter anderem die standardisierten Fragebögen in der Pflegeforschung, die der Erfassung von Merkmalen/Phänomenen (bspw. Messungen von Pflegebedürftigkeit oder Lebensqualität) dienen, um eine möglichst genaue, quantitative Aussage über den Grad der Merkmalsausprägung zu treffen.

Testen Sie Ihr Wissen:
Probieren Sie die Forschungsdatenbank PubMed aus: Suchen Sie die folgenden drei Artikel mit Hilfe der PMID (Pubmed reference number) und bestimmen Sie das entsprechende Studiendesign. Dazu können Sie die PMID einfach in das Suchfeld kopieren. Begründen Sie Ihre Zuordnung anhand des Abstracts.
PMID: 32968698
PMID: 31184538
PMID: 32652983

2.2.3 Quantitative Auswertungsmethoden

Die quantitativen Auswertungsverfahren haben allesamt gemeinsam, dass sie eine Vorgehensweise zur numerischen Darstellung von empirischen Sachverhalten repräsentieren.

Dies geschieht, indem forschungsrelevante Aspekte der Realität in Zahlen abgebildet und anschließend statistisch ausgewertet werden. Ein einfaches Beispiel hierfür könnte sein, dass man das Körpergewicht von Neugeborenen in Deutschland messen möchte, um anschließend mit den daraus gewonnenen Zahlenwerten einen Durchschnittswert zu berechnen.

Die Ziele, die man mit der Anwendung quantitativer Auswertungsmethoden verfolgt, sind vielfältig und umfassen beispielsweise die Beschreibung von Zusammenhängen und Abhängigkeiten oder auch die gezielte Untersuchung von Unterschieden. Um diese Ziele zu erreichen, wird häufig eine Organisation und Verdichtung der zunächst unübersichtlichen Einzelwerte angestrebt. Einfache und diesem Zweck dienliche Darstellungsformen sind Tabellen. Das lässt sich für das zuvor eingeführte Beispiel leicht umsetzen, indem das Köpergewicht der Neugeborenen vier unterschiedlichen Gewichtsklassen (unter 2000 Gramm, 2000–2999 Gramm, 3000–3999 Gramm, 4000 und mehr Gramm) zugeordnet wird und die Häufigkeiten in Prozentwerten zusammengefasst werden.

Tab. 1: Beispieltabelle mit fiktiven Werten zu Gewichtsklassen von Neugeborenen in Deutschland

unter 2000 Gramm	2000 – 2999 Gramm	3000 -3999 Gramm	4000 und mehr Gramm
10%	30%	35%	25%

Tabelle 1 zeigt, dass die häufigste Gewichtsklasse bei den Neugeborenen diejenige zwischen 3000–3999 Gramm ist. An diesem Beispiel wird deutlich, dass die **Analyse und Auswertung von quantitativen Daten** mit Hilfe von Statistik erfolgt. Die zentrale Einheit, anhand derer die Statistik angewandt wird, ist die Variable. In der Statistik werden messbare Merkmale, die verschiedene Werte (Ausprägungen) annehmen können, als Variablen bezeichnet. Eine Möglichkeit, Statistik zu unterscheiden, bezieht sich auf die Anzahl der Variablen, die in die Analysen eingeschlossen werden:

1. So spricht man von **univariater Statistik,** wenn die statistische Auswertung eines einzelnen Merkmals von Interesse ist. Dabei werden Maßzahlen, wie beispielsweise das Minimum (kleinster Wert), das Maximum (größter Wert) oder der Durchschnittswert berichtet, die sich auf ein einziges Merkmal beziehen. In

der quantitativen Pflegeforschung wird univariate Statistik zur Beschreibung der Stichprobe angewandt. Die Stichprobenbeschreibung zu einer Gruppe von Menschen (z. B. Pflegebedürftigen, Patientinnen und Patienten oder Pflegefachkräften) umfasst so gut wie immer Angaben zu der Geschlechterverteilung und zum Alter der Studienteilnehmenden. Das sind Standardangaben, die in wissenschaftlichen Beiträgen berichtet werden.

2. Die **bivariate Statistik** analysiert, im Gegensatz zur univariaten Statistik, zwei Variablen gemeinsam, um die empirische Beziehung zwischen ihnen zu ermitteln. Damit ist es möglich, wie das folgende Beispiel zeigt, einfache Zusammenhangshypothesen zwischen zwei Personengruppen zu überprüfen.

Burnout-Erkrankungen von Ärztinnen/Ärzten und Pflegenden

In der Klinik Sonnenschein werden Burnout-Erkrankungen beider Berufsgruppen über einen bestimmten Zeitraum (z. B. ein Jahr) ins Verhältnis zueinander gesetzt, um Aussagen darüber zu treffen, welche gefährdeter ist. Es wird mithilfe eines Gruppenvergleichs überprüft, ob ein statistisch relevanter Zusammenhang zwischen der jeweiligen Berufsgruppe und der Erkrankung existiert.

3. Die **multivariate Statistik** befasst sich mit Fragestellungen, für die mehrere Variablen zugleich untersucht werden. Typische Anwendungen in der Pflegeforschung sind Analysen mit Hilfe von standardisierten Fragebögen und Assessments, die mehrere Fragen mit vorgegebenen Antwortkategorien umfassen. So können die Abfragen im Fragebogen, die auch als Items bezeichnet werden, als Variablen in einem statistischen Modell gemeinsam analysiert werden. Häufig werden Assessments so konstruiert, dass sie Fragen zu unterschiedlichen inhaltlichen Bereichen abbilden. Ein Beispiel könnte ein Assessment zur Erfassung von Präferenzen (Vorlieben) von älteren Menschen sein, die sich auf unterschiedliche Bereiche der Freizeitgestaltung (z. B. künstlerische Tätigkeiten wie Basteln, Malen; körperliche Betätigungen wie Spiele im Freien, Sport) beziehen. Geht man davon aus, dass sich die befragten Menschen in diesen Bereichen voneinander unterscheiden, dann wird sich dies in den Zusammenhängen zwischen den Variablen widerspie-

geln. Ein konkretes Forschungsbeispiel für ein Assessment zur Vorhersage der Technikbereitschaft im höheren Lebensalter, dass sich auf die Bereiche Technikakzeptanz, Technikkompetenz und Technikkontrollüberzeugung bezieht, folgt in Kap. 2.2.5.5. Es ist unstrittig, dass Pflegebedürftigkeit ein komplexes „biopsychosoziales“ Phänomen ist, das sich auf alle Lebensbereiche eines Menschen auswirken kann und zudem zeitlichen Veränderungen unterliegt. Gleichermaßen komplex sind auch die damit verbundenen Gegenstandsbereiche der Pflegeforschung, wie die Organisation der Pflege, die Pflegequalität oder die Versorgungsstrukturen (Krankenhäuser, stationäre Altenpflegeeinrichtungen usw.), innerhalb derer Pflege- und Gesundheitsleistungen erbracht werden. Das hat zur Folge, dass die Pflegeforschung häufig mit Forschungsfragen konfrontiert ist, die hohe Anforderungen an die Forschungsmethoden stellen.

Insofern sind multivariate statistische Verfahren, die annähungsweise die Komplexität der Gegenstandsbereiche durch den Einschluss vieler Variablen abbilden und analysieren können, von besonderer Bedeutung in der quantitativen Forschungspraxis.

In Abbildung 4 ist ein Basisschema zur Verortung von multivariaten statistischen Verfahren dargestellt, anhand dessen sich verschiedene Anwendungsbereiche in der Pflegeforschung verorten lassen.

Betrachten wir die Abbildung 4, können multivariate Analyseverfahren über die zwei Achsen in vier Gruppen eingeteilt werden. Auf der horizontalen Achse wird zwischen metrischen und kategorialen, auf der vertikalen Achse zwischen manifesten und latenten Variablen unterschieden. Unter metrischen Variablen versteht man, dass die Merkmalsausprägungen verglichen (Person A ist 5kg schwerer als Person B), sortiert (z.B. kleinster und größter Wert beim Körpergewicht) und die Abstände zwischen den Ausprägungen berechnet werden können (Person A wiegt 63kg und Person B wiegt 73kg – der Abstand beträgt 10kg). Das trifft zum Beispiel auf Größe, Gewicht und Alter (Zeit) zu. Für die Ausprägungsmöglichkeiten von metrischen Variablen sind potentiell unendlich viele Zwischenschritte denkbar. Im Gegensatz dazu sind kategoriale Variablen durch eine begrenzte Anzahl an vorgegebenen Kategorien gekennzeichnet. Das trifft zum Beispiel auf

Pflegegrade oder auf das Auftreten eines Dekubitus (Ja/Nein) zu. Entsprechend dieser Beispiele können die Kategorien eine Rangfolge haben, müssen es aber nicht. Der Unterschied zwischen einer latenten Variable und einer manifesten Variable liegt darin, dass die manifeste Variable direkt beobachtbar (messbar) ist, während eine latente Variable nur indirekt auf der Basis anderer messbarer Merkmale geschätzt werden kann. Ein einfaches Beispiel für eine manifeste Variable stellt die Erhebung dar, ob Patientinnen und Patienten im Krankenhaus einen Dekubitus haben. Dies lässt sich zu einem bestimmten Zeitpunkt direkt und unmittelbar beobachten. Im Kontrast dazu ist ein Beispiel für eine latente Variable der Grad einer Depression, an der eine Person leidet. Dies kann man nicht direkt beobachten, sondern nur indirekt über eine Reihe von anderen Abfragen, wie beispielsweise Niedergeschlagenheit, Müdigkeit, Schwermut oder Hoffnungslosigkeit usw., einschätzen.

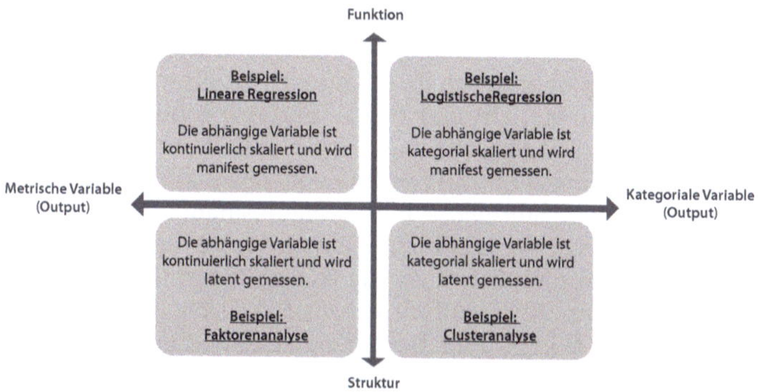

Abb. 4: Multivariate Analyseverfahren im Überblick (Quelle: Verändert nach Blasius 2001)

Wendet man diese beiden Unterscheidungsmöglichkeiten (latent – manifest, metrisch – kategorial) auf die abhängige Variable, die zu erklärende Variable an, dann können folgenden vier Fälle beschrieben werden (Blasius 2001):

1. Die abhängige Variable ist metrisch und wird manifest gemessen.
   Zu diesem Fall gehört die multiple lineare Regression, mit der versucht wird, eine beobachtete abhängige Variable (z. B. Körpergewicht) durch eine Linearkombination von mehreren unabhängigen Variablen (z. B. Ernährungsgewohnheit, Bewegungsausmaß, Bildungsgrad) zu erklären. Darunter versteht man, dass mehrere Variablen und ihre jeweiligen Gewichte (Ausmaß des Einflusses auf z. B. das Körpergewicht) mit Hilfe einer Summenfunktion (Regressionsgleichung) addiert werden, um die abhängige Variable (z. B. Körpergewicht) zu erklären. Mit einfachen Worten: Man kann sowohl den gemeinsamen Erklärungsbeitrag (z. B. zuckerhaltige Ernährung + wenig Bewegung + niedriger Bildungsgrad = erklärt bis zu 40% der Körpergewichtsverteilung) aller unabhängigen Variablen als auch den Beitrag einzelner Variablen (z. B. wenig Bewegung und Körpergewichtsverteilung), um die abhängige Variable vorherzusagen, bestimmen. Häufig wird der Erklärungsbeitrag einer multiplen linearen Regression in Prozentwerten 0% (unbrauchbares Modell) und 100% (perfekte Modellanpassung) angegeben. Mit Modell ist die Kombination der Variablen gemeint, die einen Einfluss auf die abhängige Variable ausüben – wie z. B. Ernährung + Bewegungsausmaß + Bildungsgrad als Erklärung für die Körpergewichtsverteilung (abhängige Variable). Verdeutlichen wir die vorangegangenen Ausführungen an einem weiteren Beispiel zur Erklärung der bewohnerbezogenen Pflege- und Betreuungszeiten in der stationären Altenpflege.

Anwendung einer multiplen linearen Regression

Vereinfacht können wir uns unter dieser metrischen abhängigen Variablen die Summe aller Pflege- und Betreuungszeiten (in Minuten) vorstellen, die von den verschiedenen Berufsgruppen (Pflegekräfte, Auszubildende, Betreuungskräfte usw.) erbracht werden und den Pflegebedürftigen zuzuordnen sind. Als unabhängige Variable könnten beispielsweise „Alter", „Geschlecht" und einige Variablen zu Erkrankungen fungieren, die stark mit Pflegebedürftigkeit im Zusammenhang stehen (Demenzen, Parkinson, Harninkontinenz, Herzinsuffizienz). Mit Hilfe der Regressionsanalyse soll herausgefunden werden, welche Variablen einen Einfluss auf die bewohnerbezogenen Pflege- und Betreuungszeiten haben und wie stark dieser Teileffekt ist.

So könnte in dem fiktiven Beispiel der Erklärungsbeitrag zu den Pflege- und Betreuungszeiten einer Demenzdiagnose (also mehr Pflegeminuten bei vorhandener Demenz) größer sein, als der einer Herzinsuffizienz (also wenig Einfluss auf einen höheren oder geringeren Pflegeminutenwert).

2. Die abhängige Variable ist kategorial und wird manifest gemessen.
   Zu diesem Fall gehört die logistische Regression, mit der versucht wird, eine beobachtete kategoriale Variable durch mehrere unabhängige Variablen zu erklären. Abgesehen von berechnungstechnischen Unterschieden, die sich daraus ergeben, dass man eine kategoriale Variable anstatt einer metrischen Variable erklären möchte, ist die Anwendung im nachfolgenden Beispiel mit der linearen multiplen Regression vergleichbar.

Anwendung einer logistischen Regression
Die logistische Regression zielt darauf ab, eine abhängige kategoriale Variable (z. B. das Eintreten eines Dekubitus) zu erklären und eine entsprechende Vorhersage der Wahrscheinlichkeit zu treffen, mit der das Ereignis eintritt oder nicht. Auch hier ist es möglich, unabhängige Variablen zu identifizieren, die einen besonders starken Einfluss auf die Entstehung eines Dekubitus haben. Als unabhängige Variablen bieten sich im Rahmen des Beispiels solche Variablen an, die mit der Entstehung eines Dekubitus bei vollstationär behandelten Patientinnen und Patienten im Krankenhaus durch entsprechende Hypothesen in Verbindung gebracht werden (Altersklasse, Diabetes mellitus, Beatmungsstunden, Paraparese usw.).

3. Die abhängige Variable ist metrisch und wird latent gemessen. Eine häufig angewandte Methode, die zu diesem Fall gehört, ist die Faktorenanalyse. Bei der Faktorenanalyse geht es um die Zuordnung der manifesten Variablen zu einer latenten Variable. Dieser Anwendungsfall tritt in der Pflege- und Versorgungsforschung vor allem bei der Strukturierung (Entwicklung) von Assessments bzw. Messinstrumenten auf. Im Fall der Faktorenanalyse ist die latente Variable metrisch skaliert und bestimmt die Ausprägung der zugehörigen manifesten Variable. Wenn beispielsweise die latente Variable „Mobilität" einen hohen Skalenwert erreicht, dann sind auch die manifesten Variablen (z. B. Fortbewegen innerhalb des Wohnbereichs

usw.), die indirekt „Mobilität" beschreiben, entsprechend hoch ausgeprägt.

Anwendung einer Faktorenanalyse

Die Strukturierung eines Assessments zur Messung der Pflegebedürftigkeit bedingt, dass man die Fragen (Items), die Pflegebedürftigkeit anzeigen, entsprechend ihrer Beziehungen und Verhältnisse zueinander in eine abbildbare Struktur überträgt. Dies geschieht in der Regel anhand von theoretischen Vorüberlegungen und könnte am Beispiel der Pflegebedürftigkeit folgendermaßen aussehen: Pflegebedürftigkeit lässt sich anhand von 50 Items abbilden, die inhaltlich den latenten Variablen „Mobilität", „Feinmotorik", „Beziehungsgestaltung" und „Kommunikation" usw. zugeordnet werden. Zur Bestimmung der Funktionsfähigkeit im Bereich der Mobilität (latente Variable) werden Aufgaben bestimmt, die die Person lösen muss und die manifest zu beobachten sind, beispielsweise Variablen wie „Kniebeugen" (z. B. Aufforderung der testenden Person zur Durchführung von fünf Kniebeugen an den Pflegeklienten), „Halten einer Sitzposition", „Fortbewegen innerhalb des Wohnbereichs" und „Drehen im Bett". Darüber hinaus gehen wir davon aus, dass ein starker Zusammenhang zwischen den latenten Variablen „Kommunikation" und „Beziehungsgestaltung" besteht. Ob solche Zuordnungen (Messung der Funktionsfähigkeit mittels bestimmter Aufgaben und Zusammenhänge zwischen den latenten Variablen) zulässig sind, kann mit einer Faktorenanalyse anhand von empirischen Daten (echte Daten von Pflegebedürftigen) überprüft werden.

4. Die abhängige Variable ist kategorial und wird latent gemessen. Zu den gängigen statistischen Verfahren, die diesem Fall zugehörig sind, zählen die Clusteranalysen (Cluster: engl. für Klumpen). Bei den Clusterverfahren gibt es eine bestimmte Anzahl von Klassen bzw. klar abgegrenzte Gruppen (Cluster), die mit Hilfe eines Satzes manifester Variablen identifiziert werden. Die Cluster, die über das Verfahren identifiziert werden, konstituieren dann die abhängige kategoriale Variable (z. B. Typ A, Typ B usw.). In der Anwendung bedeutet dies, dass jedes Objekt oder Individuum (z. B. Pflegebedürftige oder Pflegeeinrichtungen) aus der Stichprobe exakt einem Cluster (der sich aus den manifesten Variablen bildet) zugeordnet werden kann.

Anwendung einer Clusteranalyse
Wir wissen, dass sich Langzeitpflegeeinrichtungen in Deutschland anhand von bestimmten Merkmalen (Finanzierung, Organisation, Größe, Architektur usw.) voneinander unterscheiden. Diese Unterschiede möchten wir gerne wissenschaftlich an einer deutschlandweiten Stichprobe untersuchen. Für eine solche Zielsetzung eignet sich die Anwendung einer Clusteranalyse. Dieses Verfahren ermöglicht es, Langzeitpflegeeinrichtungen anhand der zuvor bestimmten Merkmale zu gruppieren, sodass ähnliche Einrichtungen jeweils derselben Gruppe zugeordnet werden. Die Gruppe (Cluster) bildet dann die latente Variable, die durch die Merkmalsähnlichkeit der zugeordneten Langzeitpflegeeinrichtungen definiert wird. Ein Beispiel hierfür könnten gerontopsychiatrische Pflegeeinrichtungen sein, die sich aufgrund der Merkmale (Finanzierung, Organisation, Größe, Architektur usw.) von anderen Langzeitpflegeeinrichtungen unterscheiden. Diese Art der Forschung wird häufig durchgeführt, wenn es um die Identifizierung und Beschreibung von Typen, bestimmten Gruppen oder Domänen (z. B. von Pflegebedürftigen, Pflegeeinrichtungen, Präferenzen, Versorgungsarrangements) geht, weil davon ausgegangen wird, dass homogene Typen ähnliche Probleme und Bedarfe haben, die man dann in der Versorgung gezielt adressieren kann.

Eine weitere Unterscheidung wird mittels der Reichweite (im Sinne der Aussagen, die getroffen werden können) der statistischen Verfahren getroffen. Hierzu werden die Begriffe der **deskriptiven Statistik** (explorativen) und der **schließenden Statistik** (Inferenzstatistik) verwendet. Die deskriptive Statistik trifft Aussagen über die vorhandenen Daten (z. B. einer untersuchten Gruppe bzw. Stichprobe) und stellt diese übersichtlich in statistischen Kennwerten, Diagrammen, Tabellen oder auch in Grafiken dar. Das Ziel liegt darin, die vorhandenen Daten von einer Stichprobe zusammenzufassen und zu beschreiben. Beispiele dazu sind den Menschen im Alltag sehr präsent, wie z. B. der sogenannte Notenspiegel aus dem Schulunterricht, der die Verteilung der Noten in einem Jahrgang oder einer Schulklasse übersichtlich darstellt.

Bezogen auf eine Stichprobe von Pflegebedürftigen aus der stationären Langzeitpflege sind deskriptive Kennzahlen gängige Angaben, wie z. B. Häufigkeitswerte zur Altersverteilung oder der Pflegegrade. Weitere Deskriptiva könnten sich zum Beispiel auf die Beschreibung des Zusammenhangs zwischen dem Alter und dem Pflegegrad beziehen.

Im Gegensatz dazu werden bei der schließenden Statistik, die auch als „induktiv“ bezeichnet wird, Aussagen von den vorhandenen Daten aus einer Stichprobe auf die Grundgesamtheit übertragen. Das Ziel besteht darin, die Ergebnisse der Untersuchung zu verallgemeinern. Bei den experimentellen Forschungsdesigns, wie sie in Kapitel 2.2.2 vorgestellt wurden, wird die schließende Statistik für die Überprüfung von Gruppenunterschieden (Kontroll- und Interventionsgruppe) angewendet. Hier verfolgt man das Ziel, allgemeingültige Aussagen über die Wirksamkeit einer Maßnahme (z. B. einer Therapie) zu treffen.

Zu den induktiven statistischen Verfahren zählen auch strukturprüfende (konfirmatorische) Verfahren, mit denen man hypothesengeleitet testen kann, ob eine bestimmte vorab definierte Struktur anhand der Daten bestätigt werden kann oder nicht. Bezogen auf ein Assessment zur Erfassung der Pflegebedürftigkeit (siehe Beispiel: Anwendung einer Faktorenanalyse) würde man im Vorfeld die Variablen gruppieren, die Mobilität und Kognition usw. beschreiben, und anschließend anhand einer Stichprobe von Pflegebedürftigen überprüfen, ob sich diese Zusammenhänge zwischen den Variablen bestätigen lassen.

2.2.4 Merkmale quantitativen Forschens

Die quantitative Forschung strebt das Ziel an, eine möglichst genaue Abbildung der für die Untersuchung relevanten Ausschnitte der Realität zu erzeugen. Dies trifft auf die Messung, die untersuchten Hypothesen und auch auf die verwendeten statistischen Modelle zu. Eine zentrale Herausforderung in der quantitativen Forschung ist daher die gültige Übertragung von Beobachtungen in Messzahlen. Aus diesem Grund drehen sich viele Begriffe und Methoden in der quantitativen Forschung um die Frage, wie diese Übertragung in gültiger Weise funktionieren kann und wie dann mit den Zahlen (Ergebnis der Übertragung) umgegangen werden darf (Auswahl des passenden statistischen Verfahrens).

Bei der Messung, welche sich zum Beispiel auf die Erfassung eines pflegerelevanten Phänomens (z. B. Delir) mit einem Assessment beziehen kann, wird versucht, möglichst zuverlässig (Ausmaß, in dem die Ergebnisse eines Assessments von einem Zeitpunkt zum nächsten konsistent sind), gültig (wird tatsächlich das gemessen, was gemessen werden soll) und objektiv (Durchführung, Interpretation und Auswertung) zu messen. Je nach Forschungsanliegen werden verschiedene Messungen innerhalb und/oder zwischen Untersuchungsgruppen in statistischen Modellen untersucht (z. B. Pflegebedürftigkeit, Lebensqualität usw.). Bei der Übertragung besteht nicht nur die Herausforderung in der Abbildung einer isolierten Beobachtung (z. B. Mobilität) mittels ausgewählter Messwerte, sondern auch bei der Frage, welche Menge an zusätzlichen Beobachtungen (Variablen) muss erhoben werden, um letztlich sinnvolle Schlussfolgerungen aus der Auswertung ziehen zu können. Denn: Was nicht erhoben wurde, kann auch nicht ausgewertet werden.

Erfassung aller relevanten Variablen

Eine Studie möchte die Frage beantworten, ob der Pflegegrad einer Person die wichtigste Einflussgröße bei der Einweisung in ein Pflegeheim ist. Die Forschenden fragen sich, ob die Erfassung des Pflegegrads einer Person sowie der Wohnort ausreichen, um diese Frage zu beantworten. Nach längerer Überlegung sowie der Sichtung relevanter Studien, werden zahlreiche zusätzliche Variablen erhoben, um die Fragestellung zuverlässig beantworten zu können: Familienstand, Einkommen, Erkrankungen, Störungen im Bereich der Ausscheidung, Sturzereignisse (…).

Dabei wird versucht, alle relevanten Einflussgrößen zu erfassen und Störvariablen zu berücksichtigen, die Einfluss auf den zu untersuchenden Zusammenhang nehmen können (z. B. Alter, Geschlecht). Zusammenfassend kann festgehalten werden, dass allgemein versucht werden muss, ein bestmögliches Abbild der Realität mit den statistischen Modellen zu erreichen – auch wenn dieses Ideal nur näherungsweise erreicht werden kann.

Hypothesentests (Hypothese: Annahme über einen Zusammenhang) basieren in der quantitativen Forschung auf Wahrscheinlichkeitsaussagen und sind immer mit einem gewissen Fehlerrisiko behaftet. Darüber hinaus stehen die Annahmen des kritischen Rationalismus, der mit Hilfe des Falsifikationskonzepts eine Annäherung im Sinne von „trial and error“ vorsieht, einer 1:1-Abbildung entgegen (Schumann 2018).

2.2.4.1 Operationalisieren und Messen

Viele pflege- und sozialwissenschaftliche Begriffe müssen für die empirische Forschung operationalisiert werden. Das bedeutet, dass man beobachtbare Kriterien dafür anzugeben hat, wann ein Sachverhalt vorliegt bzw. je nach Skalenniveau auch, in welcher Ausprägung er auftritt (Stangl 2019).

Für die Operationalisierung eines Konstrukts (z. B. Lebensqualität) wird festgelegt, mit welchem Messinstrument (z. B. physikalisches Messgerät, Fragebogen oder Assessment) die verschiedenen Ausprägungen der interessierenden Größe quantifiziert werden.

Theoretische Begriffe, wie Lebensqualität oder Pflegebedürftigkeit, werden dazu in entsprechende Variablen umgewandelt. Um Variablen messbar zu machen, werden Indikatoren festgelegt. So könnte man beispielsweise die Variable Pflegebedürftigkeit anhand der Pflegegrade messen oder qualitätsrelevante Einrichtungsinformationen zur stationären Langzeitpflege anhand von Indikatoren, wie der Erreichbarkeit der Pflegeeinrichtung und der Möglichkeit des Probewohnens (ja/nein). Bevor das Thema der Operationalisierung für komplexere Konstrukte, wie der Lebensqualität, Präferenzen von Pflegebedürftigen Menschen oder der Pflegebedürftigkeit, vertiefend behandelt wird, soll zunächst noch der Begriff des „Messens“ eingeführt werden. Was bedeutet messen? Unter dem Begriff „Messen“ wird allgemein die Zuordnung von Zahlen zu Objekten oder Personen nach festgelegten Regeln verstanden. Abstrakt spricht man hier von der Zuordnung vom empirischen Relativ zum numerischen Relativ.

Im **empirischen Relativ** finden sich die „Merkmalsträger“ – das können Menschen oder Objekte sein. In der Pflegeforschung handelt es sich dabei meist um Menschen (z. B. Pflegebedürftige) mit Merkmalen, die diese durch unterschiedliche Ausprägungen beschreiben. Das führt dazu, dass es im empirischen Relativ eine oder mehrere Relationen gibt, die die Beziehungen zwischen diesen Menschen definieren. So kann der Pflegebedarf zweier Pflegebedürftiger gleich groß, kleiner oder größer sein.

Ein **numerisches Relativ** ist eine Menge an Zahlen (z. B. 1; 2; 4; 6.5; ...), die eine mathematische Relation zueinander aufweisen (>; <; =; –) (Döring/Bortz 2016). Durch die Messung wird dem empirischen Relativ, das für den Forschungsprozess relevant ist, ein numerisches Relativ strukturerhaltend (homomorph) zugeordnet. Strukturerhaltend bedeutet, dass sich die im empirischen Relativ zu untersuchenden Relationen gleichermaßen im numerischen Relativ, also den Zahlenwerten, finden. Wird die Körpergröße einer Gruppe pflegebedürftiger Menschen bestimmt, dann sollten sich die tatsächlichen physischen Größenrelationen auch in den Zahlenwerten widerspiegeln. „Eine **Messung** („measurement") meint in der quantitativen Sozialforschung eine Zuordnung von Zahlen zu Objekten oder Ereignissen, sofern diese Zuordnung eine homomorphe (strukturerhaltende) Abbildung eines empirischen Relativs in ein numerisches Relativ ist." (Orth 1983, 138) Das hört sich zunächst einfacher an, als es in vielen Bereichen der Pflegeforschung ist. Bei genauerer Betrachtung zeigen sich Messungen als ausgesprochen komplex und problembehaftet. Das zeigt sich schon bei der einfachsten Form der Messung, der Beobachtung. Beispiele hierfür sind die zwei bekannten und in der Pflegewissenschaft viel diskutierten Konstrukte „Pflegebedürftigkeit" und „Lebensqualität". Die Messung von Pflegebedürftigkeit ist nicht nur relevant zur Ermittlung des individuellen Unterstützungsbedarfs, sondern bestimmt je nach Ausprägung auch den Leistungsanspruch gegenüber der Pflegeversicherung. Der Anspruch, Lebensqualität zu messen, resultiert daraus, dass bei vielen pflegewissenschaftlichen Fragestellungen, die die Gestaltung, die Rahmenbedingungen und Umsetzung von Pflege betreffen, Lebensqualität bzw. die Verbesserung der Lebensqualität als wichtiger Maßstab angeführt wird (z. B. in der Palliativversorgung).

In beiden Fällen ist es nicht möglich, die zentrale abhängige Variable – die Lebensqualität oder Pflegebedürftigkeit – direkt zu messen. Ersatzweise versucht man indirekt, Verhaltensweisen, kommunikative und kognitive Fähigkeiten zu beobachten, die zum Beispiel Pflegebedürftigkeit indizieren. In vielen Fällen ist auch das aus praktischen Gründen nicht unmittelbar möglich, weil sich die zu beobachtenden Einschränkungen nur in bestimmten Situationen (z. B. zu bestimmten Tageszeiten) zeigen oder aufgrund restriktiver Rahmenbedingungen nicht überprüft werden können. In solchen Fällen wird dann auf Befragungen ausgewichen, z. B.

mit Recallfragen (Können Sie morgens gut aus dem Bett aufstehen?). Die so ermittelten Messwerte basieren dann auf der Selbstauskunft der befragten Personen oder auf Fremdeinschätzungen dritter Personen, wenn die Auskunftsfähigkeit der Zielperson eingeschränkt ist. Bei eingeschränkt auskunftsfähigen Personen, wie beispielsweise bei Menschen mit Demenz, werden Beobachtungen zur Lebensqualität durch Dritte sehr herausfordernd. Solche Abfragen basieren dann auf Fremdeinschätzungen des Pflegepersonals und müssen rückwirkend beantwortet werden. Grundlage sind beispielsweise Beobachtungen und Interaktionen mit dem Menschen mit Demenz innerhalb der letzten zwei Wochen. Dabei müssen Häufigkeiten von Beobachtungen, wie „die Bewohnerin hat ein Lächeln um den Mund“ oder „sie fühlt sich in der Gesellschaft mit anderen wohl“, eingeschätzt werden.

Fragebögen, die sowohl in der Pflege als auch in anderen Disziplinen, wie beispielsweise der Psychologie, zur Messung angewandt werden, messen relevante Sachverhalte (Tab. 2) häufig über sogenannte „**latente Konstrukte**“ (oder latente Variablen). Hierzu zählen die standardisierten Fragebögen, die der Messung von Merkmalen/Phänomenen (bspw. Messungen von Intelligenz oder Lebensqualität) dienen, um eine möglichst genaue quantitative Aussage über den Grad der Merkmalsausprägung zu treffen. So möchte man z. B. eine Aussage darüber treffen, ob die Lebensqualität einer befragten Person niedrig oder hoch einzuschätzen ist. Ein standardisierter Fragebogen, der als Mess- oder Assessmentinstrument konzipiert wurde, stellt im Idealfall eine in ein Erhebungsinstrument operationalisierte Anwendung einer Theorie dar. Folglich sind solche Konstrukte wie Lebensqualität oder Technikbereitschaft gedanklicher bzw. theoretischer Natur. In dem Zusammenhang bedeutet der Begriff „**latent**“, dass das Konstrukt (z. B. Lebensqualität) als solches nicht direkt beobachtbar ist (was nicht bedeutet, dass der betreffende Sachverhalt nicht existiert), sondern nur durch die Gesamtbetrachtung der Beobachtungen von mehreren manifesten (direkt beobachtbaren/messbaren) Variablen erfasst werden kann.

Dadurch wird indirekt die Messung von pflegerelevanten Phänomenen, wie beispielsweise Lebensqualität, Glück oder Pflegebedürftigkeit, im wissenschaftlichen Kontext über latente Konstrukte möglich (Brühl et al. 2012).

Solche Konstrukte sind aufgrund ihrer Komplexität in der Regel als inhaltlich mehrdimensionale Konstrukte definiert, die sich aus mehreren Teil-Konstrukten (latenten Variablen) zusammensetzen. In Tabelle 2 sind beispielhaft drei latente Konstrukte, die sich aus mehreren latenten Variablen zusammensetzen, abgebildet. Dazu ist jeweils eine manifeste Beispielfrage, die der entsprechenden latenten Variable (fettdruck) zugeordnet werden kann, in der rechten Spalte aufgeführt.

Tab. 2: Beispiele für latente Konstrukte in der Pflegewissenschaft (Präferenzen, Lebensqualität, Technikbereitschaft, Pflegebedürftigkeit, Mindsets)

Latentes Konstrukt	Latente Variablen (Dimensionen)	Manifeste Beispielfrage
Pflegebedürftigkeit	**Mobilität,** Kognition, Selbstversorgung usw.	Können Sie noch selbstständig Treppensteigen? Ja/Nein
Intelligenz	**Sprachverständnis,** Wahrnehmungsgebundenes logisches Denken, Räumliches Denken usw.	Bilden Sie aus den folgenden Buchstaben ein Wort: SLSEES
Technikbereitschaft	**Technikakzeptanz,** Technikkompetenzüberzeugungen, Technikkontrollüberzeugungen	Ich finde schnell Gefallen an technischen Neuentwicklungen. Ja/Nein

In standardisierten Fragebögen sind sowohl die Reihenfolge der Fragen als auch die genaue Formulierung exakt vorgegeben. Standardisierte Fragebögen zur Messung eines Pflegephänomens enthalten überwiegend geschlossene Fragen mit einer klar definierten und somit begrenzten Auswahl möglicher Antwortkategorien.

Testen Sie Ihr Wissen:
Überlegen Sie sich zu dem latenten Konstrukt **Lebensqualität für ältere Menschen** mindestens drei latente Variablen (Dimensionen) und zugehörige manifeste Variablen (Fragen), die direkt bei der Zielgruppe abgefragt werden können. Wie sind die Domänen für ältere Menschen zu gewichten? Nehmen Sie eine begründete Priorisierung der Domänen vor.

2.2.4.2 Skalenniveaus

Es werden verschiedene **Skalenniveaus** von Variablen unterschieden. Für die Skalenniveaus gelten unterschiedliche Regeln, nach denen einer Variable entsprechende Zahlen zugeordnet werden, die die Qualität (Unterschiede) oder Quantität (Ausprägung) dieser Variable abbilden. Das Skalenniveau bedingt daher auch den Informationsgehalt des Datenmaterials. Des Weiteren bestimmt das Skalenniveau, welche Analysen für die Auswertung der Daten gerechnet werden können.

Nominalskala: Nominalskalierte Daten können wir anhand von verschiedenen Merkmalen unterscheiden. Es ist jedoch nicht möglich, eine Rangfolge zu bilden. So können wir Personen beispielsweise anhand ihrer vier Blutgruppen (A, B, 0, AB) oder anhand ihrer Haarfarbe (blond/schwarz) unterscheiden. Allerdings können wir nicht beurteilen, ob die Person dann „höher" oder „niedriger" einzustufen ist. Eine Abstandsberechnung (z. B. x-fach größer) ist mit diesem Informationsgehalt nicht möglich. Das liegt daran, dass die einzige Bedingung, die die Nominalskala erfüllen muss, die Einordnung von Personen in Klassen ist.

Anwendung der Nominalskala
Formal gesehen ist der Ausgangspunkt bei einem Nominalskalenmodell eine Relation R auf der betrachteten Menge U von Personen. Diese kann durch einen Paarvergleich hergestellt werden (Vergleich aller möglichen Personen der Menge U, beispielsweise hinsichtlich ihrer Blutgruppe A, B, 0, AB). Besteht die Personenmenge U aus 5 Personen, dann kann man alle $5 * 5 = 25$ Paare aus dieser Menge nach dem Gesichtspunkt beurteilen lassen, ob die Personen die gleiche Blutgruppe haben oder nicht.

Diejenigen Paare, bei denen die gleiche Blutgruppe diagnostiziert wird, stehen dann in der empirischen Relation R (a hat die gleiche Blutgruppe wie b), nicht aber diejenigen Paare, denen unterschiedliche Blutgruppen diagnostiziert wurden. Die Personen a und b gehören zu der Personenmenge U.

Daraus ergeben sich bestimmte formale Bedingungen für eine Nominalskala:

- Reflexivität: Jede Person a hat die gleiche Blutgruppe wie sie selbst ($a = a$). Wenn man sich die Blutgruppe einer Person das zweite Mal anschaut, dann wird man sie als identisch erkennen.
- Symmetrie: Wenn $a = b$ dann ist $b = a$. Wenn die Person a die gleiche Blutgruppe hat wie die Person b, dann hat auch die Person b die gleiche Blutgruppe wie a.
- Transitivität: Wenn die Person a die gleiche Blutgruppe hat, wie die Person b und b die gleiche Blutgruppe wie eine Person c, dann hat auch a die gleiche Blutgruppe wie c.

In der Forschungspraxis kommt es häufig zu Verletzungen dieser Annahmen. Das ist insbesondere dann der Fall, wenn sich die zu beurteilenden Objekte oder Personen sehr ähnlich sind und gleiche Klassen gebildet werden. Ein Beispiel könnte sein, dass stationäre Wohnbereiche dahingehend beurteilt werden, ob sie demenzspezifisch gebaut sind oder nicht. In dem Fall geht in einer Nominalskala viel Information verloren, weil die Indikatoren für die bauliche Gestaltung von demenzspezifischen Wohnbereichen stark variieren. Das hat zur Folge, dass Wohnbereiche trotz ihrer Unterschiede in dieselbe Klasse eingeordnet werden.

Durch das nominale Skalenniveau bedingen sich zulässige und unzulässige Aussagen, die für die Analysemöglichkeiten relevant sind. Mit Bezug auf das Blutgruppenbeispiel ist es möglich, Personen mit gleicher Blutgruppe zu identifizieren, die Häufigkeit einer Blutgruppe zu zählen und den Modalwert (d. h. der Wert bzw. die Blutgruppe, die am häufigsten vorkommt) zu bestimmen. Unzulässig ist es, größer und kleiner Relationen zu bestimmen, Blutgruppen aufzuaddieren oder einen arithmetischen Mittelwert (d. h. die Summe der betrachteten Werte geteilt durch ihre Anzahl) zu berechnen.

Ordinalskala: Ordinalskalen sind bei den Skalenniveaus eine Stufe über der Nominalskala, weil sie Variablen entsprechend ihrer Ausprägungen (größer/kleiner, häufiger/seltener, besser/schlechter usw.) sortieren und somit die Aufstellung einer Rangordnung ermöglichen.

Anwendung der Ordinalskala

Ein typisches Beispiel für eine Ordinalskala in der Pflege sind die Pflegegrade (der Pflegegrad 5 ist höher als der Pflegegrad 4, der Pflegegrad 4 ist höher als der Pflegegrad 3 usw.).

In einem Ordinalskalenmodell geht man also von zwei Relationen aus, die auf der betrachteten Objekt- oder Personenmenge U durch Paarvergleiche hergestellt werden können. Stellen wir uns hierzu zehn pflegebedürftige Personen vor, denen ein Pflegegrad zugewiesen wird, und wir würden wie zuvor alle $10 * 10 = 100$ Paare aus dieser Menge hinsichtlich ihrer Pflegebedürftigkeit beurteilen. In R_1 stehen alle Paare, bei denen der gleiche Pflegegrad festgestellt wurde, während R_2 diejenigen Paare enthält, für die das Assessmenturteil „Person *a* hat einen höheren Pflegegrad als Person *b*" getroffen wurde. Die Zahlenwerte bzw. im Beispiel die Pflegegrade 0–5 müssen dann den Relationen entsprechend zugeordnet werden. Das heißt, dass den Personen, für die die gleiche Pflegebedürftigkeit festgestellt wurde, der gleiche Pflegegrad zugeteilt wird, und Pflegebedürftigen, die sich in der Ausprägung der Pflegebedürftigkeit unterscheiden, entsprechend ihrer Relationen zueinander höhere oder niedrigere Pflegegrade zugeordnet werden. Zusätzlich zu den Bedingungen zur Konstruktion einer Nominalskala gelten für eine solche Ordinalskala die folgenden Bedingungen:

- Trichotomie: Es gilt entweder Person *a* hat einen höheren Pflegegrad als *b* oder *b* hat einen höheren Pflegegrad als *a* oder *a* gleich *b*.
- Transitivität: Wenn Person *a* einen höheren Pflegegrad hat als Person *b* und Person *b* einen höheren Pflegegrad hat als *c* , dann muss *a* höher *c* gelten.

Über die Größe des Merkmalsunterschieds zwischen den Objekten oder Personen, d. h. über die Abstände zwischen den Rängen, lässt sich keine Aussage treffen.

Durch das ordinale Skalenniveau bedingen sich zulässige und unzulässige Aussagen, die für die Analysemöglichkeiten relevant sind. Mit Bezug auf das Pflegegradbeispiel ist es möglich, Personen mit gleichem oder mit höherem bzw. niedrigerem Pflegegrad zu identifizieren, die Häufigkeit der einzelnen Ausprägungen zu bestimmen oder den Median (d. h. den Wert, der in einer Anwendung der Ordinalskala bei genau der Hälfte aller Beobachtungen erreicht oder übertroffen wird) zu berechnen. Da es strenggenommen unzulässig ist, die Intervalle (benachbarte Werte weisen gleiche Abstände auf) zwischen den Rängen als gleich anzusehen, ist es unzulässig einen arithmetischen Mittelwert oder die Varianz (Streuungsmaß, welches die Verteilung von Werten um den Mittelwert kennzeichnet) zu berechnen.

Intervallskala: Die Intervallskala zählt zum metrischen Messniveau. Mit der Intervallskala lassen sich Rangunterschiede abbilden und die Abstände zwischen den Werten können gemessen werden. Damit gehen die quantitativen Merkmale dieser Skala in ihren Anforderungen über die zuvor beschriebenen ordinalen und nominalen Eigenschaften (Relationen) hinaus.

Die Werte einer metrischen Skala unterliegen nicht nur einer Reihenfolge, benachbarte Werte weisen auch gleiche Abstände auf, wodurch die Abstände zwischen den Skalenwerten interpretierbar sind!

Tab. 3: Intervallskalen in Grad Celsius und Grad Fahrenheit

Temperatur in Grad Celsius										
Wert	4	8	12	16	20	24	28	32	36	40
Differenz	4	4	4	4	4	4	4	4	4	4
Prozentuelle Änderung		100	50,0	33,3	25,0	20,0	16,6	14,2	12,5	11,1
Temperatur in Grad Fahrenheit										
Wert	39,2	46,4	53,6	60,8	68,0	75,2	82,4	89,6	96,8	104,0
Differenz	7,2	7,2	7,2	7,2	7,2	7,2	7,2	7,2	7,2	7,2
Prozentuelle Änderung		18,3	15,5	13,4	11,8	10,6	9,6	8,7	8,0	7,4
Celsius in Fahrenheit umrechnen: $°F = \frac{9}{5} * °C + 32$										

Fehlinterpretation durch prozentuale Änderung

Angenommen, ein*e Patient*in wird im Krankenhaus mit 36 Grad Celsius Köpertemperatur (der Einfachheit halber nehmen wir an, dass das die Normaltemperatur ist) aufgenommen. Während des Krankenhausaufenthalts entwickelt der*die Patient*in eine Sepsis und bekommt hohes Fieber von 40 Grad Celsius. Die Pflegefachkraft misst diesen Wert und schlussfolgert, dass der*die Patient*in eine erhöhte Körpertemperatur von 11,6 Prozent hat. Zeitgleich kommt ein*e Patient*in in einem amerikanischen Krankenhaus mit 96,8 Grad Fahrenheit (36 Grad Celsius) ins Krankenhaus und entwickelt gleichermaßen Fieber von 104,0 Grad Fahrenheit (40 Grad Celsius). Die Pflegefachkraft in den USA misst diesen Wert und schlussfolgert, dass der*die Patient*in eine erhöhte Körpertemperatur von 7,4 Prozent hat. Sofern als globaler Standard festgelegt wurde, dass eine erhöhte Körpertemperatur von 10 Prozent als kritisch einzustufen ist und unmittelbare Maßnahmen zur Temperatursenkung zu ergreifen sind, würden diese jetzt in Deutschland ergriffen und in den USA nicht. Das Beispiel verdeutlicht den Unterschied zwischen zwei metrischen Skalen. In einer Intervallskala sollten keine Verhältnisse interpretiert werden. Dies ist nur bei dem nächst höheren Skalenniveau, der Verhältnisskala (natürlicher Nullpunkt) zulässig. Dass der Nullpunkt bei der Celsius-Skala auf den Gefrierpunkt von Wasser gelegt wurde, mag sinnvoll sein, ist aber willkürlich gewählt. Daniel Gabriel Fahrenheit verwendete demgegenüber als Nullpunkt seiner Skala die tiefste Temperatur, die er mit einer Mischung aus Eis, Wasser und Salmiak erzeugen konnte: –17,8°C, welche 0°F entsprechen.

Weitere Beispiele für Intervallskalen sind das Datum, Längen- und Breitengrade. Wir müssen für das Jahr Null nicht die Geburt Jesu festlegen usw.

Transformation der Intervallskala: Tabelle 3 zeigt, dass eine lineare Transformation (Umrechnung von Celsius in Fahrenheit) möglich ist. Die Voraussetzung dafür ist, dass zwischen den Ausprägungen dasselbe Intervall (Abstand) existiert. Aus diesem Grund sind lineare Transformationen der Art $y = ax + \beta$ erlaubt. Das wird deutlich, wenn man beispielsweise die Zahlen 1, 2, 3 mit der gleichen Zahl multipliziert oder addiert. Eine Transformation X + 5 wäre somit erlaubt, weil die Abstände 6, 7, 8 weiterhin gleichbleiben.

Verhältnisskala: Im Gegensatz zur Intervallskala verfügt die Verhältnisskala über einen natürlichen Nullpunkt, wodurch Aussagen wie „X ist doppelt so schwer wie Y“ zulässig sind. Dass es sich bei den Temperaturskalen in Tabelle 3 nicht um Verhältnisskalen handelt, ist ihrer Entstehungsgeschichte geschuldet. Eine Temperaturskala mit dem Wert 0 am absoluten Nullpunkt wurde erst 1848 gemessen und somit mehr als ein Jahrhundert später als Grad Celsius und Grad Fahrenheit. Dies trifft auf die Kelvin–Skala zu, deren absoluter Nullpunkt bei 0 Kelvin (–273,15°C) liegt. Hier kommen die Atome eines Körpers zum Stillstand. Weitere Beispiele für Verhältnisskalen sind Blutdruck, Lebensalter und Körpergewicht.

Bedeutung der Skalenniveaus in der Pflegeforschung: Grundsätzlich lässt sich sagen, dass für die meisten aller gängigen statistischen Testverfahren und Analysen das Intervallskalenniveau als Anwendungsvoraussetzung gilt.

In dem Zusammenhang wird davon gesprochen, dass bestimmte Analyseverfahren oder Tests erst ab einem bestimmten Skalenniveau angewendet werden können. Hierbei ist zu beachten, dass Analyseverfahren für nominale Daten auch für ordinale und metrische Daten zulässig sind, und Verfahren, die für ordinale Daten bestimmt sind, auch bei metrischen Verfahren angewendet werden können. Dieses Prinzip wird als **Abwärtskompatibilität** bezeichnet. Aus diesem Grund hat die Intervallskala in der empirischen Praxis größere Bedeutung als die Verhältnisskala

Ein umgekehrtes Vorgehen ist nicht möglich, d. h. statistische Verfahren sollten nicht „unter ihrem Niveau“ angewendet werden. Das ist nicht weiter problematisch, da für jeden Skalentyp statistische Verfahren zur Verfügung stehen, die den jeweiligen Informationsgehalt der Skalen optimal nutzen.

Da die Pflegeforschung auch sozialwissenschaftliche Fragestellungen einbezieht, die beispielsweise die biografische Anamnese von Patientinnen und Patienten, die Gestaltung und Umgebung von Pflegeeinrichtungen und die Kommunikation zwischen den Menschen umfassen, werden häufig auch kategoriale Daten (Nominalskala und Ordinalskala) untersucht. Das gilt auch für die Auswertung von Daten aus dem Bereich Lebensqualität, Qualitätsindikatoren und Pflegebedürftigkeit. Hier sind viele gängige statistische Anwendungen nicht zulässig, weil sie höhere Anforderungen an das Datenniveau stellen.

Die quantitativen Daten, die in der Pflegeforschung erhoben werden, entsprechen meist einem nominalen (z. B. Geschlecht) oder ordinalen (z. B. Ausbildungsgrad) Skalenniveau. Es ist wichtig, statistische Analyseverfahren, Kennzahlen und Tests auszuwählen, die genau für dieses Datenniveau aussagekräftig sind.

Literaturtipp zur Vertiefung der Themen „Messen“ und „Skalenniveau“: Steyer, R., Eid, M. (2013): Messen und testen. Springer, Berlin

Testen Sie Ihr Wissen:

1. Ordnen Sie die Skalen zu:
   A Bewohner*innen bezogene Pflege- und Betreuungszeiten
   B Heimleitung – Pflegedienstleitung – Wohnbereichsleitung – Pflegefachkraft
   C pflegebedürftig und nicht pflegebedürftig
   und
   b Ordinalskala
   c metrische/Verhältnisskala
   a Nominalskala
2. Leiten Sie aus den folgenden Relationen (R1 und R2) in den Matrizen die zugehörige Ordinalskala ab. Welcher Pflegegrad (Pflegegrad 1 bis 5) ist den sechs Bewohnerinnen und Bewohnern zuzuordnen? Die erste Matrix (Abb. 5) zeigt alle geordneten Paarungen von Pflegebedürftigen an, die in der Relation R_1 „a hat den gleichen Pflegegrad wie b" stehen. Die zweite Matrix (Abb. 6) zeigt alle geordneten Paarungen von Pflegebedürftigen an, die in der Relation R_2 „a hat einen höheren Pflegegrad als b". Dabei stehen in den Zeilen die Pflegebedürftigen a und in den Spalten die Pflegebedürftigen b. Der Haken zeigt an, dass a und b in der entsprechenden Relation stehen.

a \ *b*	Mark	Paul	Anna	Pepe	Erik	Mara
Mark	✓	✓				
Paul	✓	✓				
Anna			✓			
Pepe				✓		
Erik					✓	
Mara						✓

Abb. 5: Paarungen von Pflegebedürftigen in Relation R_1

a \ *b*	Mark	Paul	Anna	Pepe	Erik	Mara
Mark			✓	✓	✓	✓
Paul			✓	✓	✓	✓
Anna				✓	✓	✓
Pepe					✓	✓
Erik						✓
Mara						

Abb. 6: Paarungen von Pflegebedürftigen in der Relation R_2

2.2.4.3 Gütekriterien

Gütekriterien sind Merkmale, die gewährleisten, dass die Forschung unvoreingenommen vorgeht, verlässlich dokumentiert wird und gültige Ausgangspunkte und Annahmen für die Analyse anwendet. Konkret geht es um die Beurteilung der Qualität der Daten, die bei einem Messvorgang erhoben werden, und um die Qualität des Forschungsdesigns, das auch die passende Auswahl von Forschungsmethoden einschließt. So ist es möglich, zwischen Gütekriterien für Fragebögen und Assessments (deren Zuverlässigkeit und Gültigkeit) und Gütekriterien für das gesamte Forschungsdesign (Übertragbarkeit auf die Praxis und Eindeutigkeit der Ergebnisse) zu unterscheiden. Die Gütekriterien zum Forschungsdesign werden nachfolgend am Beispiel experimenteller Studien (Interventionsstudien) erläutert.

Gütekriterien von Forschungsdesigns

Während die Validität eines latenten Konstrukts, zum Beispiel eines Assessments zur Pflegebedürftigkeit, seine Eigenschaft beschreibt, den „wahren Wert" einer latenten Variablen (z. B. „Mobilität") erfassen zu können, erfasst die externe Validität, bis zu welchem Grad die Ergebnisse, die erzielt wurden, auch auf die Grundgesamtheit angewendet werden können. Die Validität des Messinstrumentes (z. B. standardisierter Fragebogen, Assessment oder Test) gilt für die externe Validität schon als vorausgesetzt.

Externe Validität: Die Ergebnisse einer Studie gelten in dem Maße als extern valide, wie sich die Ergebnisse auf andere Orte, Zeiten oder auf andere Personen als die konkret untersuchten verallgemeinern lassen. Externe Validität liegt demnach vor, wenn außerhalb einer experimentellen Studie und mit anderen Probandengruppen ganz ähnliche Ergebnisse zu beobachten sind. Einschränkungen der externen Validität können sowohl durch die Abweichungen der Stichprobe von der Grundgesamtheit als auch durch die Abweichung der Erhebungssituation (Studie) von der natürlichen Situation (Alltagsbedingungen) entstehen.

Vereinfacht kann man festhalten, dass eine Stichprobe in der quantitativen Forschung als repräsentativ gilt, wenn sie die Grundgesamtheit (Zielpopulation), über die Aussagen getroffen werden sollen, möglichst unverzerrt „im Kleinen" abbildet.

Hüftprotektoren in der stationären Altenpflege

Die Stiftung für Qualität in der Pflege (ZQP) kommt in ihrem Review von drei randomisiert kontrollierten Studien (RCT) zu dem Ergebnis, dass auf Basis der Studienlage keine positive Wirksamkeit zur Prävention von hüftnahen Frakturen im Hinblick auf die Verwendung von Hüftprotektoren generell festgestellt werden kann. Dies ist im Wesentlichen dadurch begründet, dass die Effekte aufgrund einer zu hohen Adhärenz überschätzt werden und darüber hinaus mit Ausnahme einer Studie von Koike et al. (2009), die überaus hohen Compliance-Werte (79.7 Prozent der ProbandInnen trugen die Hüftprotektoren) ausweist, auch statistisch nicht signifikant sind. Mit Adhärenz ist die Einhaltung der gemeinsam von Patientinnen und Patienten sowie den Behandelnden gesetzten Therapieziele im Rahmen des Behandlungsprozesses gemeint. Obwohl die Studien mit entsprechenden Kontrollgruppen praxisnah in stationären Pflegeheimen durchgeführt wurden, wurde beispielsweise in der Studie von Kiel et al. (2007) die Adhärenz (während der 20 Monate durchschnittlich 73,8 Prozent) überschätzt. Dies ist auf die Schulung und Anleitung der Studienteilnehmenden und auf die untersuchungsbedingte strenge Überwachung der Maßnahmen zurückzuführen, die in dieser Form selten in der Realität vorkommen. Des Weiteren wurden Probandinnen und Probanden, die sich wenig compliant (therapietreu) zeigten, rasch ausgeschlossen. Das Experiment der Ausgangsstudie weist damit eine geringe externe Validität auf, da die Ergebnisse in der Grundgesamtheit (Praxisbedingungen aller Pflegeheime) nicht wiederholbar wären.

Folgerichtig ist das zusammenfassende Fazit der ZQP, dass aufgrund der vorliegenden Studienergebnisse Hüftprotektoren zur Prävention von hüftnahen Frakturen als fraglich einzustufen sind.

Das Beispiel zeigt, dass die Einschränkungen in der externen Validität im Wesentlichen damit zusammenhängen, dass Hüftprotektoren unter realen Bedingungen in stationären Pflegeheimen nicht über einen längeren Zeitraum ordnungsgemäß getragen werden. Daraus lässt sich schlussfolgern, dass realitätsnahe Forschungsdesigns für eine hohe externe Validität zu bevorzugen sind. Allerdings bergen solche Untersuchungsdesigns die Gefahr unkontrollierbarer oder übersehener Störeinflüsse, die für die interne Validität einer Studie relevant sind.

Interne Validität: Die gewonnenen Erkenntnisse einer Studie gelten als intern valide, wenn die untersuchten Variablenzusammenhänge mit hoher Sicherheit kausal interpretierbar sind, sodass die Ergebnisse der abhängigen Variable (z. B. Auftreten von Hüftfrakturen) zweifelsfrei auf die Wirkung der unabhängigen Variablen (z. B. Tragen von Hüftprotektoren) zurückzuführen sind. Um das sicherzustellen, ist die Kontrolle möglicher Störvariablen notwendig.

Folglich steigt die interne Validität durch die sorgfältige Kontrolle von Störvariablen (z. B. durch Zufallszuteilung der Studienteilnehmenden) sowie durch Eliminieren oder Reduzieren von untersuchungsbedingten Störeinflüssen (z. B. standardisierten Ablauf des Experimentes, Verblindung von Versuchspersonen, Versuchsleitenden und StatistikerInnen usw.).

Gelingt die Kontrolle von Störvariablen nicht, existieren Alternativinterpretationen und damit ist auch eine eindeutige Kausalinterpretation nicht möglich.

> „Je besser ein Design dazu geeignet ist, die aufgestellten Hypothesen zu prüfen und Alternativerklärungen auszuschließen, umso höher ist die interne Validität" (Krebs/Menold 2022, 501).

Im Beispiel der Hüftprotektoren sind folgende Verzerrungen (Biasarten) denkbar, die zu Alternativinterpretationen führen könnten:

- **Selection Bias:** Hierbei handelt es sich um eine Verzerrung aufgrund von ungleicher Zusammensetzung der Vergleichsgruppen. Dies könnte der Fall sein, wenn die Interventionsgruppe einen größeren Anteil von Bewohnerinnen und Bewohnern mit starkem Übergewicht und hohem Risiko für Stürze mit Verletzungsfolge aufweist. Diesem Verzerr-Risiko kann man durch zufällige und verdeckte Zuteilung zu den Gruppen entgegenwirken
- **Attrition Bias:** Hierbei handelt es sich um eine Verzerrung durch StudienabbrecherInnen. Bewohner*innen, die die Studie abbrechen, tun dies oft aus Unzufriedenheit, Nebenwirkungen oder Belastungen, die mit der Maßnahme (Hüftprotektoren)

zusammenhängen. So wird bei einer Studie der ZQP-Stiftung angegeben, dass Probandinnen und Probanden, die sich wenig compliant zeigten, rasch ausgeschlossen wurden. Dadurch wird die Effektivität der Intervention für die Praxis überschätzt. Als Maßnahme wird oft das Intention-to-treat-Prinzip angeführt, dass besagt, dass Teilnehmende, die ausscheiden oder die Therapie wechseln, trotzdem in die Endauswertung eingeschlossen werden.

Gütekriterien von Messinstrumenten

Für die quantitative Forschung mit Messinstrumenten gibt es drei Hauptgütekriterien, die dazu dienen, die Qualität der Instrumente anhand ihrer Konstruktion und Anwendung zu beurteilen: **Validität**, **Reliabilität** und **Objektivität**. In der Pflegeforschung handelt es sich bei Messinstrumenten vorrangig um standardisierte Fragebögen, Begutachtungsassessments oder Performancetests und selten um physiologische Messungen. Nachfolgend werden die Annahmen der Hauptgütekriterien anhand von Beispielen diskutiert. Dabei beziehen sich die Beispiele wiederholt auf das Begutachtungsinstrument zur Feststellung des Grades der Pflegebedürftigkeit (§15 SGB XI).

Für das Gütekriterium der Objektivität von Assessment- und Testdaten, die häufig zu diagnostischen Zwecken erhoben werden, ist es von fundamentaler Bedeutung, dass diese in möglichst objektiven und standarisierten Situationen erfasst werden sollten. Dies ist zudem eine zentrale Forderung der Testtheorie, die besagt, dass ein Test dann objektiv ist, wenn er das Merkmal, das er misst, unabhängig von Testleitenden und Testauswertenden misst. Objektivität bedeutet demnach, dass der/dem Test- oder Assessmentdurchführenden (z. B. der Pflegefachkraft) kein Verhaltensspielraum hinsichtlich der Durchführung, der Auswertung und der Interpretation eingeräumt wird (Lienert/Raatz 1998; Moosbrugger/Kelava 2011).

Für eine physiologische Messung ist diese Forderung ganz einfach nachzuvollziehen. So darf beispielsweise die Messung des Blutdrucks nicht von der Person abhängig sein, die misst. Etwas schwieriger wird es bei der Fremdeinschätzung von Verhaltensweisen, kognitiven und kommunikativen Leistungen oder physischen Fähigkeiten.

Begutachtungsinstrument zur Ermittlung des Grades der Pflegebedürftigkeit (§15 SGB XI):
Nach diagnostischen und testtheoretischen Überlegungen im Hinblick auf die Durchführungsobjektivität, soll das Instrument die Fähigkeit oder Selbstständigkeit einer Person möglichst unabhängig von der Subjektivität der Testleitenden bestimmen. Zur Gewährleistung dieses Gütekriteriums wird eine standardisierte Testumgebung vorgeschrieben: Begutachtungsrichtlinie zum Item „Fortbewegen innerhalb des Wohnbereichs" aus dem Modul 1 Mobilität: „Als Anhaltsgröße für übliche Gehstrecken innerhalb einer Wohnung werden mindestens acht Meter festgelegt." (Medizinischer Dienst des Spitzenverbandes Bund der Krankenkassen e. V. 2017)

In diesem Fall wird die Durchführungsobjektivität über standardisierte Performanz-Leistungen gewährleistet, also Handlungs- und Bewegungsabläufe, die durch die Pflegebedürftigen exemplarisch zu demonstrieren sind. Darüber hinaus erhalten die Testleitenden Orientierungshilfen zur objektiven Bewertung (Auswertungsobjektivität) dieser Performanz. Dadurch wird bestmöglich sichergestellt, dass die Durchführung und Einschätzung nicht durch unterschiedliche Gutachter*innen variiert.

Es ist wichtig, Begutachtungsrichtlinien, Anhaltsgrößen und/oder Performanz-Leistungen so detailliert und widerspruchsfrei zu beschreiben, dass unterschiedliche Personen, die einen Test oder ein Assessment durchführen, auswerten und interpretieren, auch zum gleichen Ergebnis kommen.

Das nächste Hauptgütekriterium, zu dessen Überprüfung eine Vielzahl von statistischen Testverfahren als Standardprozedur für die Fragebogenkonstruktion gehört, ist die Reliabilität. Man bezeichnet einen Test oder ein Assessment als reliabel, wenn es das Merkmal, das es misst, möglichst ohne Messfehler erfasst (Moosbrugger/Kelava 2011). Dementsprechend kann Objektivität als Basis für Reliabilität verstanden werden. Je stärker Messungen von den durchführenden Forschenden, Pflegekräften usw. abhängig sind, desto weniger sind diese genau. Mit anderen Worten gesagt streuen die Ergebnisse stärker, weil die verschiedenen Personen bei der Datenerhebung, der Auswertung und der Interpretation zusätzlich Varianz erzeugen. Zwei Verfahrensweisen werden je nach Anwendung häufig in der Pflegeforschung angewandt. Dabei handelt es sich um die „Interrater"- und die „Test-Retest"-Reliabilität. Der Unterschied lässt sich einfach anhand von Anwendungsbeispielen verdeutlichen. Die **Interrater –Reliabilität** kann nur sinnvoll bei Fremdeinschätzungsinstrumenten überprüft werden. Hat man zum Beispiel ein Assessment zur Einschätzung der Mobilität einer Person, das sich ausschließlich an zu beobachtenden Verhaltensweisen orientiert, dann können mehrere „Rater" zum gleichen Zeitpunkt unabhängig voneinander das Assessment durchführen. Abschließend überprüft man, inwieweit diese Bewertungen übereinstimmen. Für eine gute Reliabilität würde sprechen, wenn die Rater annähernd zu gleichen Ergebnissen kommen.

Im Gegensatz dazu bietet sich die Überprüfung der **Test-Retest-Reliabilität** bei Assessments an, die auf Selbstauskunft beispielsweise von pflegebedürftigen Bewohnerinnen und Bewohnern basieren. Diese Reliabilitätsmessung beschreibt das Ausmaß der Übereinstimmung bei einer wiederholten Anwendung des Assessments bei der gleichen Stichprobe. Für den Zeitraum, der zwischen den zwei Messungen liegt, werden in der Regel ein bis zwei Wochen veranschlagt. Die Idee ist, dass Erinnerungseffekte in diesem Zeitraum abnehmen (gering sind), aber zugleich der Messgegenstand keinen natürlichen zeitlichen Veränderungen unterliegt. Erhebt man beispielsweise in der stationären Altenpflege Präferenzen des alltäglichen Lebens zu Freizeitaktivitäten, dann stellt man den gleichen Bewohnerinnen und Bewohnern zu einem späteren Zeitpunkt (2 Wochen) die gleichen Fragen. Bei einer reliablen Messung würden wir davon ausgehen, dass sich in diesem Zeitraum die Präferenz (z. B. man schaut gerne Fußball im Fernseher) nicht ändert und dass das Antwortverhalten gleichbleibt.

Warum ist Reliabilität für Assessments in der Pflegepraxis wichtig? Assessments dienen in der Regel dazu, verlässliche Informationen zu erfassen, auf deren Basis beispielsweise eine individuelle Maßnahmenplanung konzipiert wird. Erfasst ein Assessment das Sturzrisiko einer/s zu Pflegenden nicht zuverlässig, kann dies direkt schädigende Auswirkungen haben, da eine Sturzprophylaxe vielleicht nicht durchgeführt wird. Wenn solche Informationen nicht zuverlässig sind oder ständigen zeitlichen Änderungen unterliegen, dann werden die ergriffenen Maßnahmen nicht zielführend sein.

> ⚠ Eine gute Zuverlässigkeit (Stabilität und Messgenauigkeit) eines Tests oder Assessmentinstruments ist wichtig, damit sich die Personen, die den Test auswerten, sich über die Auswertung und die Ergebnisse einig sind. Dies ist eine Grundvoraussetzung, um aussagekräftige Ergebnisse (Informationen) zu erhalten, auf deren Basis man bedarfsgerechte Handlungs- und Planungsmaßnahmen durchführen kann.

Als drittes Hauptgütekriterium ist die Validität (Gültigkeit) zu nennen, die ein Messinstrument danach beurteilt, ob es auch gemessen hat, was es messen sollte. Bezogen auf ein Anwendungsbespiel beurteilt dieser Qualitätsmaßstab ein diagnostisches Messinstrument, z. B. das Begutachtungsinstrument zur Feststellung der Pflegebedürftigkeit, danach, ob es misst, was es zu messen vorgibt: die tatsächliche Pflegebedürftigkeit und nicht etwa den Fitnessgrad des Klienten. Die Beziehung zwischen der Validität und der Reliabilität kann aus theoretischen Gründen eindeutig definiert werden. Wenn eine Messung ungenau ist, kann das interessierende Konstrukt nicht gültig erfasst werden. Folglich bildet die Reliabilität eine Voraussetzung für die Validität. Es gibt eine ganze Reihe verschiedener Aspekte der Validität. Im Folgenden werden wir auf die Inhalts-, Konstrukt- und prädikative Validität eingehen, die häufig Gegenstand in der Forschung zur Instrumentenentwicklung sind.

Inhaltsvalidität: Sie umfasst alle inhaltlichen Facetten, die für ein zu erfassendes Konstrukt von Bedeutung sind. Bei einem Assessment werden diese in der Regel durch die Items repräsentativ erfragt. In der Pflegeforschung werden häufig Expertenratings zur Prüfung der inhaltlichen Validität eingesetzt. Dies geschieht beispielsweise dadurch, dass man versucht einen Expertenkonsens hinsichtlich der Erfassung aller relevanten Aspekte zu erzielen. Die Passung der Items zu dem zu erfassenden Konstrukt kann darüber hinaus über Ratings zur „Wichtigkeit“, „Praktikabilität“

und „Verständlichkeit" durch die ExpertInnen bewertet werden. Werden Items über mehrere ExpertInnen hinweg in den vorgegebenen Kategorien hoch eingeschätzt, so deutet dies auf inhaltliche Validität hin. Ein konkretes Anwendungsbeispiel könnte sich auf die Messung der Pflegebedürftigkeit beziehen. Zu diesem Zweck könnte man mehrere ExpertInnen aus Praxis und Forschung nach den inhaltlichen Aspekten zum Konstrukt „Pflegebedürftigkeit" befragen und anschließend die in diesem Prozess entstandenen Assessmentfragen hinsichtlich ihrer „Wichtigkeit" und „Praktikabilität" erneut durch die ExpertInnen einschätzen lassen.

Konstruktvalidität: Sie gibt an, mit welchem Ausmaß die Items eines Assessments das zu erfassende Konstrukt messfehlerfrei und vollständig erfassen. Hierzu ist ein theoretischer Erklärungsansatz notwendig, der die Beziehungen der Kriterien untereinander beschreibt, um die entsprechenden Annahmen für ein Messinstrument empirisch zu überprüfen. Die Konstruktvalidität gibt an, ob sich die einzelnen Items eines Assessments zu einem oder mehreren Faktoren (Domänen) zusammenfassen lassen und in welcher Beziehung die Domänen zueinanderstehen. So sind die Items des Begutachtungsassessments für Pflegebedürftigkeit in den Domänen „Mobilität", „kognitive und kommunikative Fähigkeiten", „Verhaltensweisen und psychische Problemlagen" usw. zusammengefasst. Im Rahmen der Konstruktvalidität könnte weiterhin beschrieben und geprüft werden, in welchem Zusammenhang diese Domänen stehen.

Prädikative Validität: Eine weitere Art der Validität ist die prädiktive Validität oder auch Vorhersagevalidität. Diese gibt an, inwieweit ein später eintretendes Außenkriterium vorhergesagt wird. Bezogen auf das Begutachtungsassessment zur Pflegebedürftigkeit, das ein Maß für die Selbstständigkeit bzw. die Ausprägungen von alltagsrelevanten Fähigkeiten ist, bietet sich als Außenkriterium die Pflege- und Betreuungszeit an. Hier kann zum Beispiel geprüft werden, in welchem Ausmaß der Grad der Pflegebedürftigkeit, die individuellen Pflege- und Betreuungszeiten von Bewohnerinnen und Bewohnern in der stationären Altenpflege vorhersagt.

Moosbrugger, H., Kelava, A. (2012): Testtheorie und Fragebogenkonstruktion (Vol. 2). Springer-Verlag, Berlin

Testen Sie Ihr Wissen:

Wählen Sie auf der „COSMIN Database of systematic reviews of outcome measurement instruments" ein systematisches Review zu „Health-related quality of life" aus: https://database.cosmin.nl (11.01.2024) Welche Gütekriterien bewerten die AutorInnen und zu welchen Schlussfolgerungen gelangen sie?

2.2.5 Forschungsbeispiele

In diesem Unterkapitel werden, bezugnehmend auf das Kap. 2.2, Publikationen vorgestellt, die Beispiele für die eingeführten Studiendesigns sind. Es handelt sich hierbei um Originalarbeiten. Damit die Studien in den Lehrinhalten verortet werden können, werden kurze Informationen zu der Datenerhebung, den Skalenniveaus, dem Design und den angewandten Auswertungsmethoden in der Beschreibung aufgeführt.

2.2.5.1 Beobachtungsstudie

Bergmann, J. M., Hoffmann, A. L., Müller-Widmer, R., Palm, R. (2023): Typology of Dementia-Specific Care Units: A Nationwide Survey Study in Germany. Innovation in Aging, igad062

Beschreibung: Es handelt sich um eine nationale Querschnittsstudie. Das Ziel der Studie ist es, eine Typologie zu unterschiedlichen Wohnbereichen zu entwickeln und zu prüfen, ob die unterschiedlichen Typen mit dem Angebot nicht-pharmakologischer demenzspezifischer Interventionen in einer Beziehung stehen. Die teilnehmenden 134 Wohnbereiche der stationären Altenhilfe wurden im Zeitraum zwischen Juni und Dezember 2020 aus einer Liste aller Pflegeeinrichtungen in Deutschland zufällig gezogen. Auf der Basis von telefonischen Befragungen wurden 27 organisationsspezifische Merkmale (Architektur 8, Finanzierung 5, Personal 6, Bewohnende 5, Essen und Trinken 3) als Variablen (überwiegend nominales Skalenniveau) erhoben. Die Entwicklung der Typologie erfolgt auf der Grundlage einer Faktorenanalyse und einer Clusteranalyse. Insgesamt konnten vier Typen identifiziert werden: Dementia Care Units (n = 40), Dementia Special Care Units (n = 17), Usual Separated Care Units (n = 58) und Usual Incorporated Care Units (n = 19) (Bergmann et al. 2023). Alle Wohnbereichstypen unterscheiden sich deutlich in ihren organisatorischen Merkmalen. Die Vorgehensweise in der Studie ist explorativ und kann dem vierten Fall der multivariaten Statistik in Kap. 2.2.3 „Quantitative Auswertungsmethoden“ zugeordnet werden, weil die latent abhängige Variable durch die Wohnbereichstypen (Cluster) definiert ist.

2.2.5.2 Interventionsstudie

Doğan, U., Ovayolu, N. (2022): The effect of training on treatment adherence in coronary artery patients: A single-blind randomised controlled trial. Journal of Clinical Nursing, 31(5–6), 744–754

Beschreibung: In dieser Studie wird die Auswirkung einer Schulung von professionell Pflegenden für Koronarpatienten auf die Therapietreue der PatientInnen untersucht. Unter Therapietreue wird allgemein verstanden, ob und in welchem Ausmaß die PatientInnen Therapieempfehlungen (z. B. eine Ernährungsumstellung) in der Praxis umsetzen. Diese Studie ist den experimentellen Studiendesigns zuzuordnen, da die Studie eine experimentelle Variation der Untersuchungsbedingungen (Schulung) vorsieht. Die Bezeichnung randomisiert-kontrolliert (engl. randomized controlled) erhält die Studie durch die **zufällige** Zuordnung der Patienten in eine **Interventions-** (30) und **Kontrollgruppe** (28). Für beide Gruppen wurde eine Vorher- und Nachher-Messung mit Hilfe des Compliance-Fragebogens (Messinstrument) durchgeführt, der in 11 Domänen (u. a. Medikation, Diät, Gewichtsverlust) unterteilt ist (Doğan/Ovayolu 2022). Die Analyse wurde mit einem generalisierten linearen Modell durchgeführt. Dabei handelt es sich um eine multivariate statistische Methode (Gruppe*Zeitpunkt) mit einer metrischen abhängigen Variable, die dem ersten Fall in Kap. 2.2.3 „Quantitative Auswertungsmethoden“ zugeordnet werden kann.

2.2.5.3 Evidenzsynthese

Eberhardt, D., Berg, A., Fleischer, S., Langer, G. (2013): Zeitpunkt der Entfernung des Wundverbands bei primär heilenden chirurgischen Wunden: Eine Meta-Analyse. Pflege, 26(4), 255–269

Beschreibung: Diese Studie untersucht, inwieweit der Zeitpunkt der Entfernung (Dauer der Wundabdeckung) des Wundverbands bei primär heilenden chirurgischen Wunden einen Einfluss auf die Entstehung einer Wundinfektion hat. Dabei handelt es sich um eine Metaanalyse, die die Ergebnisse aus mehreren Studien zur selben Fragestellung zusammenfasst und daraus, mit Hilfe von statistischen Verfahren, ein aussagekräftigeres Ergebnis errechnet. Insgesamt wurden acht Studien mit 2097 Teilnehmenden in die Meta-Analyse eingeschlossen.

Die gepoolten Ergebnisse dieser Studie zeigen keinen Effekt, der belegt, dass durch eine frühzeitige Entfernung des Wundverbands im Gegensatz zur späten Entfernung die Entstehung von Wundinfektionen beziehungsweise -komplikationen bei primär heilenden chirurgischen Wunden begünstigt wird: Risikodifferenz (RD) – 0,01; 95%-Konfidenzintervall (CI) – 0,03; 0,01 (Eberhardt et al. 2013).

2.2.5.4 Diagnosestudie

Byrne, B., O’Halloran, P., Cardwell, C. (2011): Accuracy of stroke diagnosis by registered nurses using the ROSIER tool compared to doctors using neurological assessment on a stroke unit: a prospective audit. International journal of nursing studies, 48(8), 979–985

Beschreibung: In dieser Studie wird die Anwendung des ROSIER-Bewertungsinstrument durch Pflegefachkräfte mit dem Referenzstandard zur Diagnose bei akutem ischämischem Schlaganfall verglichen. Das ROSIER-Bewertungsinstrument hat sich für die Diagnose bei akutem ischämischem Schlaganfall in der Anwendung durch ÄrztInnen bereits bewährt. Das ROSIER verwendet einfache Abfragen, die anhand einer Nominalskala (z. B. Sprachstörung ja/nein) bewertet werden. Es geht um die Frage, ob die auf der Grundlage des ROSIER-Bewertungsinstruments getroffene Diagnose eines Schlaganfalls genauso akkurat ist, wenn sie vom Pflegepersonal durchgeführt wird, wie die von ärztlichem Personal (Byrne et al. 2011).

Der Referenzstandard ist durch die Konsultation von Fachärztinnen und -ärzten und den Einsatz von bildgebenden Verfahren mit abschließender Diagnose definiert. Die Analysen werden mit Vierfeldertafeln durchgeführt, wodurch ein Gruppenvergleich zwischen den Ärztinnen/Ärzten und Pflegenden zu dem Referenzstandard möglich wird. Diese Auswertungsmethode zählt zu der bivariaten Statistik, die in Kap.2.2.3 „Quantitative Auswertungsmethoden“ beschrieben wird.

2.2.5.5 Instrumentenentwicklung

Neyer, F. J., Felber, J., Gebhardt, C. (2012): Entwicklung und Validierung einer Kurzskala zur Erfassung von Technikbereitschaft. Diagnostica, 58(2), 87

Beschreibung: Dieser Artikel befasst sich mit der Überprüfung der Gütekriterien eines zuvor entwickelten Messinstrumentes. Die Idee zur Entwicklung des Messinstruments besteht darin, die Bereitschaft zur Nutzung von Technik zu erfassen und mögliche Barrieren zu erkennen. Ein solches Instrument ist für Pflegesettings hilfreich, da neue Technologien häufig auf Barrieren bei AnwenderInnen treffen. Eine erfolgreiche Einführung neuer Technologien hängt entscheidend von der Kooperation der Pflegenden und der zu Pflegenden ab, da diese Personengruppen die Technologien in ihren Alltag integrieren müssen. Die Kurzskala umfasst 12 Fragen, wobei Technikbereitschaft durch die Domänen bzw. Faktoren Technikakzeptanz, Technikkompetenzüberzeugungen und Technikkontrollüberzeugungen erhoben wird (dreifaktorielles Modell) (Neyer et al. 2012). Diese Form der empirischen Überprüfung des latenten Konstrukts entspricht einer multivariaten statischen Analyse und ist dem dritten Fall in Kap.2.2.3 „Quantitative Auswertungsmethoden“ zuzuordnen.

2.3 Qualitative Pflegeforschung

2.3.1 Grundannahmen: Subjektivität, Zirkularität, Rekonstruktion

Die Qualitative Forschung wird neben der quantitativen Forschung zu den beiden Hauptrichtungen innerhalb der wissenschaftlichen Erkenntnisgewinns gezählt. Während es bei der quantitativen Forschung darum geht, gewonnene Daten mittels statistischer Auswertungsmethoden zu analysieren und Erkenntnisse mithilfe von Häufigkeiten zu generieren, fokussieren sich die Methoden rund um den qualitativen Forschungsprozess vor allem auf den interpretativen Charakter menschlicher Erkenntnisfähigkeit. Mit Interpretation ist gemeint, dass Individuen aus Beobachtungen oder Sinneseindrücken (z. B. einem Flugzeugabsturz) Schlussfolgerungen ziehen, die z. B. in eine Handlung (Flugzeug nicht betreten) oder ein Urteil (Fliegen ist gefährlich) geführt werden. Da der interpretative Aspekt in der qualitativen Forschung im Mittelpunkt steht, wird sie allgemein als Methodik der Geistes- und Sozialwissenschaft (u. a. Sprachwissenschaft, Philosophie, Rechtswissenschaft) verstanden (Lamnek/Krell 2010). In den Geisteswissenschaften wird dem Austausch über Interpretationen und Bedeutungen eine wesentliche Rolle zugeordnet. Fragen, die sich um Interpretationen bzw. Bedeutungen sammeln können, sind z. B.: Warum handelte eine historische Figur so? Was ist Gerechtigkeit? Was bedeutet es, ein Mensch zu sein? Übertragen auf pflegewissenschaftliche Fragestellungen, werden z. B. Fragestellungen zu erlebten Erfahrungen und deren Sichtweisen beim Personal oder bei PatientInnen in einer bestimmten Zielgruppe untersucht.

Stark, A. L., Heumann, M., Dockweiler, C. (2022): Information needs of family caregivers regarding new technologies for dementia care at home: A qualitative study. Pflege, 35(2), 77–84. https://doi.org/10.1024/1012-5302/a000848 (12.01.2024)

Fragestellung der Studie: Welche Erfahrungen haben Angehörige bei der Suche nach technikbezogenen Informationen in der Vergangenheit gemacht und welche Informationsbedürfnisse werden künftig erwartet?

Hillewerth, K., Schönbächler Marcar, C., Rettke, H., van Holten, K. (2021): Erfahrungen bei der Anwendung einer interprofessionellen Anamnese im Krankenhaus. Pflege, 34(2), 103–112. https://doi.org/10.1024/1012-5302/a000793 (12.01.2024)

Fragestellung der Studie: Diese Publikation geht der Frage nach, welche Erfahrungen Pflegefachpersonen und ÄrztInnen mit der interprofessionellen Anamnese im Hinblick auf die Ausgestaltung der interprofessionellen Zusammenarbeit machten.

Eine wichtige Grundannahme innerhalb der qualitativen Forschung dreht sich um die zentrale Bedeutung von Subjektivität als Untersuchungsgegenstand, welche in die Methoden der qualitativen Forschung gewissermaßen eingeschlossen ist. Unter Subjektivität wird dabei eine mehr oder weniger individuelle Sichtweise auf Situationen, Ereignisse, Reaktionsmuster oder auch Beziehungen verstanden. Diese ist von der jeweiligen Person, bzw. auch Personengruppe abhängig. Um diese Subjektivität ein stückweit beschreibbar zu machen, ist eine Rekonstruktion der Gedanken- bzw. Wahrnehmungswelt bei den betrachteten Individuen wichtig (Breuer 2011). Hierzu wird in der Regel auf sprachliche Mittel zurückgegriffen, d. h. eine Person oder eine Personengruppe im Rahmen eines Interviews zur Erzählung angeregt. Eine Befragung ist auch in der quantitativen Forschung möglich, jedoch gibt es einen wesentlichen Unterschied: Die quantitative Forschung geht davon aus, dass Situationen und Reaktionsmuster möglichst objektiv betrachtet werden müssen. Diese Objektivität wird z. B. mithilfe einer größeren Datenmenge erreicht, eine kleine Stichprobe ist bei den quantitativen Untersuchungen immer ein Problem – bei qualitativen Untersuchungen muss dies keineswegs so sein.

Die Rolle der Subjektivität lässt sich an einem weiteren Ausschnitt gut erklären: der Rolle der Forschenden. Innerhalb der **quantitativen** Forschung gilt die Regel: Die Ergebnisse der Untersuchungen sind unabhängig von der Gruppe der Untersuchenden. Andere Forschende sollten also immer zu denselben Ergebnissen kommen. Natürlich gilt dies nur, wenn die gleichen Methoden und Daten genutzt werden. Bei der **qualitativen** Forschung ist es anders, hier ist der/die Forschende Teil der Untersuchung. Teil bedeutet, der/die Forschende steht häufig in direktem Kontakt mit den Studienteilnehmenden bzw. dem Untersuchungsfeld und wertet die dort gesammelten Informationen in der Regel auch aus. Damit sind die Ergebnisse auch abhängiger von den Forschenden – da sie mit den Teilnehmenden interagieren (Beobachten, Sprechen) und ihre Interpretationen in die Ergebnisse einfließen lassen (Mayring 2002). Diese Interpretationen wiederum sind daher auch abhängig von den Eigenschaften der Forschenden (beruflicher Hintergrund, Lebensalter, Werte). Darüber hinaus lässt sich allgemein sagen, dass die Subjektivität eine bedeutende Rolle bei dem Erkenntnisprozess in der qualitativen Forschung einnimmt. Setzt sich also eine Person mit dieser Forschungsart auseinander, lässt sich erwarten, dass Subjektivität immer Teil der Untersuchungen ist. Diese Subjektivität gilt es, aus den gesammelten Forschungsdaten zu explizieren und daraus eine Beschreibung der Rekonstruktion der (subjektiven) Wirklichkeit zu leisten. Wenn dabei die relevanten Konzepte identifiziert wurden, wird die Theorie (beschrieben aus der Rekonstruktion) generalisierbar – also auch bedeutsam für Personen, die nicht an der Untersuchung teilgenommen haben.

Neben der stärkeren Rolle der Subjektivität als Zugang zur quasi menschlichen Realität (die ja per se subjektiv ist), ist das **Prinzip der Zirkularität** ein weiteres Unterscheidungsmerkmal zur quantitativen Forschung (Döring/Bortz 2016). In der quantitativen Forschung ist es vorgesehen, dass die angestrebte Untersuchung im Vorfeld, also vor der praktischen Durchführung, definiert ist und in der Abfolge abgearbeitet wird. In der qualitativen Forschung ist es möglich, wesentliche Schritte **theoriegeleitet**, auf Basis von Zwischenauswertungen, anzupassen. Dies lässt sich gut anhand der Stichprobe veranschaulichen. In der quantitativen Forschung muss im Vorfeld festgelegt werden, wie viele Untersuchungsobjekte (Personen, Ereignisse) mit welchen Eigenschaften (Geschlecht, Alter, Erkrankung usw.) in die Untersuchung eingeschlossen werden, damit eine aussagekräftige Datenbasis entsteht. In der qualitativen Forschung wird zunächst ein Ausgangspunkt für die Sammlung von Daten definiert, beispielweise eine kleine Personengruppe befragt. Daraufhin werden die gesammelten Daten analysiert und auf dieser Basis die nächsten Untersuchungsschritte geplant: also entschieden, ob die Datensammlung angepasst wird oder weitere Personen mit ähnlichen Merkmalen eingeschlossen werden. Dieses Vorgehen wird unter dem Begriff der **Sampling-Strategie** zusammengefasst (häufig auch Theoretical Sampling oder Purposeful Sampling genannt)(Mayring 2020). Bei der theoriegeleiteten Stichprobenbildung in der qualitativen Forschung kommt es also drauf an, Überlegungen, Fragen und Annahmen einfließen zu lassen – selbst wenn der Forschungsprozess läuft und schon erste Ergebnisse vorliegen.

Ein weiteres Prinzip der qualitativen Forschung widmet sich der „ganzheitlichen" Rekonstruktion. Dieses Prinzip nimmt u. a. Bezug auf die Datensammlung und Auswertung innerhalb einer Studie. Forschende sind demnach bestrebt, eine umfängliche Darstellung des Untersuchungsgegenstands zu erreichen, ohne im Vorfeld zu bestimmen, welche Informationen primär relevant sind. Daraus geht hervor, dass die Datenerhebungsmethoden in der qualitativen Forschung möglichst so gewählt werden, dass sie keine Einengung der Gegenstandserfassung bedeuten. Bei der Auswertung soll ebenso ein Fokus auf eine umfassende Darstellung (Rekonstruktion) der Daten gelegt werden (Mayring 2020). Wenn als Datenerhebungsmethode ein aufgezeichnetes Interview gewählt wird, so versuchen die nach qualitativer Methodik arbeitenden Forschenden den Interviewrahmen möglichst wenig einzuschränken. Einschränkungen wären z. B. mit sehr vielen Fragen möglich oder durch Unterbrechungen der Gesprächspartner*innen. Das Prinzip der Rekonstruktion soll gewährleisten, dass eine Theorieoffenheit ermöglicht wird.

Im Rahmen einer quantitativen Studie, z. B. zur Bestimmung von Risikofaktoren bei Menschen mit regelmäßigem Alkoholkonsum, wird im Vorfeld genau bestimmt, welche Informationen zu erheben sind. Diese Festlegung bestimmt dann den Modus der Informationssammlung mittels Fragebögen und Untersuchungsergebnissen. Auf der Basis von Vorstudien ist bekannt, dass u. a.

Faktoren wie das Alter, Geschlecht, Konsummenge, Organgesundheit und das Aktivitätsprofil eine Rolle beim Alkoholkonsum spielen. Informationen außerhalb dieser Festlegung werden in einem primär quantitativen Ansatz nicht mehr erhoben. Die ganzheitliche Rekonstruktion im qualitativen Ansatz nimmt eine solch deutliche Eingrenzung nicht vor. Um hier ganzheitlich rekonstruktiv Daten erheben zu können, muss eine Datenerhebung vom Zeit- und Informationsumfang offener gehalten werden. Auch die Datenerhebungsmethode sollte dementsprechend offengehalten werden und der Erhebungssituation möglichst wenig Grenzen setzen. Natürlich gibt es immer Grenzen, die auch trotz ganzheitlichem Anspruch ihre Wirkung bei Erhebungssituationen entfalten: Geduld und Zeit der Beteiligten, Aufzeichnungsmethoden oder auch Persönlichkeitsmerkmale. Generell ist in der qualitativen Forschung der ganzheitliche Rekonstruktionsanspruch ein Kernmerkmal, während innerhalb der quantitativen Forschung eine klare Eingrenzung der Informationsmenge vorgesehen ist.

Forschungsprozess quantitativ vs. qualitativ (Tab. 4):
In den beiden Hauptrichtungen werden die Begriffe „qualitativ" und „quantitativ" wechselseitig verwendet. So gibt es die quantitative Inhaltsanalyse, die numerische Angaben in die Erkenntnisprozesse einbezieht, oder auch die qualitativen Daten in der Statistik – Daten also, die z. B. unterschiedliche Merkmale differenzierten, jedoch nicht anhand ihres Skalenniveaus.

Tab. 4: Vergleich der qualitativen Forschungsprinzipien mit der quantitativen Forschung

Subjektivität	**Zirkularität**	**Rekonstruktion**
Qualitative Forschung – Grundannahmen:		
Meinungen, Haltungen sind untrennbare Bestandteile des menschlichen Gedankenprozesses, ein Ausklammern ist daher nicht möglich	Erkenntnisse treten bereits während der Datensammlung auf und sollten den weiteren Forschungsprozess beeinflussen	Ganzheitliche Darstellung des Untersuchungsgegenstands und situative Darstellung
Quantitative Forschung – Grundannahmen:		
Meinungen und Haltungen sind vom Forschungsgegenstand zu trennen, da der Gegenstand möglichst unbeeinflusst vom Forscher betrachtet werden soll	Forschungsprozesse müssen vordefiniert und strukturiert abgearbeitet werden, denn erst das Erreichen der angestrebten Datenmenge lässt eine Interpretation zu. Zirkularität ist bei hypothesenprüfender Untersuchung nicht vorgesehen	Betrachtung von wesentlichen Ausschnitten, Fokussierung auf Teilaspekte eines Gegenstands
Qualitative Forschung – Umsetzung i. d. Forschungspraxis:		
Individuelle Sichtweisen als elementarer Forschungsteil	Nutzung von Methoden wie dem „Purposeful Sampling" und einer Datenanalyse noch während der Datenerhebung	Situationen und Ereignisse sollen möglichst umfänglich beleuchtet werden, um das Verständnis zu fördern.
Quantitative Forschung – Umsetzung i. d. Forschungspraxis:		
Mithilfe von Instrumenten eine möglichst vom Gegenstand unabhängige Position erreichen	Aufeinander aufbauende Analyseschritte und linearer Forschungsverlauf	Trennung von relevanten und nicht relevanten Beobachtungskriterien. Fokussierung von aussagekräftigen Beobachtungen

Testen Sie Ihr Wissen:
Bitte beantworten Sie die folgenden Fragen:

1. Warum wird in der qualitativen (Pflege-)Forschung viel mit Interviews gearbeitet?
2. Ist der/die qualitativ Forschende vollkommen unabhängig von dem Untersuchungsgegenstand oder spielt auch die Subjektivität der Forschenden eine Rolle?
3. In welcher der beiden Hauptrichtungen spielen die Begriffe „Strukturierung" und „Standardisierung" im Forschungsprozess eine größere Rolle – in der quantitativen oder qualitativen Forschung?
4. Entscheidet der/die Forschende, ob ein qualitatives oder quantitatives Vorgehen gewählt wird?
5. Was ist mit Indikationsstellung im Rahmen der qualitativen Forschung gemeint?

2.3.2 Gütekriterien in der qualitativen Forschung

Um die Qualität und die Aussagekraft einer wissenschaftlichen Arbeit diskutieren zu können, sind Gütekriterien wichtig. Gütekriterien sollen der Gruppe von Forschenden und den Lesenden von Forschungsarbeiten bei der Qualitätsbewertung von wissenschaftlichen Arbeiten helfen. Die Qualität bezieht sich dabei auf das Erkenntnisinteresse und den zur Gewinnung des Erkenntnisses gewählten Methoden sowie der praktischen Verwendung der Methoden im Forschungsprozess. Da die quantitative Forschung auf einem naturwissenschaftlich-mathematischen Ansatz beruht, fällt es ihr bedeutend leichter, klare Regeln für die Güte der Forschung abzuleiten – ein Ergebnis ist richtig oder falsch, selbst wenn es mit Wahrscheinlichkeiten argumentiert ist.

Vergleichen wir dies mit den Methoden der qualitativen Forschung, ist ein richtiges bzw. falsches Ergebnis schon weniger eindeutig. Stellen wir uns vor, ein Forscher interpretiert im Rahmen einer qualitativen Studie eine Interviewpassage. Ist es dann möglich eindeutig zu bestimmen, ob diese Interpretation falsch oder richtig ist? Oder ist es so, dass die Interpretation per se als Ausdruck der Subjektivität zur qualitativen Forschung gehört? Wie aber ist dann überhaupt möglich, Güte zu bestimmen? Zu dieser

Frage wird innerhalb der Forschungsgemeinschaft weiterhin viel diskutiert, weshalb die Antwort, die bislang gegeben werden kann, einen Zwischenschritt darstellt. Trotz dieser intensiven Diskussion gibt es wichtige Merkmale zur Bestimmung der Güte, die zur Unterscheidung von guter und weniger guter qualitativer Forschung genutzt werden können.

Ein Lösungsvorschlag zur Anwendung von Gütekriterien wurde von Steinke (1999) unterbreitet. Auf Basis wichtiger Vorarbeiten sind sieben Kriterien definiert, die eine Einschätzung der Güte ermöglichen sollen: Intersubjektive Nachvollziehbarkeit, Indikation, empirische Verankerung, Limitation, reflektierte Subjektivität, Kohärenz und Relevanz.

Um eine hohe und damit gute intersubjektive Nachvollziehbarkeit zu erreichen, müssen die Forschungsschritte in der qualitativen Forschung ausführlich beschrieben werden. Dies ist in der Regel ein wortintensiver und umfassender Reflexionsprozess der Forschungsarbeit. Ziel ist es, unbeteiligten Personen ein detailliertes Bild der Forschungsarbeit zu vermitteln. Hierzu gehören:

- Beschreibungen zu dem Vorwissen auf dem Gebiet (in einer Publikation: Einleitung/Hintergrund),
- Beschreibung der Erhebungssituation (Umgebungsbeschreibung: Interview- oder Beobachtungssituation, in der die Daten erhoben wurden),
- Beschreibung der Datenverarbeitung im Rahmen der Transkription (Schriftsprache: Dokumentation von nonverbalen Signalen und Kontextbeschreibungen),
- Beschreibung der Auswertungsmethoden (Analyse und Zusammenfassung: Bildung von Kategorien, Umgang mit interpretativen Verfahren, Diskussion in der Forschendengruppe, Arbeit mit Software),
- Beschreibung der Entscheidungen und Probleme im Forschungsprozess (bei der Erhebung: Feldzugang, Rekrutierung der Teilnehmenden – bei der Auswertung: Ressourceneinsatz, Erfahrung mit der Methode).

Neben der ausführlichen Dokumentation des Forschungsprozesses ist die Darstellung von Begründungen für das gewählte Vorgehen (Indikation) wichtig. Hauptsächlich ist eine Begründung darüber zu liefern, warum eine qualitative Herangehensweise gewählt wurde und warum die gewählten Methoden zu diesem Gegenstand passen. Um die Indikationsschwelle zu überschreiten, sollte in den Begründungen darauf eingegangen werden, dass Verfahren notwendig sind, die den Untersuchungsteilnehmenden mehr Spielraum für die Rekonstruktion von Situationen, Wahrnehmungsprozessen und subjektiven Interpretationen erhalten. Einer Indikation der allgemeinen Begründung zur Wahl des qualitativen Vorgehens müssen die konkreten Begründungen zur Wahl der Forschungsschritte folgen. Zu klärende Aspekte sind dabei die Indikation der Methodenwahl (Schaffung des Arbeitsbündnisses zwischen Forschenden und Teilnehmenden, gegenstandsangemessene Methoden, Infragestellung des Vorwissens), der Datenverarbeitung (Transkriptionsregeln: Verschriftlichung des Aufnahmematerials), der Sampling-Strategie (Auswahl und Ansprache der Teilnehmenden), der Auswertungsmethoden (Auswahl der Auswertungsmethode).

Die nachfolgenden Beispiele sind entnommen aus: Klingenberg, I. (2022): Qualitative Studie zur Stressbewältigung von Pflegekräften. In: Stressbewältigung durch Pflegekräfte. Springer Gabler, Wiesbaden, 103–150. https://doi.org/10.1007/978-3-658-37438-9_4 (12.01.2024)

Indikationsbeschreibung für ein qualitatives Verfahren: „Qualitative Verfahren der empirischen Sozialforschung haben in der Regel das Ziel, Auszüge aus der alltäglichen Lebenswelt von Akteuren aus bestimmten Kontexten aufzuzeigen. Im Gegensatz zu quantitativen Verfahren zeichnen sie sich in vielen Fällen durch theoretische Unvoreingenommenheit aus und weisen in der Regel einen heuristischen Charakter auf, d. h., dass neue Erkenntnisse gewonnen werden sollen (Breuer 2010, S. 37–38). Mittels eines qualitativen, explorativen Vorgehens gilt es mehr über die Rahmenbedingungen und den Alltag von stationärem Pflegepersonal zu erfahren. Auf diese Weise können innere Abläufe wie Emotionen und Gedanken, die Wirkung von Schutzfaktoren der Resilienz […] und die gewählte Copingstrategie […] näher aufgezeigt werden." (Klingenberg 2022, 103)

Kommentar: Die hier dargestellte Indikationsstellung für ein qualitatives Verfahren zielt insbesondere ab auf die Argumente der Lebens- und Alltagsnähe, der Exploration (Theorieoffenheit) und der Vorteile mit einer qualitativen Herangehensweise, mehr über die subjektiven Verarbeitungsprozesse zu erfahren. Grundsätzlich ist das Thema Arbeitsbelastung von Pflegefachkräften seit vielen Jahren Gegenstand gesellschaftlicher und wissenschaftlicher Diskussionen. Es kommt daher darauf an, neben der dargestellten Indikationsstellung eine sorgfältige Literaturrecherche durchzuführen, um eine Einordnung der Studie in das Vorwissen zu gewährleisten.

Ergänzend zu den Ausführungen im Bereich der Indikation muss auf die **empirische Verankerung** der Forschungsarbeit geachtet werden (Steinke 1999). Um dies zu erreichen, ist es erforderlich, die Belege für eine generierte Theorie in der Forschungsarbeit auszuweisen. Hierzu wird in der qualitativen Forschung häufig mit Zitaten (wortwörtliche Äußerungen der interviewten Personen) bzw. Einblicken in das Rohmaterial (Bild oder Ton) gearbeitet. Die Lesenden haben dadurch die Möglichkeit, eine Interpretation, die im Rahmen der Studie vorgenommen wurde, mit Ausschnitten aus dem Originalmaterial zu vergleichen. Dadurch wird es möglich, die Repräsentativität der Theorie mit dem Ausgangsmaterial punktuell zu bewerten.

Kategorie Arbeitszeit – Fehlende Zeit für Patienten- und Bewohnerbedürfnisse:

„Ja, eigentlich bin ich auch so, mir tut es auch leid, wenn man jetzt hier vielleicht nur drei Minuten für einen Bewohner hat, um Insulin zu spritzen und viele haben ja doch das Bedürfnis, einem was zu erzählen. Ja, und das muss ich eigentlich sagen, das mache ich eigentlich auch und lieber mache ich dann keine Pause und unterhalte oder klicke meine Pause an und unterhalte mich dann mit dem Bewohner [...].' (KP5, S. 63)" (Klingenberg 2022, 119)

Kommentar: Der/die Forschende arbeitet in dieser Studie mit einem Kategorie-basierten Auswertungssystem. Das Material wird daher, vereinfacht gesagt, thematischen Gruppierungen zugeordnet. Diese Kategorien sollten gut nachvollziehbar, d. h. auch ohne Auseinandersetzung mit dem gesamten Material verstehbar und nicht zu sehr von dem/der Forschenden abhängig sein, wie es bei primär hermeneutischen (interpretativen) Verfahren der Fall ist. Kategorie-basierte Auswertungssysteme sollen das Material übersichtlicher machen. Ein Risiko bei dieser Auswertungsmethodik ist die Ausweisung sehr schwach besetzter Kategorien (wenige Äußerungen, Beobachtungen), die dann von stark besetzten nicht mehr differenzierbar sind.

Auch möglich ist in diesem Zusammenspiel die Darstellung eines weiteren Bestätigungsschritts: der kommunikativen Validierung. Damit ist gemeint, die Untersuchungsteilnehmenden mit den Ergebnissen der Studie zu konfrontieren und eine Rückmeldung einzuholen. Im Mittelpunkt steht meist die Frage, ob die Teilnehmenden sich in der gebildeten Theorie wiederfinden – diese Ergebnisse werden erneut in die Theoriebildung einbezogen. Ein weiteres Qualitätsmerkmal einer qualitativen Studie ist die Beschreibung der **Limitationen einer Studie** (Steinke 1999). Ähnlich wie solche Abschnitte auch in quantitativen Studien zu finden sind, wird versucht die Reichweite (Übertragbarkeit der Ergebnisse auf Personen außerhalb der Studie) einer Theorie zu beleuchten. Die Reichweite der Theorie (Limitation) wird von den methodischen Schritten bestimmt, die die Reichweite erhöhen können. Hierzu gehören die Arbeit mit Fallkontrastierungen (Suche nach abweichenden, negativen oder extremen Fällen) und auch der Erfahrungsprobe. Wie schon kurz angerissen wurde, ist die Interpretation Teil des qualitativen Forschungsprozesses. Aus diesem Grund muss, neben den anderen genannten Aspekten, eine Beschreibung der **reflektierten Subjektivität** (Rolle eigener Positionen, der eigenen Erfahrungswelt) im Forschungsprozess geleistet werden (Steinke 1999). Um die Rolle der reflektierten Subjektivität einzuordnen, muss der Forschungsprozess durch Selbstbeobachtungen begleitet (emotionale und kognitive Haltung zu den Forschungsschritten) und darüber hinaus der eigene kulturelle und biografische Hintergrund im Verhältnis zum Forschungsprozess kritisch beleuchtet werden. Dabei stehen Fragen im Vordergrund wie: Welche Distanz hat der/die Forschende zum Untersuchungsgegenstand? Liegt eine gleichbleibende Aufmerksamkeit zum Untersuchungsthema vor? Welche Rolle spielen die eigenen Wünsche bei der Ergebnisdarstellung?

Exemplarische Beschreibung einer Limitation zur Datenerhebung (Interviews):

„Aus der Interviewsituation resultieren ebenfalls unterschiedliche Limitationen. Darunter fällt zum einen der Interviewereffekt, der dadurch gekennzeichnet ist, dass der Interviewer bspw. Durch Sympathie, Ausstrahlung oder sein Auftreten das Empfinden des Interviewteilnehmers beeinflussen kann. Ein weiterer Punkt, der aus der Interviewsituation resultiert, ist die soziale Erwünschtheit: Menschen haben bestimmte Rollenerwartungen an ihre Mitmenschen und an sich selbst […]. Daraus folgt, dass sie sozial unerwünschte Sachverhalte unter Umständen nicht preisgeben. Dadurch bleiben verschiedene sozial unerwünschte Angaben möglicherweise unausgesprochen (vgl. z. B. Diekmann 2018, S. 447)." (Klingenberg 2022, 199)

Kommentar: Die dargestellte Limitation zur Interviewsituation entspricht hier einer allgemeinen Beschreibung bekannter Faktoren, wie der Verbundenheit zwischen Forschenden und Teilnehmenden bei der Datenerhebung. In vielen Limitationsbeschreibungen (wie auch hier) fehlt es an konkreten Bezügen der Limitation beim praktischen Vorgehen (Selbstbeobachtung): Wie deutlich also die Limitation eingeschätzt wird und warum diese Einschätzung zustande kommt. Dies ist auch nicht immer einfach, schließlich ist dies nicht einfach in Worte zu kleiden, auch weil die Reichweite der Ergebnisse nicht diskreditiert werden soll.

Als begleitende Kriterien gelten zudem die Bewertungen der **Kohärenz** und der **Relevanz der Forschung**. Um die Kohärenz zu bewerten, sollte in der Forschungsarbeit beschrieben sein, wie mit Widersprüchen in der Theoriebildung gearbeitet wurde, die z. B. aus dem Datenmaterial stammen können. Stellt sich eine Theorie diesen Widersprüchen oder wird sich um das Bild bemüht, dass die gesammelten Daten und Interpretationen widerspruchsfrei sind (Steinke 1999). Generell sind Widersprüche für die Theorieentwicklung äußerst wertvoll und müssen dargestellt werden. Das letztgenannte Kriterium der **Relevanz** versucht den Beitrag der entwickelten Theorie zu bewerten. Können die Forschungsergebnisse (Theorie) zu einer neuen Deutung betragen, werden neue Erklärungen und möglicherweise Problemlösungsvorschläge geliefert? Studien im Bereich der Gesundheit, haben generell eine gute Möglichkeit ihre Relevanz darzustellen. Meist liegt den Studien eine gesundheitliche Störung zugrunde, wodurch im Vergleich zu anderen Fachgebieten die Notwendigkeit der Studiendurchführung besser verständlich ist. Danach ist jeweils zu bewerten, ob die Studie neue Erkenntnisse im Themengebiet erwarten lässt.

Exemplarische Darstellung der Beiträge der Forschungsarbeit:

„Ein weiterer Stressor, der in der Forschung zwar bisher wenig Beachtung gefunden hat, aber von Interviewteilnehmern häufig erwähnt wurde, sind Notfälle. Diese finden zwar als Stressor in der Forschung zur Notfallpflege Berücksichtigung (vgl. z. B. Dominguez-Gomez/Rutledge 2009; Adriaenssens u. a. 2011; Hou u. a. 2020), werden aber im Hinblick auf Pflegekräfte anderer Stationen selten beobachtet. Ein Unterschied zwischen Notfall- und anderen Stationen lässt sich darin verorten, dass Notfälle bei routinierten Pflegekräften in der Notfallpflege eher als Mikrostressor gesehen werden und mit Zeitdruck verbunden sind, auf anderen Stationen aber als Makrostressor auftreten und traumatische Erfahrungen nach sich ziehen können." (Klingenberg 2022, 189)

Kommentar: Fundamentale Ergebnisse sind bei Forschungsarbeiten nicht prinzipiell zu erwarten: Untersuchungen, die in Teilaspekten neue Perspektiven auf ein Thema liefern, sind wichtig und wertvoll. Forschungsarbeiten neigen dennoch tendenziell zu einer positiven Darstellung der Reichweite eigener Ergebnisse. Leser*innen sollten dies beachten und benötigen ein Vorwissen in einem Wissenschaftsgebiet, um die Relevanz der Ergebnisse einordnen zu können.

Die Bewertung der Relevanz der Forschungsarbeit ist dann als hoch zu bewerten, wenn die Theorie gut verstehbar ist, sie Erklärungen zum betrachteten Thema liefert, Lösungsansätze beschreibt und Hypothesen bzw. Theorien aufstellt, die in weiteren Untersuchungen vertieft werden können. Das Ganze natürlich unter Einhaltung der anderen hier dargestellten Gütekriterien.

2.3.3 Studiendesigns: Explorative Studien, Deskriptive Studien, Evaluationsstudien

Ähnlich wie bei quantitativen Studien ist auch für qualitative Studien eine fundierte Untersuchungsplanung notwendig. Die Festlegung auf ein Studiendesign und die Beschreibung des Untersuchungsplans ermöglichen die intersubjektive Nachvollziehbarkeit, Überprüfung des Vorhabens auf Angemessenheit und die Kontrolle des Ablaufs. Ein Untersuchungsplan ist ähnlich wie eine Publikation aufgebaut: Hintergrund/Einleitung, Fragestellung, Methodik inkl. Datensammlung und Auswertung, Zeitplanung inkl. Arbeitspakete und Literatur. Die Gliederung kann leicht abweichend gestaltet sein, je nach Absprache mit dem*der betreuenden Wissenschaftler*in bzw. des Zwecks der Untersuchungsplanung. Die Untersuchungsplanung kann auch Grundlage für ein einzuholendes Ethikvotum sein, auch hier gibt es in der Regel feste Gliederungsvorgaben der jeweiligen Ethikkommission.

Im Unterschied zu quantitativen Studien muss nochmal daran erinnert werden, dass qualitative Studien enge Grenzen hinsichtlich ihres Erkenntnisinteresses haben. Qualitative Studien können theorie- und hypothesenbildend eingesetzt werden. Eine hypothesenprüfende Rolle wird ihnen nicht zugeordnet. Prüfende Verfahren werden benötigt um z. B. Therapien auf ihre Wirksamkeit hin zu testen. Betrachten wir qualitative Verfahren, so werden diese u. a. von Behörden, Aufsichtsorganen und auch Publikationsorganen nicht zur Hypothesenprüfung akzeptiert. Qualitative Forschungsdesigns werden häufig in der Versorgungsforschung genutzt, wenn es z. B. darum geht, die Versorgungssituation von bestimmten Patient*innen- und Patientengruppen näher zu beleuchten, um Defizite und Verbesserungsbedarfe zu identifizieren.

Ein häufig anzutreffendes Studiendesign in der qualitativen Forschung ist die explorative qualitative Studie. Sie ist für Gegenstandsbereiche angemessen, in denen kaum systematisches Wissen vorliegt, sodass keine Theorien oder Hypothesen abgeleitet werden können (Mayring 2020). Diese Feststellung muss aufgrund einer sorgfältigen Literaturrecherche erfolgen. Explorative qualitative Studiendesigns sind u. a. bei sehr speziellen Zielgruppen anzutreffen (Menschen mit seltenen Erkrankungen, Menschen in speziellen (Ausnahme)Situationen), darüber hinaus bei Untersuchungsgegenständen, die einem starken zeitlichen Wandel unterliegen, wie es z. B. bei gesundheitlichen Ausnahmesituationen (Pandemien) vorkommen kann. Ein exploratives qualitatives Design zeichnet sich durch ausgeprägte Datenerhebungen (Interviews, teilnehmende Beobachtung) im Feld aus. Diese Phasen können mehrere Stunden oder Tage umfassen und dienen der ausgiebigen Beschreibung der Innenperspektive. Um die Daten ausführlich zu dokumentieren, müssen die Materialien systematisch gesammelt und von Feldnotizen und Protokollen begleitet werden. Darüber hinaus kann sich die Bearbeitung eines Forschungstagebuches anbieten. In explorativen qualitativen Forschungsprozessen ist zudem ein zirkuläres Vorgehen wichtig (Mayring 2020). Das Ergebnis der Forschungen sind dann Hypothesen und Fragestellungen. Der Vollständigkeit halber muss zudem erwähnt werden, dass der Begriff explorative Studie auch in der quantitativen Forschung genutzt wird. Hier handelt es sich um Untersuchungen, in denen mittels quantitativen Verfahren Datenstrukturen und Zusammenhänge aufgedeckt werden sollen.

Neben einem explorativen Vorgehen gibt es auch deskriptive Studiendesigns in der qualitativen Forschung. Wie der Begriff schon verrät, geht es dabei um die möglichst genaue Beschreibung eines Beobachtungsausschnitts. Bei deskriptiven Studien ist bereits Vorwissen zum Gegenstandsbereich vorhanden – das Ziel ist es daher, die Beobachtungsdichte zu erhöhen und in Teilaspekte eines Phänomens weiter vorzurücken (Mayring 2020). Ein Beispielthema könnte sein, das Kommunikationsverhalten von Pflegepersonen mit PatientInnen ohne Bewusstsein zu untersuchen. Damit es sich als deskriptives Design qualifiziert, müssen bereits Beschreibungsdimensionen (Beobachtungsschwerpunkte und Merkmale) vorliegen. Hierzu können teilnehmende Beobachtungen vorstrukturiert werden, indem Materialien (Beobachtungsbögen) entwickelt werden, die eine theoriebasierte Struktur zur Verfügung stellen – das Paradigma der qualitativen Offenheit darf jedoch nicht zu stark eingeschränkt werden. Eine deutliche Einschränkung dieser Offenheit wäre es, wenn die genannten Beobachtungsbögen nur zum Ankreuzen verwendet würden. Deskriptive qualitative Studien sind daher auch in multimethodischen Verfahren zu finden, wobei verschiedene qualitative Datenerhebungs- und Auswertungsverfahren kombiniert werden. Es kann z. B. sein, dass die Datenerhebung zunächst durch eine teilnehmende Beobachtung gestartet und anschließend ein Interview mit den Beteiligten geführt wird, um nicht nur die Situation, sondern auch die Innenperspektive zu beleuchten.

Ein weiteres Studiendesign, das in der qualitativen Forschung eine bedeutende Rolle spielt, ist die Evaluationsforschung. Im Unterschied zu quantitativen Sichtweisen einer summativen Evaluation, in der z. B. die positive Bewertung dann in der Evaluation mehr Gewicht bekommt, wenn möglichst viele positive oder negative Bewertungen erreicht werden, geht es in der qualitativen Evaluationsforschung stärker um die Einbeziehung der Individuen. Das Ziel einer formativen Evaluation ist, mehr über die individuellen Prozesse und Entscheidungen in Bezug zum Evaluationsgegenstand zu erfahren (Mayring 2020). Dahinter steht die Erwartung, mehr auf die Begleitung, Rückmeldung und Entwicklung eines Bewertungsgegenstands einzugehen. Dadurch wird es möglich, nicht nur die Bewertung von Situationen, Maßnahmen und deren Dynamiken selbst zu betrachten, sondern auch mehr über den Bewertungsprozess zu erfahren. Die qualitative Evaluationsforschung wird dann zu einer solchen, wenn es sich explizit um die Bewertung von etwas handelt. Meist geht es dabei um eine Ausgangssituation, die verändert werden soll, um ein spezifisches Ziel zu erreichen.

Qualitative vs. quantitative Evaluation:
In der Pflege wird die Mindestpersonalverordnung umgesetzt, bestimmte Stationen müssen jetzt mir einer Mindestanzahl an Pflegefachkräften besetzt sein. Im Rahmen einer qualitativen Evaluationsstudie soll diese Veränderung aus Sicht der Beteiligten bewertet werden. Dazu werden Interviews geführt, um den Umsetzungsprozess und die Auswirkungen auf die Arbeitslast mit den Studienteilnehmenden zu besprechen. Die Evaluation charakterisiert sich daher aus der Veränderung (vor bzw. nach Änderung des Personalschlüssels), dem konkreten Gegenstand (Mindestpersonalverordnung) und der Aufforderung zu einer Bewertung (Zielsetzung/Zielerreichung mit der Verordnung). Zweck des qualitativen Vorgehens ist es, mehr über die Bewertungssituation, Dynamiken im Veränderungsprozess und die Bewertungsdimension der Befragten zu erfahren. Im Gegensatz dazu hätte eine summative Evaluation (quantitative Forschung) z. B. versucht, möglichst viele Personen mit einem Fragebogen zu kontaktieren, wobei feste Bewertungsdimensionen auszufüllen sind.

Bewertet werden können z. B. Maßnahmen, Dienstleistungen, Eigenschaften, Objekte, Prozesse oder Zustände. Entscheidend ist dabei die Veränderung des Evaluationsgegenstands, welcher dann bewertet wird. Dies kann im Rahmen der Untersuchung selbst erfolgen oder der Untersuchung vorgelagert sein. Bei der Auswahl der bewertenden Personen ist in jedem Fall eine Charakterisierung der teilnehmenden Personen wichtig – die Beschreibung muss u. a. dem Grad der Erfahrung mit dem Evaluationsgegenstand beschreiben. Hierbei kann es sinnvoll sein, unterschiedliche Personen und Erfahrungsgrade in die Bewertung einzubeziehen (Mayring 2020).

Testen Sie Ihr Wissen:
Ordnen Sie den in Tab. 5 gezeigten Studiendesigns Merkmale zu.

Tab. 5: Zuordnen des Studiendesigns anhand von Merkmalen

Merkmale	**Studiendesigns**		
	Explorative Studien	Deskriptive Studien	Evaluationsstudien
Einsatz zur Hypothesen- und Theoriebildung	☐	☐	☐
Nutzung von Feldnotizen und Forschungstagebuch	☐	☐	☐
Nutzung zur Erhöhung der Beobachtungsdichte bei bestehendem Vorwissen zum Gegenstand	☐	☐	☐
Nutzung von teilstrukturierten Beobachtungsbögen	☐	☐	☐
Einsatz zur Bewertung	☐	☐	☐
Nutzung einer summativen Evaluation	☐	☐	☐

3 Pflegeforschung vertiefen

Um ein Forschungsziel erreichen zu können, sind unterschiedliche Datenerhebungs- und Auswertungsverfahren notwendig. Dabei geht es um ein Grundverständnis zum Forschungsgegenstand, die Frage, wo passende Daten erhoben werden können und wie diese auszuwerten sind. Das Kapitel möchte Grundbegriffe der beiden Hauptrichtungen (quantitative/qualitative Pflegeforschung) vertiefen, erklären, welche Annahmen dahinterliegen und wesentliche Analysemethoden vorstellen. Sie erfahren, was eine Stichprobe ist, welche Rolle die Qualität der Daten spielt und wie Daten ausgewertet werden können. Zudem werden Brücken zur Formallogik, der darauf aufbauenden Methodenlehre und zu Begriffen wie „Hypothese" oder „Beweis" aufgebaut.

3.1 Statistik in der Pflegeforschung

Das Kapitel ist als Vertiefungskapitel zu dem Kap. 2.2 „Quantitative Pflegeforschung" zu verstehen.

Im Gegensatz zu dem einführenden Kapitel geht es im Schwerpunkt um konkretes „Handwerkszeug" – also um die Anwendung von statistischen Methoden und Verfahren, die für die Auswertung von Daten relevant sind. Darüber hinaus werden theoretische Annahmen, die sich auf die Fallzahl für die Stichprobenziehung (Kap. 3.1.1.1) und auf die Risikoeinschätzung beziehen, anhand von Beispielen erörtert, z. B. kann man das Risiko von Stürzen mit Hilfe von Wahrscheinlichkeitsverteilungen berechnen (Kap. 3.1.2.2).

Die Vielfalt der Anwendungsbeispiele verdeutlicht, dass Statistik für die Pflege und den Gesundheitsbereich zunehmend an Bedeutung gewinnt. Das gilt sowohl für die Forschung, als auch für die Menschen in den Gesundheitsberufen. Ein wesentlicher Grund dafür ist das wachsende Ausmaß der elektronischen Datenverarbeitung. In den vergangenen Jahrzehnten hat die elektronische Dokumentation (Datenerfassung) in den Pflegesettings zugenommen. Es ist zu erwarten, dass zukünftig mehr Entscheidungen (u. a. Therapieentscheidungen, Investitionsentscheidungen) mittels großer Datenmengen getroffen werden. Weitere Beispiele sind die Versuche, die Personalstellen in der Pflege stärker bedarfsorientiert zuzuordnen (Personaleinsatzplanung), wobei zunehmend quantitative Daten zur Anwendung kommen. So werden nicht nur Leistungen in der Pflege und zu den Arbeitszeiten dokumentiert, sondern inzwischen auch halbjährlich Qualitätsindikatoren (stationäre Altenpflege), wie z. B. zur Mobilitätserhaltung, erhoben und immer umfangreichere Assessmentbögen, z. B. zur Risikoeinschätzung von Stürzen, Gewichtsverlust, Dekubitalulzera und Präferenzen usw., in den Arbeitsalltag integriert.

Es wird daher immer wichtiger, statistische Methoden zu kennen, um Ergebnisse, die zu pflegerelevanten Themen berichtet werden, besser zu verstehen und analysieren zu können.

Das umfangreichste Unterkapitel Kap. 3.1.2.1 bezieht sich auf die Anwendung deskriptiver Statistik, weil hier ein großes Anwendungspotenzial für den Einstieg in die quantitative Forschung liegt. Die Erstellung einer deskriptiven Analyse ist ein fester Bestandteil jeder vollständigen statistischen Datenauswertung, auch dann, wenn die Forschenden mit weiterführenden Analysen andere Zielsetzungen verfolgen.

In dem nachfolgenden Unterkapitel Kap. 3.1.2.2 wird zunächst das Rechnen mit Wahrscheinlichkeiten eingeführt. Der Begriff Wahrscheinlichkeit spielt in der Forschung eine große Rolle, da der Versuch im Mittelpunkt steht, Prognosen über bevorstehende Ereignisse zu treffen (z. B. welche Erkrankung erhöht die Sturzwahrscheinlichkeit einer Person). Dazu werden zunächst wichtige Grundbegriffe definiert und anschließend praktische Rechenbeispiele zur Addition und Multiplikation von Wahrscheinlichkeiten anhand von Pfaddiagrammen erläutert. Darauf aufbauend werden Wahrscheinlichkeiten für das Eintreten von Ereignissen wie Neuaufnahmen, Notfällen und Erkrankungsrisiken durch die Anwendung geeigneter statistischer Verteilungsfunktionen geschätzt. Hierzu folgt ein Beispiel für einen Hypothesentest zur Überprüfung der Wirksamkeit von Pflege- und Hygienemaßnahmen mit Hilfe von erhobenen Daten.

Abschließend wird im Kap. 3.1.2.3 das Rechnen mit bedingten Wahrscheinlichkeiten anhand von Vierfeldertafeln beschrieben. Dieses Kapitel ist eng verzahnt mit einem praktischen Forschungsbeispiel der Diagnosestudie von Byrne et al. (2011), die bereits im Kap. 2.2.5.4 inhaltlich erörtert wurde.

In allen Unterkapiteln zum Thema Statistik in der Pflegeforschung wird versucht, die Problemstellungen, Berechnungen und Übungsaufgaben anhand von möglichst realistischen oder echten Forschungsbeispielen zu verdeutlichen. Abschließend sei darauf hingewiesen, dass es in dem Rahmen dieses Einführungsbandes nicht möglich ist, die volle Bandbreite und anspruchsvolle Logik statistischer Analyseverfahren darzustellen.

Anwendungen der multivariaten Statistik werden in diesem Kapitel nicht thematisiert.

3.1.1 Stichproben für statistische Aussagen

Um statistische Aussagen über die **Grundgesamtheit** (z. B. alle pflegebedürftigen Menschen nach dem SGB XI, die in stationären Altenpflegeeinrichtungen in Deutschland leben) zu treffen, werden **in der Regel Stichproben** (z. B. eine bestimmte Anzahl an pflegebedürftigen Menschen, die in stationären Altenpflegeeinrichtungen in Deutschland leben) gezogen.

Das ist u. a. darauf zurückzuführen, dass es aus Zeit- und Kostengründen und aus Gründen der Freiwilligkeit in der Forschung (ProbandInnen können die Teilnahme an einer Studie ablehnen) in den meisten Fällen nicht möglich ist, in einer geplanten Erhebung die Grundgesamtheit einzuschließen.

Inwieweit Aussagen auf Basis der Forschungsergebnisse, die mit den ProbandInnen aus der Stichprobe gewonnen werden, auf die Grundgesamtheit (auch Population genannt) übertragbar sind, hängt davon ab, wie gut die Stichprobe die Grundgesamtheit widerspiegelt. Im Optimalfall sollten die Merkmale aus der Grundgesamtheit in der gleichen Zusammensetzung in der Stichprobe vertreten sein. Sofern dies gegeben ist und die Stichprobe über einen ausreichend großen Stichprobenumfang verfügt, handelt es sich um eine **repräsentative Stichprobe.** Des Weiteren ist die Art der Stichprobenziehung, durch die bestimmt wird, welche Einheiten aus der Grundgesamtheit in die Stichprobe gelangen, von Bedeutung. Der Goldstandard zur Ziehung einer repräsentativen Stichprobe ist eine Zufallsstichprobe. Die Theorie hierzu wird im Kapitel 3.1.1 ausführlich erläutert.

An dieser Stelle sei darauf hingewiesen, dass die meisten Daten in der empirischen Pflege- und Gesundheitsforschung auf **Gelegenheitsstichproben** (häufig als „willkürliche" Stichprobe bezeichnet) basieren. Diese Art der Stichprobenziehung ist deutlich kostengünstiger und mit geringem Aufwand zu organisieren, weil die ProbandInnen (z. B. Pflegebedürftige) aufgrund ihrer Zugänglichkeit ausgewählt werden. Die Forschenden nutzen häufig bestehende Kontakte zur Praxis und/oder stellen Anfragen in nahegelegenen Krankenhäusern oder Altenpflegeheimen.

Gelegenheitsstichproben sind nur bedingt dazu geeignet, um Stichprobenkennwerte, wie den Mittelwert, die Standardabweichung oder die relative Häufigkeitsverteilung (z. B. Anteil von Menschen mit Demenz in der stationären Altenpflege in Deutschland), für die Grundgesamtheit zu schätzen. Allerdings sind sie für deskriptive Analysen von Zusammenhängen oder für Untersuchungen zu Veränderungsmessungen ausreichend. Um die Gefahr zu reduzieren, dass Zusammenhänge aufgrund von eingeschränkten Merkmalsvarianzen unter- oder überschätzt werden, werden Gelegenheitsstichproben häufig mit relevanten Merkmalen (sofern diese bekannt sind) aus der Grundgesamtheit abgeglichen. Angenommen die Zielgruppe sind pflegebedürftige Menschen aus der stationären Langzeitpflege in NRW, dann können Informationen aus der Landesstatistik (Durchschnittsalter, Pflegegrade, Geschlechterverteilung usw.) für den Abgleich genutzt werden.

Je weniger man über relevante Merkmale der Grundgesamtheit weiß, desto sinnvoller ist es, eine **Zufallsstichprobe** zu ziehen. Als Zufallsstichprobe wird eine Stichprobe bezeichnet, bei der jede Untersuchungseinheit der Grundgesamtheit (z. B. Pflegebedürftige Menschen in der stationären Altenpflege: ca. 0,79 Millionen Menschen in Deutschland) die gleiche Wahrscheinlichkeit hat, in die Studie aufgenommen zu werden. Für Zufallsstichproben gilt, dass bei entsprechend großen Stichproben automatisch auch alle Merkmale der Grundgesamtheit in einem ähnlichen Verhältnis in der Stichprobe vorkommen. Somit nähert sich die Verteilung einer Variablen (z. B. die Verteilung der Pflegegrade) der wahren (also tatsächlichen) Verteilung in der Population an – je größer die Stichprobe ist, desto mehr ist dies der Fall.

3.1.1.1 Theoretische Annahmen aus der Statistik

Wenn die Statistik und damit auch wichtige Grundlagen der quantitativen Forschung erklärt werden, ist es hilfreich, zunächst einige theoretische Grundannahmen zu skizzieren. Die Statistik und ihre Methoden werden, weil die Mathematik einer Formallogik folgt (Logik als Denklehre: Denken in Gesetzen, Schlussfolgerungen und Abläufen), in solchen logischen Darstellungen abgeleitet bzw. auch bewiesen. Ist ein solcher Beweis einmal erbracht, können die Methoden, unter Gültigkeit ihrer Annahmen, fachübergreifend in Analysen angewandt werden. Die theoretischen Grundannahmen, die für die Ziehung von Zufallsstichproben gelten und das sich daraus ableitende Gesetz der großen Zahlen, welches die Annäherung der Merkmalsverteilung einer Stichprobe an einen „wahren" Wert beschreibt, zählen zu den Grundlagen der Statistik. Diese Inhalte werden im Folgenden ausführlicher anhand eines Urnenmodells erläutert.

Am Beispiel von Urnenmodellen können verschiedene Arten von Zufallsstichproben und wichtige **Wahrscheinlichkeitsverteilungen**, wie beispielsweise die Gleichverteilung, die **Binominalverteilung** und die hypergeometrische Verteilung, beschrieben werden.

In dem Zusammenhang wird unter einer Urne ein fiktives Gefäß verstanden, das mit einer bestimmten Anzahl von Kugeln gefüllt ist, die zufällig gezogen werden können. Es gilt die Annahme, dass bei jedem Zug alle in der Urne befindlichen Kugeln die gleiche Wahrscheinlichkeit haben, entnommen zu werden.

Üblicherweise werden hierbei unterschiedliche Arten von Urnenmodellen unterschieden: mit und ohne Zurücklegen der Kugeln. Des Weiteren kann man zwischen Ziehungen mit Beachtung der Reihenfolge der gezogenen Kugeln und ohne Beachtung der Reihenfolge unterscheiden. Hierzu ist in Abbildung 7 ein Urnenmodell abgebildet, für das der Fall „Ziehen mit Zurücklegen ohne Beachtung der Reihenfolge" im Folgenden genauer betrachtet wird:

In unserer Urne befinden sich eine schwarze und eine weiße Kugel. Für ein einfaches Rechenbeispiel nehmen wir zunächst an, dass wir zwei Kugeln ohne hinzusehen ziehen und jede Kugel nach der Farbregistrierung wieder zurücklegen.

Die Anzahl der möglichen Kombinationen (Reihenfolge ist irrelevant) kann in dem Fall auch ohne Formel einfach bestimmt werden. Es gibt drei mögliche Kombinationen: Man zieht jeweils zweimal die gleiche Kugel (schwarz oder weiß) oder man zieht eine schwarze und weiße Kugel. Sei X die Anzahl der gezogenen weißen Kugeln, dann quantifiziert diese Zufallsvariable $X = X_1+X_2+ ... +X_n$ wie häufig bei n Wiederholungen das Ereignis A (Ziehung einer weißen Kugel) eingetreten ist.

Wenn jetzt die Wahrscheinlichkeit bestimmt werden soll, genau eine weiße Kugel zu ziehen, dann wird die Binominalverteilung $X{\sim}B(n,p)$ benötigt (binominal: zweigliedrig/zwei Ausprägungen). In Sprache ausgedrückt steht diese Notation für eine binominalverteilte Zufallsvariable X, die durch die Parameter n und p eindeutig festgelegt wird. Die Binominalverteilung ist die dem Urnenbeispiel zugrunde liegende Wahrscheinlichkeitsverteilung und ist dann für das Rechenbeispiel wie folgt definiert: $n = 2$ entspricht der Anzahl der Ziehungen und $p = 0.5$ der Wahrscheinlichkeit pro Zug, eine weiße Kugel zu ziehen.

Jetzt soll für die Zufallsvariable X ermittelt werden, wie wahrscheinlich es ist, für den Fall $k = 1$ genau eine weiße Kugel zu ziehen. Dazu wird die gesuchte Wahrscheinlichkeit für $X = k$ mit $P(X = k)$ bezeichent:

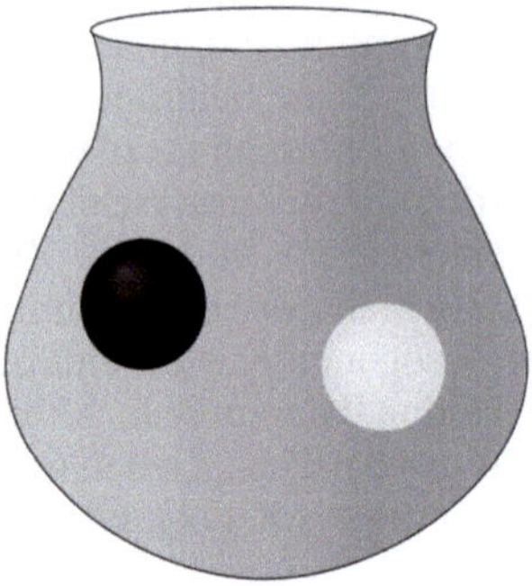

Abb. 7: Urnenmodell mit einer weißen und einer schwarzen Kugel

Von den vier Zugmöglichkeiten führen genau zwei dazu, dass eine weiße Kugel gezogen wird. Da in diesem Beispiel alle Zugvariationen (ss, ww, sw, ws) die gleiche Wahrscheinlichkeit (25 Prozent) aufweisen, beträgt die Wahrscheinlichkeit, dass genau eine weiße Kugel gezogen (sw, ws) wird, 50 Prozent. In Notationsschreibweise entspricht diese Aussage folgender Gleichung: $P(X = 1) = 0.5$. Den Prozentwert von 50 Prozent erhält man, indem der Wahrscheinlichkeitswert 0.5 mit 100 multipliziert wird.

Für eine größere Anzahl an Ziehungen, wie in unserem nächsten Beispiel mit $n = 10$, sind die Wahrscheinlichkeiten für k $(k = 0,1,2,...,n)$ Treffer nicht mehr so leicht zu bestimmen: Der Wahrscheinlichkeitsraum entspricht dann allen 10er Variationen (Reihenfolge ist relevant) aus schwarzen und weißen Kugeln. Das sind zwei hoch zehn Zugvariationen, statt – wie im vorangegangenen Beispiel – nur vier. Dann müssten beispielsweise aus diesen 1024 Variationen genau diejenigen Kombinationen (Reihenfolge ist irrelevant) mit $k = 5$ weißen Kugeln raussuchen.

Abbildung 8 zeigt die Wahrscheinlichkeiten $P(X = k)$, die auf der y-Achse skaliert sind, für die jeweilige Trefferanzahl k $(k = 0,1,2,...,10)$. Die Trefferanzahl ist durch absolute Häufigkeiten angegeben. So beträgt die Wahrscheinlichkeit dafür, dass man bei zehn Ziehungen genau fünfmal eine weiße Kugel zieht, 24.61 Prozent. Dies entspricht dem Erwartungswert $E(X) = n * p = 5$ – also der Zahl, die die Zufallsvariable im Durchschnitt annimmt.

In vielen Anwendungsfällen will man keine Aussagen über die absoluten Häufigkeiten (Anzahl) der Treffer, sondern vielmehr über die relativen Trefferhäufigkeiten (Anteile) der Binomialverteilung machen, also $Y = X/n$:

So ist es für Prävalenzschätzungen (z.B. Menschen mit einer Demenzdiagnose in der stationären Langzeitpflege in Deutschland) in der Regel relevanter, eine Aussage dazu zu treffen, wie hoch der Anteil (relative Häufigkeit) der Menschen in der Stichprobe ist, auf die diese Diagnose zutrifft. Die relative Häufigkeit nimmt immer Werte zwischen 0 und 1 an. Diese Normierung bietet den Vorteil, dass verschiedene relative Häufigkeiten (z.B. Stichprobe und Grundgesamtheit) miteinander verglichen werden können, obwohl sie sich auf eine unterschiedliche Bezugsgröße beziehen. Im Gegensatz dazu sind die absoluten Häufigkeiten weder auf die Grundgesamtheit übertragbar, noch für den Vergleich mit anderen Studien, die sich auf andere Stichprobengrößen beziehen, geeignet.

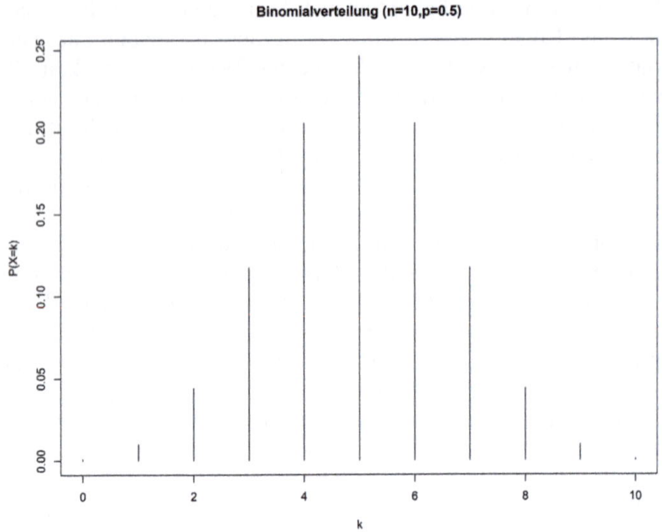

Abb. 8: Binominalverteilung mit $n = 10$ und $p = 0.5$ für absolute Häufigkeiten (Anzahlen)

Die Abbildung 9 visualisiert die Binominalverteilung für relative Häufigkeiten. Auf den ersten Blick sieht man hier keinen großen Unterschied zwischen Anzahlen und Anteilen. Die Varianzen (beschreiben anhand der Wahrscheinlichkeiten, wie stark die einzelnen Ergebnisse von dem Erwartungswert abweichen) verhalten sich jedoch gegenläufig. Für die relativen Häufigkeiten gilt, dass die Varianz mit zunehmender Anzahl an Ziehungen kleiner wird: Auf der y-Achse sind die Wahrscheinlichkeitswerte $P(Y = k/n)$ für die relativen Häufigkeiten abgebildet. Diese Eintrittswahrscheinlichkeiten stehen für die relativen Häufigkeiten k/n auf der x-Achse und entsprechen denen der zugehörigen absoluten Häufigkeiten in der vorangegangenen Abbildung. Das lässt sich einfach nachvollziehen, indem man beispielsweise die Wahrscheinlichkeit für 50 Prozent Treffer (Anteil $k/n = 5/10 = 0.5$) $P(Y = \frac{5}{10}) = 0.2461$ mit der Wahrscheinlichkeit $P(X = 5) = 0.2461$ in der vorangegangenen

Abbildung vergleicht. Die Zufallsvariable $Y \sim \frac{1}{n} * B(n,p)$ ist binomialverteilt und hat den Erwartungswert $E(Y) = p = 0.5$.
Für die möglichen Treffer k $(k = 0,1,2,...,n)$ in absoluten Häufigkeiten gilt, dass diese mit steigender Anzahl von n $(z.B.\ n = 10,100,10000)$ gleichermaßen zunehmen, während die relativen Häufigkeiten für alle denkbaren Stichprobengrößen (Anzahl von Ziehungen) ausschließlich Werte zwischen 0 und 1 annehmen können.
Trotz der Zunahme der Varianzen für die absoluten Häufigkeiten folgt daraus, dass die Varianzen für die relativen Häufigkeiten bei steigendem n abnehmen. Dies wird bei der Betrachtung der Varianzformeln für die relativen Häufigkeiten (3.2) und absoluten Häufigkeiten (3.1) ersichtlich. Die Zufallsvariable X steht hier, wie zu Beginn des Kapitels beschrieben, für die Summe der Treffer k (Anzahl) bei n Wiederholungen

$$Var(X) = n * p * (1 - p)$$

(3.1)

und die Zufallsvariable $Y = X/n = X_1/n + X_2/n + ... + X_n/n$ quantifiziert die relative Trefferhäufigkeit k/n (Anteil), sie gibt beispielsweise an, wie hoch bei n Wiederholungen der Anteil von Ereignis A (Ziehung einer weißen Kugel) ist.

$$Var(Y) = \frac{p * (1 - p)}{n}$$

(3.2)

Für das Beispiel der Eintrittswahrscheinlichkeit $p = 0.5$ bedeutet dies konkret, dass die Varianz für $n = 100$ gleich 25 und für $n = 10000$ gleich 2500 beträgt (proportional ansteigt), während die Varianz (3.2) für die relative Häufigkeit mit dem gleichbleibenden Erwartungswert von 0.5 immer weiter abnimmt (Abbildungen 10 und 11).

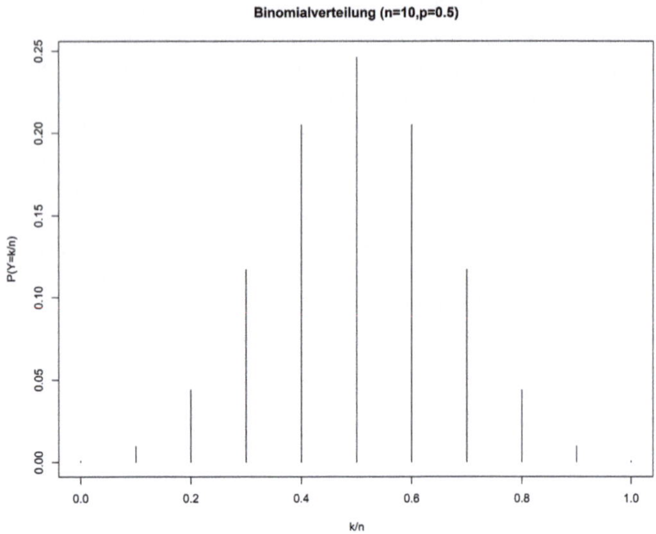

Abb. 9: Binominalverteilung mit $n = 10$ und $p = 0.5$ für relative Häufigkeiten (Anteile)

Aber was hat das jetzt genau mit der Empirie, der Stichprobengröße und der Genauigkeit von Ergebnissen in der Pflege- und Versorgungsforschung zu tun?

Häufig werden Fragen nach der Prävalenz (Anteil der Krankheitsfälle im betrachteten Teil der Bevölkerung zu einem Zeitpunkt) gestellt, wenn es darum geht, die Bedeutsamkeit einer Erkrankung für die Pflegeversorgung zu benennen. Dann kann es beispielsweise von Interesse sein zu wissen, wie hoch der Anteil der Menschen mit einem Delir, einer Demenz oder einer Depression in der stationären Altenpflege in Deutschland ist.

Sofern solche Zahlen zu Erkrankungen oder bestimmten Pflegebedarfen aus Vollerhebungen nicht vorliegen, können diese mit Hilfe einer Stichprobe (z. B. für einen bestimmten Zeitpunkt) geschätzt werden. Dann kann man sich die Urne als Grundgesamtheit vorstellen, die mit ihren festgelegten, aber uns nicht bekannten Verhältnissen der Kugeln der Welt da draußen entspricht, die mit der Stichprobe untersucht werden soll.

Macht es für die Genauigkeit der Ergebnisse einen Unterschied, ob in einer Stichprobe 10, 50 oder 300 Pflegebedürftige untersucht werden? Die Antwort ist „Ja“, weil die Annäherung an den „wahren“ Wert mit steigender Stichprobe erreicht wird. Interessant ist diese Übertragung vor allem dann, wenn es gelingt, die notwendige Größe der Stichprobe zu bestimmen. Also die Anzahl an Merkmalsträgern (z. B. Studienteilnehmer*innen), die in eine Untersuchung eingeschlossen werden müssen, um sich mit der gewünschten Genauigkeit dem wahren Wert anzunähern – wodurch die Aussagen aus der Studie an Qualität gewinnen (Übertragung auf die Grundgesamtheit).

Die beobachtete relative Häufigkeit nähert sich mit größerer Stichprobe dem tatsächlichen Verhältnis (Erwartungswert: Anteilswert in der Population) an. Dieses auf Jakob Bernoulli zurückgehende Theorem, wird als das „**Gesetz der großen Zahlen**“ bezeichnet (Bernoulli 1713).
Das Theorem besagt für unser Beispiel Folgendes: Wenn die Anzahl *n* der Zufallsziehungen gegen unendlich geht, nähert sich die Wahrscheinlichkeit *P*, dass das beobachtete Verhältnis der weißen Kugeln *k/n* dem tatsächlichen Verhältnis *p* in der Urne entspricht, mit 100-prozentiger Gewissheit an:

$$\lim_{n\to\infty} P\left(\left|p - \frac{k}{n}\right| < \varepsilon\right) = 1, \text{ für jedes } \varepsilon > 0$$

(3.3)

In unserem Urnenbeispiel in Abbildung 9 entspricht der Erwartungswert der Binominalverteilung für relative Häufigkeiten $p = 0.5$, wenn der weißen Kugel der Wert 1 und der schwarzen Kugel der Wert 0 bei jeweiliger Eintrittswahrscheinlichkeit von 50 Prozent je Ziehung zugewiesen wird und diese Trefferanzahlen zur Bestimmung der Anteile durch die *n* Ziehungen dividiert werden.

Es sei darauf hingewiesen, dass das Gesetz der großen Zahlen auch für andere Verhältnisse als 1:1 Gültigkeit besitzt. So berechnete Bernoulli, dass man für eine Urne mit zwanzig roten und dreißig weißen Kugeln *25550 (n)* mal Kugeln (mit zurücklegen) entnehmen musste, um das tatsächliche Zahlenverhältnis 2:3 bis auf *1/50 (ε)* genau mit einer Wahrscheinlichkeit von *1000/1001 (P)* zu erfahren (Gigerenzer et al. 1999). Diese Annäherung gilt für alle möglichen Zugfolgen der Länge 25550.

Um anschaulich darzustellen, wie viele Beobachtungen welchen Grad von Gewissheit garantieren, kann die Binominalverteilung für relative Häufigkeiten *k/n* mit den Wahrscheinlichkeiten *P(Y = k/n)* anwendet werden.

Dazu wird wieder auf das Urnenbeispiel mit der Eintrittswahrscheinlichkeit von 50 Prozent *(p = 0.5)* bezuggenommen und die Anzahl der Ziehungen *n* variiert.

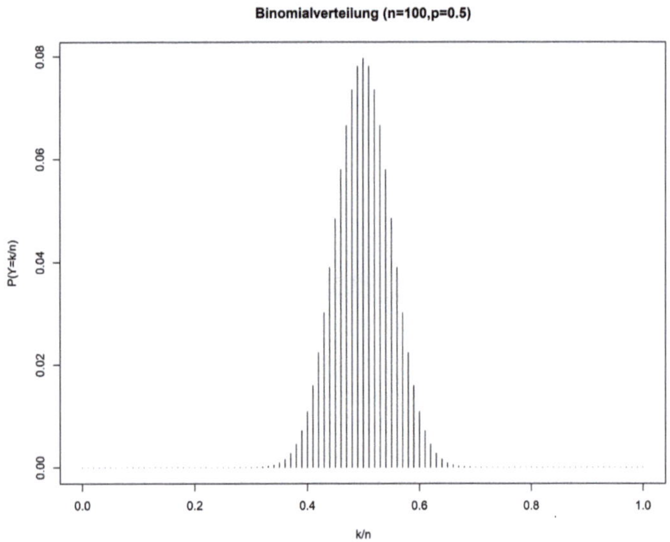

Abb. 10: Binominalverteilung für relative Häufigkeiten (Anteile) k/n mit *n = 100* und *p = 0.5*

Abbildung 10 zeigt eine Binominalverteilung für 100 und Abbildung 11 für 10000 Ziehungen.

Hier ist deutlich zu erkennen, dass mehr Beobachtungen zu mehr Zuverlässigkeit führen: Dies ist anhand der Verteilung der Wahrscheinlichkeiten ersichtlich, da die Varianz, die durch die Formel (3.2) definiert wird, mit zunehmendem *n* (zunehmender Stichprobengröße) immer weiter abnimmt. Folglich nimmt die Wahrscheinlichkeit für Zugfolgen, die deutlich von dem Erwartungswert abweichen, ab.

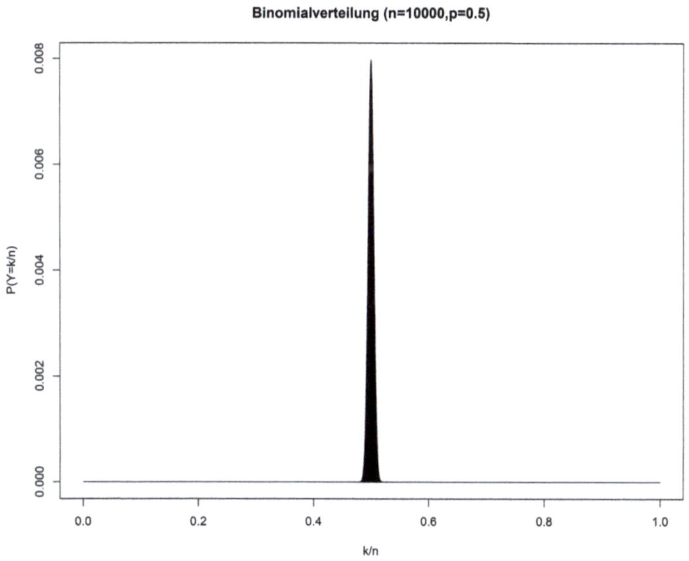

Abb. 11: Binominalverteilung für relative Häufigkeiten (Anteile) k/n mit n=10000 und p=0.5

Die relative Häufigkeit *k/n* auf der x-Achse, mit der ein Zufallsereignis eintritt, nähert sich dem tatsächlichen Verhältnis immer weiter an, je häufiger ein Zufallsexperiment durchgeführt wird.

Ein klassisches Anwendungsbeispiel ist der Münzwurf, für den eine Wurfserie simuliert werden kann.

Die Wahrscheinlichkeit, dass eine faire Münze beim Werfen Kopf zeigt, beträgt $p = 0.5$. Je häufiger die Münze geworfen wird, desto unwahrscheinlicher wird es, dass der Anteil der Würfe, bei denen Kopf erscheint, um mehr als einen beliebigen vorgegebenen Wert vom Erwartungswert abweicht.

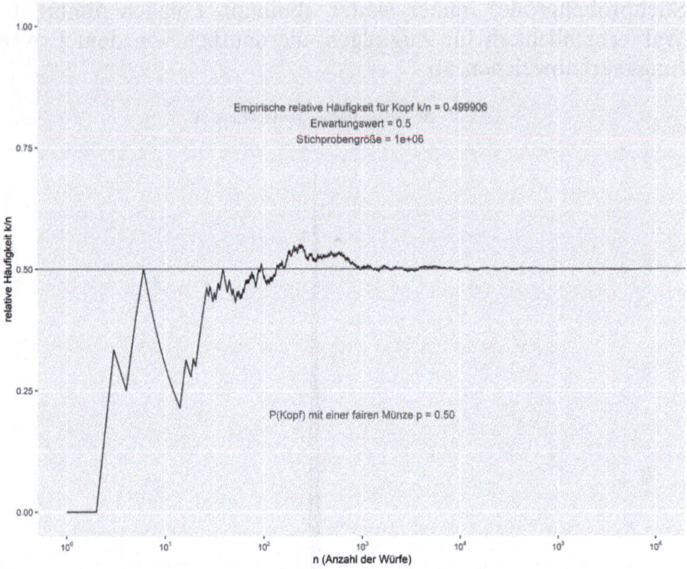

Abb. 12: Gesetz der Großen Zahlen am Beispiel einer Wurfserie mit einer fairen Münze

In Abbildung 12 ist auf der y-Achse die relative Häufigkeit einer geworfenen Münze (Kopf) eingetragen, während auf der x-Achse die Anzahl der Wurfserie angegeben ist. Die horizontale graue Linie bildet die Wahrscheinlichkeit eines fairen Münzwurfs für Kopf ab und die schwarze Linie den in einem konkreten Experiment geworfenen Anteil aller Kopfwürfe bis zur jeweiligen Anzahl von zehn hoch sechs Durchgängen.

Abschließend sei noch darauf hingewiesen, dass die hier beschriebenen Beispiele für die Binominalverteilung (Ziehen mit

Zurücklegen) theoretisch für unendlich große Grundgesamtheiten gelten bzw. in guter Annäherung für sehr große Grundgesamtheiten. Bei empirischen Stichproben, z. B. einer Stichprobe von stationären Altenpflegeeinrichtungen in Nordrhein-Westfalen (Stand 2021: 2244 stationäre Altenpflegeeinrichtungen), kann die Grundgesamtheit relativ klein sein und es handelt sich um Ziehen ohne Zurücklegen. Die Varianz für endliche Grundgesamtheiten (Fachbegriff: hypergeometrische Verteilung) ist kleiner als die der Binominalverteilung. Der Unterschied nimmt mit wachsendem Stichprobenumfang n zu. Grund dafür ist der Informationsgewinn beim Ziehen ohne Zurücklegen:

Je mehr Kugeln (z. B. stationäre Altenpflegeeinrichtungen) nun ohne Zurücklegen gezogen werden, desto genauere Informationen haben wir über die restlichen Kugeln (Altenpflegeeinrichtungen), die noch in der Urne (Grundgesamtheit) enthaltenen sind.

Allerdings wird dieser Unterschied für Schätzungen erst wirklich relevant, wenn die Größe der Stichprobe mehr als fünf Prozent der Grundgesamtheit ausmacht. Für alle anderen Fälle ist es möglich, die Wahrscheinlichkeiten mit der einfach anwendbaren Binominalverteilung in guter Annäherung zu schätzen.

3.1.1.2 Relevanz für die Pflegeforschung

Die Untersuchung einer Stichprobe in einer Beobachtungsstudie dient in der Regel dazu, dass die daraus gewonnenen Ergebnisse etwas über die Grundgesamtheit, der die Stichprobe entnommen wurde, aussagen sollen. Wie eingangs zum Kap.3.1.1 beschrieben, ist es zu vielen pflegerelevanten Maßnahmen, Erkrankungen oder Versorgungsstrukturen oft nicht möglich, in einer geplanten Erhebung die gesamte Population zu berücksichtigen. Aus diesem Grund gibt es in Deutschland zum Beispiel keine exakten Angaben zum Anteil der Menschen mit einer Depression, einer Demenzdiagnose oder eines Delirs in Altenpflegeeinrichtungen. Genauso wenig ist bekannt, wie hoch der Anteil von stationären Altenpflegeeinrichtungen in Deutschland ist, die einen demenzspezifischen Wohnbereich (exklusiv für Menschen mit Demenz) vorhalten. Die zuvor genannten Beispiele zeigen, von welcher Bedeutung das Gesetz der Großen Zahlen für **Schätzungen** ist. Wenn, wie im Beispiel der Nationalen Gesundheitsstudie, 200 000

Personen in eine umfangreiche Datenerhebung eingeschlossen werden sollen, dann lassen sich aus dieser Stichprobe Erkenntnisse gewinnen, die die Krankheitsverhältnisse in der deutschen Grundgesamtheit sehr genau wiedergeben. Bei dieser Studie werden fortlaufend Daten erhoben, wodurch zeitliche Veränderungen oder Zusammenhänge analysiert werden können.

Im Gegensatz dazu gilt bei Querschnittserhebungen, dass sich Schätzungen zu Anteilen (z. B. Menschen mit einer Demenzdiagnose in stationären Altenpflegeeinrichtungen in NRW) immer auf einen bestimmten Zeitpunkt in einer bestimmten Population beziehen.

Die Aussagekraft solcher Ergebnisse ist davon abhängig, wie zeitsensitiv das beobachtete Merkmal ist, bzw. ob und inwieweit mit zeitlichen Veränderungen zu rechnen ist.

Ein Beispiel ist die Schätzung dazu, wie hoch der Anteil von stationären Altenpflegeheimen in NRW ist, die einen demenzspezifischen Wohnbereich (exklusiv für Menschen mit Demenz) vorhalten. Da demenzspezifische Wohnbereiche mit baulichen, personellen und finanziellen Anforderungen für ein Pflegeheim einhergehen, ist nicht davon auszugehen, dass sich der Anteil innerhalb von wenigen Monaten gravierend ändert. Anders sieht es bei fluktuierenden Erkrankungen mit Neuerkrankten und Genesenen aus, die auf Bewohner*innenebene gemessen werden. Hier können Schätzungen schon nach wenigen Wochen bzw. Tagen veraltet sein. Ein Beispiel hierzu ist die Coronapandemie.

Ein weiteres relevantes Anwendungsbeispiel ist die **Zufallszuteilung** bei Interventionsstudien (Interventions- Kontrollgruppe), die gewährleisten soll, dass die Gruppen so identisch wie möglich sind. Wenn der Zufall (z. B. durch einen fairen Münzwurf) entscheidet, ob eine Person in die Interventionsgruppe (neue Therapie) oder die Kontrollgruppe kommt, dann sind die Gruppen in ihrer Zusammensetzung (ab einer bestimmten Zuteilungshäufigkeit) annähernd identisch. Dies betrifft nicht nur die bekannten Merkmale, die im Rahmen der Studie erhoben werden (z. B. Alter, Körpergröße, Bildungsgrad), sondern auch die unbekannten Merkmale (z. B. Verhaltensweisen, genetische Dispositionen). Im Optimalfall wird durch die Zufallszuteilung angestrebt, dass automatisch auch alle Merkmale der Grundgesamtheit in einem ähnlichen Verhältnis in den Gruppen auftauchen.

3.1.2 Statistische Auswertung

Der Einstieg in dieses Kapitel beginnt mit einer Einführung in die deskriptive Statistik, die sich durchgehend an der Auswertung eines Beispieldatensatzes in Tabelle 6 orientiert. Alle Rechnungen, Abbildungen und Übungsaufgaben zur deskriptiven Statistik können mit Hilfe des R-Codes in den Onlinematerialien nachvollzogen werden. R ist eine Open-Source-Software für statistische Berechnungen und Grafiken und kann kostenlos auf der folgenden Webseite runtergeladen werden: www.r-project.org (13.01.2024).

Hier bietet sich zudem die Installation der grafischen Benutzeroberfläche R-Studio für die Statistik-Programmiersprache R an: https://posit.co/downloads/ (13.01.2024).

In den weiteren Unterkapiteln 3.1.2.2 und 3.1.2.3 werden Schätzungen mit Hilfe von Wahrscheinlichkeitsverteilungen und das Rechnen mit bedingten Wahrscheinlichkeiten eingeführt.

Dabei wird ein direkter Bezug zu Beispielen aus der Pflege, dem Qualitätsmanagement (Krankenhaus oder Altenpflegeheim) oder der Versorgungsforschung hergestellt.

Die Lösungen zu den Übungsaufgaben „Testen Sie Ihr Wissen" in den Kap. 3.1.2.1 und Kap. 3.1.2.2 können in den Onlinematerialien eingesehen werden.

3.1.2.1 Deskriptive Statistik

Der fiktive Beispieldatensatz in Tabelle 6 enthält Angaben zu 25 Pflegenden und vier Variablen: Die Daten in dem Beispiel repräsentieren die Angaben zum Pflegepersonal von zwei Wohnbereichen in der stationären Langzeitpflege.

Grundsätzlich können Tabellen für Merkmale jedes Skalenniveaus erstellt werden. Die Variablen „Berufserfahrung" und „Alter" in Jahren sind dem metrischen Skalenniveau – genauer gesagt, dem einer Verhältnisskala – zuzuordnen, während die kategorialen Variablen „Geschlecht" und „Qualifikation" dem nominalen Skalenniveau zuzuordnen sind. Hierzu ist anzumerken, dass die Variable „Qualifikation" auch als ordinale Variable gesehen werden kann, wenn man eine Rangordnung für die Ausprägungen (Wohnbereichsleitungen, Fachkraft, Hilfskraft und Auszubildende) festlegt.

Tab. 6: Beispieldatensatz zum Pflegepersonal in der stationären Altenpflege

Nr.	Berufserfahrung	Alter	Geschlecht	Qualifikation
1	19	38	männlich	Fachkraft
2	1	18	männlich	Auszubildende
3	39	59	männlich	Wohnbereichsleitung
4	5	42	männlich	Hilfskraft
5	20	40	weiblich	Hilfskraft
6	2	21	männlich	Hilfskraft
7	5	34	weiblich	Fachkraft
8	30	57	weiblich	Wohnbereichsleitung
9	3	29	weiblich	Fachkraft
10	18	46	weiblich	Fachkraft
11	16	42	weiblich	Fachkraft
12	10	31	männlich	Fachkraft
13	16	41	weiblich	Fachkraft
14	3	25	männlich	Fachkraft
15	2	19	weiblich	Auszubildende
16	17	44	weiblich	Fachkraft
17	1	20	weiblich	Hilfskraft
18	13	47	männlich	Hilfskraft
19	10	36	weiblich	Fachkraft
20	15	38	weiblich	Hilfskraft
21	15	45	männlich	Fachkraft
22	7	33	weiblich	Hilfskraft
23	12	36	weiblich	Hilfskraft
24	8	43	weiblich	Fachkraft
25	6	28	weiblich	Auszubildende

In den folgenden Unterkapiteln werden ausgewählte statistische Methoden der deskriptiven Statistik erläutert, um diesen Datensatz und seine Eigenschaften zu beschreiben.

Absolute und relative Häufigkeiten

Grundsätzlich ist es möglich, für jedes Merkmal und Skalenniveau absolute und relative Häufigkeiten zu berechnen.

Bezogen auf den Datensatz ist die Angabe von Häufigkeiten insbesondere bei den diskreten Merkmalen sinnvoll. Hierzu gehören die kategorialen Daten, die sich dem nominalen und ordinalen Skalenniveau zuordnen lassen. Das trifft in unserem Datensatz auf die Variablen „Geschlecht“ und „Qualifikation“ zu. Hier kann die absolute Häufigkeit einer Ausprägung (z. B. männlich) durch einfaches Abzählen bestimmt werden.

Formal betrachtet kann man sich diese Rechenoperation folgendermaßen vorstellen: Ein diskretes Merkmal A hat I verschiedene Ausprägungen $A_1, A_2, \ldots, A_I$. Dabei bezeichnet man den Buchstaben i als Laufindex der zwischen den Werten $i = 1$ und I variiert. Die absolute Häufigkeit jeder dieser Ausprägungen A_i wird mit n_i definiert. Wenn die absoluten Häufigkeiten n_i addiert werden, dann ergibt dies n als die Gesamtanzahl aller Beobachtungswerte in einem Datensatz:

$$\sum_{i=1}^{I} n_i = n$$

(3.4)

Die Notation der Formel enthält das Summen-Zeichen $\sum$ (Sigma), welches die Kurzschreibweise für die Rechenoperation $n_1+n_2+\ldots+n_I$ darstellt, gesprochen „die Summe aller n_i von 1 bis I“.

Eine typische graphische Darstellung von absoluten Häufigkeiten bietet das Balken-/Säulendiagramm. Dabei entsprechen die Längen der Balken, abzulesen auf der y-Achse, den absoluten Häufigkeiten n_i. Abbildung 13 illustriert ein Balkendiagramm mit absoluten Häufigkeiten für die Variable „Geschlecht“ aus dem Beispieldatensatz.

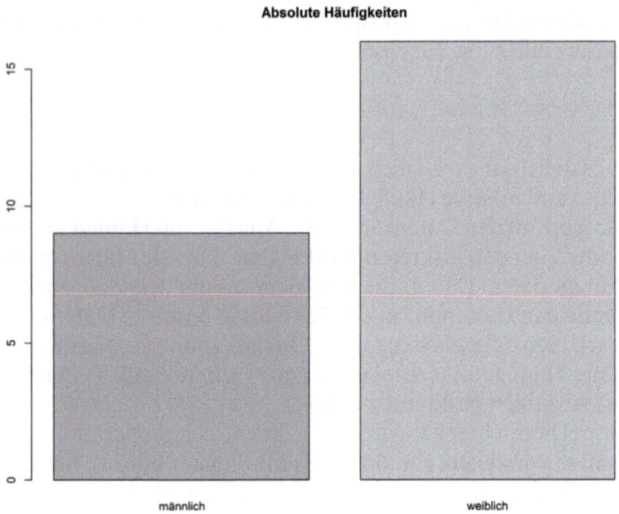

Abb. 13: Balkendiagramm mit den absoluten Häufigkeiten n_i

Die **relativen Häufigkeiten** jeder dieser Ausprägungen A_i werden dann berechnet, indem die absoluten Häufigkeiten durch die Gesamtzahl aller Beobachtungswerte geteilt werden:

$$f_i = \frac{n_i}{n} \tag{3.5}$$

Abbildung 14 illustriert ein Balken-/Säulendiagramm mit den relativen Häufigkeiten f_i, abzulesen auf der y-Achse, für die Ausprägungen „männlich“ und „weiblich“.

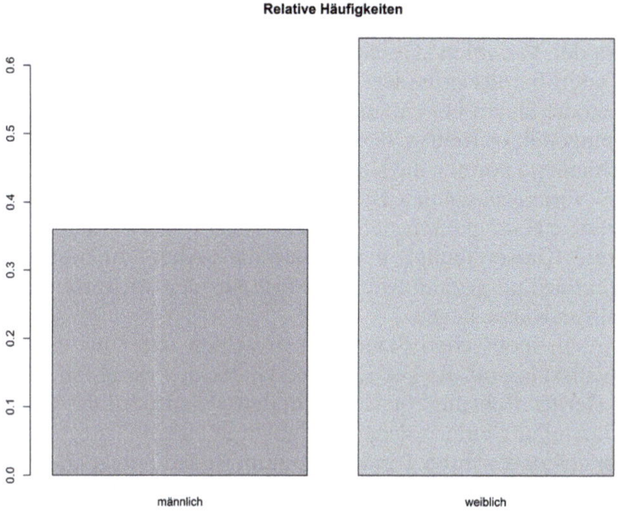

Abb. 14: Balkendiagramm mit den relativen Häufigkeiten f_i

Im Gegensatz zu der absoluten Häufigkeit nimmt die relative Häufigkeit immer Werte zwischen 0 und 1 an.

Diese Normierung bietet den Vorteil, dass verschiedene relative Häufigkeiten miteinander verglichen werden können, obwohl sie sich auf eine unterschiedliche Bezugsgröße beziehen. Dadurch ist es beispielsweise möglich, die relativen Häufigkeiten der Geschlechter zwischen zwei Wohnbereichen mit unterschiedlicher Gesamtanzahl an Bewohnerinnen und Bewohnern zu vergleichen. Wie in dem Beispiel erkennbar, summieren sich die relativen Häufigkeiten zu dem Gesamtwert 1.

$$\sum_{i=1}^{I} f_i = 1$$

(3.6)

Für die Visualisierung der Verteilung von Daten mit metrischem Skalenniveau werden häufig Histogramme verwendet. Im Gegensatz zu den Variablen „Geschlecht" und „Qualifikation", bei denen die Daten bereits gruppiert vorliegen (z. B. männlich, weiblich), müssen die Daten bei einem Histogramm erst in Gruppen (Klassen) eingeteilt werden (z. B. Altersklassen in 5-Jahres-Intervallen). Anschließend können die Klassenhäufigkeiten gleichermaßen wie in den vorangegangenen Beispielen, entweder als absolute oder als relative Häufigkeiten, den Klassen zugeordnet werden: Um die absolute Klassenhäufigkeit der Variable „Alter" zu bestimmen, wird einfach ausgezählt, wie oft Werte aus der Stichprobe in der jeweiligen Klasse liegen.

Zu dem metrischen Skalenniveau zählen unter anderem die Intervallskala und die Verhältnisskala, der die Variablen „Alter" und „Berufserfahrung" im Beispieldatensatz zuzuordnen sind. Für die Darstellung einer solchen Variablen in einem Histogramm ist Folgendes zu beachten: Ein Histogramm ist dadurch gekennzeichnet, dass jede Klasse durch ein Rechteck abgebildet wird, dessen Fläche proportional zu der jeweiligen Klassenhäufigkeit ist. Das bedeutet, wenn sich die absolute Klassenhäufigkeit verdoppelt bzw. halbiert, so verdoppelt bzw. halbiert sich auch die Fläche des jeweiligen Rechtecks. Eine Möglichkeit, diese Anforderung umzusetzen, besteht darin, dass der Flächeninhalt der Rechtecke eins zu eins an die absolute **Klassenhäufigkeit** angepasst wird.

Um den Flächeninhalt eines Rechtecks zu bestimmen, wird dazu die Höhe mal die Breite berechnet. Da der Flächeninhalt durch die Klassenhäufigkeit schon gegeben und die Höhe zu berechnen ist, wird die Formel einfach umgestellt.

Dies geschieht, indem die absolute Klassenhäufigkeit n_i mit der entsprechenden **Breite einer Klasse** b_i ins Verhältnis gesetzt und somit die **Höhe des Rechtecks** h_i berechnet wird:

$$h_i = \frac{n_i}{b_i}$$

(3.7)

In diesem Fall entspricht der Proportionalitätsfaktor einem Wert von 1, weil die Fläche des Rechtecks exakt mit der Klassenhäufigkeit übereinstimmt.

Allerdings kann das Histogramm bei konstanter Klassenbreite (x-Achse) auf der y-Achse sowohl mit der relativen oder **absoluten Klassenhäufigkeit** *(n_i)*, als auch mit der **Häufigkeitsdichte** *(h_i)* dargestellt werden, weil die Fläche der Rechtecke in beiden Fällen proportional zu den jeweiligen absoluten Klassenhäufigkeiten bleibt.

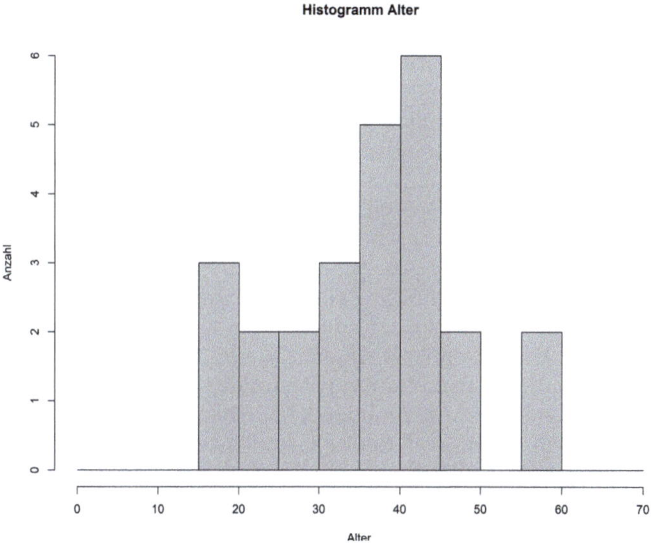

Abb. 15: Histogramm mit konstanter Klassenbreite

In Abbildfung 15 kann die absolute Klassenhäufigkeit an der y-Achse abgelesen werden. Der Proportionalitätsfaktor entspricht in dem Fall der Klassenbreite, die für alle Klassen $b_i = 5$ beträgt. Das bedeutet, dass die Flächen der Rechtecke immer fünfmal so groß sind, wie die auf der y-Achse zugeordneten Klassenhäufigkeiten. Obwohl die Darstellung eines Histogramms mit konstanter Klassenbreite am übersichtlichsten ist, gibt es auch Histogramme mit unterschiedlichen Klassenbreiten. In dem Fall ist es wichtig, das Histogramm anhand der Häufigkeitsdichte darzustellen, weil eine Darstellung mit absoluten Klassenhäufigkeiten zu einem falschen Ergebnis führt.

Kontingenztabelle

In den bisherigen Beispielen wurden Darstellungsformen für univariate Daten näher betrachtet, also Darstellungsformen für die Ausprägungen einer Variable. Es gibt jedoch auch Darstellungen für die gemeinsame Verteilung von mehreren Variablen (bivariat und multivariat). Eine geeignete Darstellungsform für die gemeinsame Häufigkeitsverteilung zweier nominalskalierter oder ordinalskalierter Merkmale ist die sogenannte **Kontingenztabelle** (oder **Kreuztabelle**). Folglich ist die Kontingenz oder Assoziation die Häufigkeit des gemeinsamen Auftretens solcher Merkmale. Für den Beispieldatensatz werden diese Häufigkeiten in Tabelle 7 für die Merkmale „Qualifikation“ und „Geschlecht“ tabellarisch festgehalten. Formal werden hier zwei diskrete Merkmale $A_i (i = 1,2,\ldots,I)$ und $B_j (j = 1,2,\ldots,J)$ betrachtet. Die Anzahl aller möglichen Kombinationen für die Zellen *(ij)* beträgt $I*J$. In unserem Beispiel beträgt die Anzahl der Zellen für $I = 2$ und $J = 4$ insgesamt acht Zellen. Die absolute Häufigkeit n_{ij}, die für die erste Zelle $n_{11} = 1$ beträgt, steht dann für das gemeinsame Auftreten von A_1 = „männlich“ und B_1 = „Auszubildende“. Die relativen Häufigkeiten berechnen sich, indem man die Zellenhäufigkeit durch die Tabellengesamtsumme dividiert.

$$f_{ij} = \frac{n_{ij}}{n}$$

Inhalte der Zellen (*ij*) (3.8)

Tab. 7: Kontingenztabelle für die Merkmale „Qualifikation" und „Geschlecht"

n_{ij} n_{ij} / Tabelle Gesamt

Qualifikation → Geschlecht ↓	**Auszubildende**	**Fachkraft**	**Hilfskraft**	**Wohnbereichsleitung**	**Zeile gesamt**
männlich	1 0.040	4 0.160	3 0.120	1 0.040	9 0.360
weiblich	2 0.080	8 0.320	5 0.200	1 0.040	16 0.640
Spalte gesamt	3 0.120	12 0.480	8 0.320	2 0.080	25 1

Wenn alle Zellenhäufigkeiten addiert werden, dann erhält man die Tabellengesamtsumme n. Diese beträgt für die Tabelle 7 $n = 25$.

$$\sum_{i=1}^{I} \sum_{j=1}^{J} n_{ij} = n$$

(3.9)

Für die relativen Zellenhäufigkeiten gilt analog zu den relativen Häufigkeiten der univariaten Verteilung:

$$\sum_{i=1}^{I} \sum_{j=1}^{J} f_{ij} = 1$$

(3.10)

Weitere Häufigkeitsangaben, die sich aus der Tabelle 7 ergeben, sind die Zeilen- und Spaltenhäufigkeiten. So kann man beispielsweise anhand der Spaltenhäufigkeiten ablesen, wie viele Auszubildende, Fachkräfte, Hilfskräfte oder Wohnbereichsleitungen in dem Datensatz sind.

Lagemaße und Streuungsmaße

Grundsätzlich kann man zwischen zwei Arten von Kennwerten unterscheiden, mit denen man Verteilungen beschreiben kann: Maße der zentralen Tendenz (Lagemaße) und Streuungsmaße.

Während Lagemaße verwendet werden, um die zentrale Lage innerhalb eines Datensatzes zu bestimmen, geben Streuungsmaße an, wie stark die einzelnen Werte voneinander oder von der zentralen Tendenz abweichen. Die Streuungsmaße sind wichtig, um etwas über die Homogenität einer Stichprobe zu erfahren. Wenn z. B. eine Therapie getestet werden soll und die Stichprobe eine sehr heterogene Altersverteilung aufweist (allen Altersklassen: viele junge, viele mittelalte und viele ältere ProbandInnen), dann reagieren die ProbandInnen möglicherweise sehr unterschiedlich auf die Therapie (aufgrund des Alters) und eine „zentrale“ Aussage lässt sich nicht gut ableiten. Lagemaße (zentrale Tendenzen) sind in der Regel aussagekräftiger, wenn die Streuung einer Variablen bzw. die Werte weniger stark von der zentralen Tendenz abweichen.

Ein gebräuchliches Lagemaß für diskrete Daten ist der **Modus (Modalwert)**. Der Modalwert ist der häufigste Wert, der in der Stichprobe vorkommt. Wir können den Modus in Abbildung 16 ganz einfach bestimmen, indem wir uns die Häufigkeiten der einzelnen Beobachtungswerte anschauen und den Wert ablesen, der am häufigsten beobachtet wurde (Fachkraft).

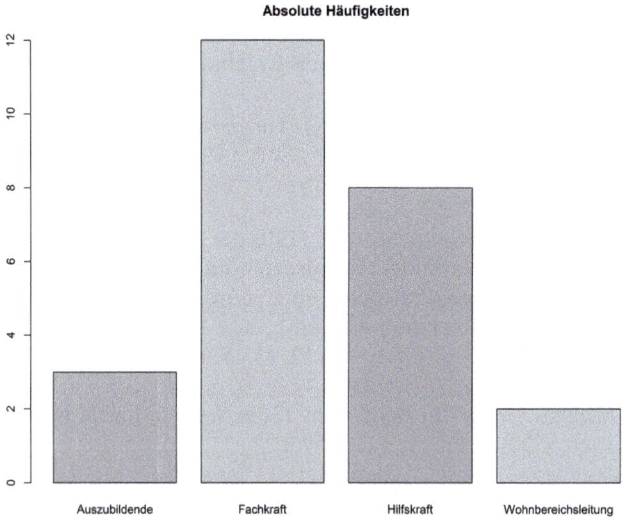

Abb. 16: Absolute Häufigkeiten der Variablen „Qualifikation"

Ein weiteres zentrales Lagemaß ist der **Median**.

Dieser Wert bezeichnet die Mitte einer geordneten Reihe und setzt mindestens ein ordinales Skalenniveau der Daten voraus. Für die Berechnung des Medians gibt es zwei Formeln, die wir in Abhängigkeit von der Anzahl der Beobachtungswerte verwenden. Bei einer **ungeraden Anzahl** an Beobachtungswerten, wie es in unserem Beispieldatensatz *(n = 25)* der Fall ist, ist der Median einfach zu bestimmen, da er direkt ablesbar ist. Der Median $\tilde{x}$ einer geordneten Datenreihe $(x_1, x_2, \ldots, x_n)$ von n Beobachtungswerten beträgt dann

$$\tilde{x} = x_{\left(\frac{n+1}{2}\right)} \quad für\ ungerades\ n$$

(3.11)

Bei einer **geraden Anzahl** an Beobachtungswerten kann der Median nicht direkt abgelesen werden. In diesem Fall werden die beiden mittleren Werte addiert und das Ergebnis dann durch *2* geteilt.

$$\tilde{x} = \frac{1}{2}(x_{\left(\frac{n}{2}\right)} + x_{\left(\frac{n}{2}+1\right)}) \ \textit{für geradesn}$$

(3.12)

Angenommen, man möchte mit Hilfe der Formel für ungerade den Median der Variable „Berufserfahrung" in dem Datensatz berechnen, dann muss zunächst eine geordnete Reihenfolge der Beobachtungswerte erstellt werden:

1, 1, 2, 2, 3, 3, 5, 5, 6, 7, 8, 10, **10**, 12, 13, 15, 15, 16, 16, 17, 18, 19, 20, 30, 39

Der Median entspricht dann dem 13ten Wert in der aufsteigend geordneten Datenreihe mit dem Wert .

$$10 = x_{\left(\frac{25+1}{2}\right)}$$

Ein weiteres Lagemaß zur Beschreibung der Daten sind Quartile, die eine geordnete Datenreihe in vier (annähernd) gleich große Klassen teilen: Mindestens 25 Prozent aller Werte liegen im Bereich bis zum 1. Quartil der Verteilung (Q1), mindestens 50 Prozent der Daten sind kleiner oder gleich dem Bereich bis zum 2. Quartil (Q2, entspricht dem Median der Verteilung), mindestens 75 Prozent der Daten liegen im Bereich bis zum 3.Quartil (Q3). Der Begriff **Quartil** ist lateinisch und heißt wörtlich übersetzt „Viertelwert".

Für die Berechnung der Quartile wird zwischen ganzzahligen und nicht ganzzahligen Werten unterschieden. Im Falle der nicht ganzzahligen Werte wird aufgerundet (Aufrundungsfunktion für den Laufindex $\lceil i \rceil$), unabhängig davon, welche Zahl nach dem Komma steht:

$$Q_1 = \begin{cases} \frac{1}{2}(x_{(n*0.25)} + x_{(n*0.25+1)}) & \textit{wenn } n * 0.25 \textit{ ganzzahlig} \\ x_{(\lceil n*0.25 \rceil)} & \textit{wenn } n * 0.25 \textit{ nicht ganzzahlig} \end{cases}$$

(3.13)

$$Q_3 = \begin{cases} \frac{1}{2}(x_{(n*0.75)} + x_{(n*0.75+1)}) & wenn\, n * 0.75\ ganzzahlig \\ x_{(\lceil n*0.75 \rceil)} & wenn\, n * 0.75\ nicht\ ganzzahlig \end{cases}$$

(3.14)

Wenn die Quartile für die Variable „Berufserfahrung“ in dem Datensatz berechnet werden, ergibt dies die folgenden Werte:

$$Q_1 = 5$$

$$Q_2 = \tilde{x} = 10$$

$$Q_3 = 16$$

Da $n = 25$ für die Terme $n*0.25$ und $n*0.75$ nicht ganzzahlig ist, werden die Formeln $x_{(\lceil n*0.25 \rceil)}$ für Q_1 und $x_{(\lceil n*0.75 \rceil)}$ für Q_3 verwendet.

Die Quartile und der Median sind wichtige Kennzahlen zur Darstellung eines Box-Plots (auch Kastengrafik genannt), das zur grafischen Darstellung der Verteilung von mindestens ordinalskalierten Merkmalen verwendet werden kann. Es folgt eine Beschreibung zur Konstruktion eines Box-Plots: Dazu muss zudem noch der **Interquartilsabstand (IQR)** bestimmt werden. Dieser Wert gehört zu den Streuungsmaßen und gibt Auskunft darüber, wie die Werte einer Verteilung um das Zentrum streuen. Der Interquartilsabstand ist definiert als die Differenz zwischen dem oberen Quartil (Q_3) und dem unteren Quartil (Q_1) eines Datensatzes:

$$IQR = Q_3 - Q_1$$

(3.15)

Somit repräsentiert der IQR die Spannweite des ersten und dritten Quartils. Wenn diese Formel auf die Variable „Berufserfahrung“ in Jahren angewendet wird, dann ergibt dies den Wert IQR = 11. Dieser Wert wird in Abbildung 17 grafisch durch die Spannweite der blauen Box (Kasten) dargestellt.

Der Median wird durch die schwarze Mittellinie in der Box angezeigt.

Die x-Achse der Grafik ist definiert durch die Merkmalsausprägung und umfasst mindestens die Spannweite aller Daten. Die **Spannweite** entspricht dem Abstand zwischen dem kleinsten und dem größten Messwert. In unserer Anwendung liegt die Spannweite zwischen einem Jahr und 39 Jahren Berufserfahrung und beträgt somit 38 Jahre.

In Abbildung 17 ist die Wohnbereichsleitung mit 39 Jahren Berufserfahrung deutlich als Ausreißer zu erkennen.

Bei dem letzten noch fehlenden Konstruktionselement in unserer Beschreibung zu dem Box-Plot handelt es sich um die sogenannten „Whisker"-Striche (whisker = Schnurrhaare), die aus der Box auf beiden Seiten herausragen.

Die Länge der Whisker-Striche kann je nach Definition variieren und dient im Wesentlichen dazu, Ausreißer kenntlich zu machen. Unter Ausreißern werden Datenwerte verstanden, die auffällig höher oder niedriger als die übrigen Datenwerte sind. Ausreißer werden im Box-Plot häufig als Werte definiert, die weiter als das 1.5-fache des IQR von der Kante der Box entfernt liegen. In der Regel reichen die Whisker bis zum letzten Wert, der noch innerhalb des 1.5-fachen IQR liegt.

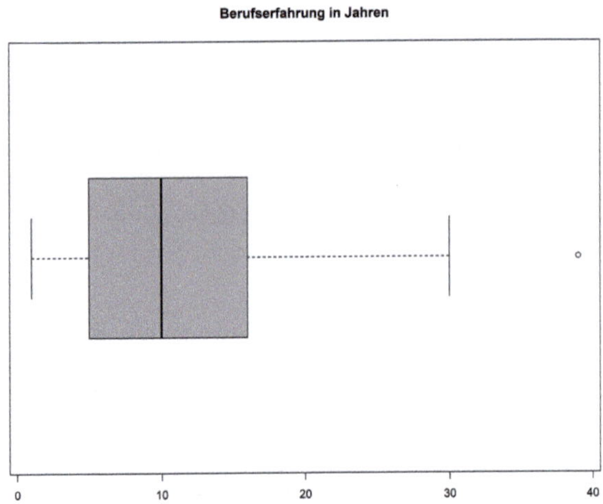

Abb. 17: Horizontal gekippter Box-Plot für die Variable „Berufserfahrung in Jahren"

Der Median, der nicht aus den einzelnen Werten berechnet wird, sondern dem Wert im Zentrum einer geordneten Datenreihe entspricht, wird durch Ausreißer nach oben oder unten kaum beeinflusst. Anders verhält sich der **arithmetische Mittelwert** (kurz: Mittelwert), der als gebräuchlichstes Lagemaß häufig angewandt wird.

$$\bar{x} = \frac{1}{n}\sum_{i=1}^{n} x_i$$

(3.16)

Allerdings setzt diese Kennzahl mindestens ein intervallskaliertes Datenniveau voraus. Die Berechnung des Mittelwertes ergibt für die Berufserfahrung in Jahren, dass das Pflegepersonal durchschnittlich über 11.72 Jahre Berufserfahrung in der direkten Pflege verfügt. Im Vergleich zum Median (10) wird hier der Einfluss des Ausreißers auf den arithmetischen Mittelwert sichtbar.

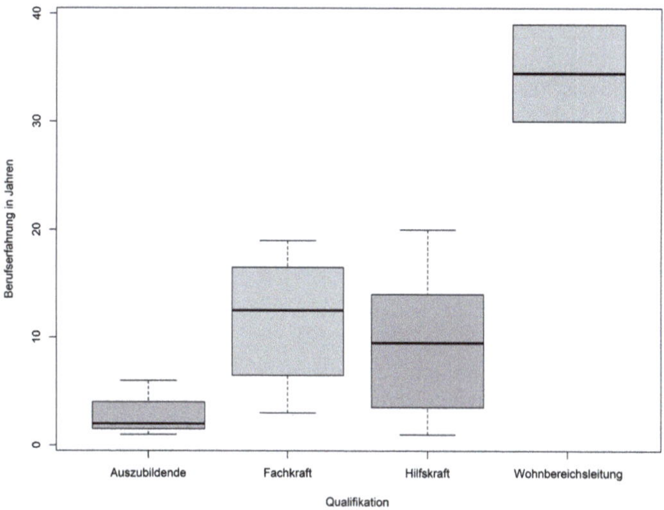

Abb. 18: Nach Qualifikation gruppierter Box-Plot der Berufserfahrung in Jahren

Die Darstellung von Box-Plots kann sowohl vertikal als auch horizontal erfolgen. Die Abbildung 18 zeigt einen nach Qualifikation gruppierten Box-Plot für die Variable „Berufserfahrung in Jahren“. Durch diese Darstellung ist deutlich zu erkennen, dass die Wohnbereichsleitungen über die größte und die Auszubildenden über die niedrigste Berufserfahrung in Jahren verfügen.

Da den Wohnbereichsleitungen nur zwei Beobachtungswerte zuzuordnen sind, fallen die Quartile und die Spannweite in der Darstellung zusammen.

Testen Sie ihr Wissen:

1. Die Verteilung der Benotungen für die Klausur ergibt sich aus Tabelle 8.

Tab. 8: Notenverteilung

Note	1	2	3	4	5	6
Anzahl	2	6	10	3	2	1

Zu welchem Ergebnis führt die Berechnung der verschiedenen Lagemaße (Modus, Median und Mittelwert)?

a. Mittelwert = Median < Modus
b. Mittelwert = Median > Modus
c. Mittelwert = Median = Modus
d. Mittelwert > Median > Modus

2. Erstellen Sie einen Box-Plot für die Variable „Alter“ aus dem Beispieldatensatz in Tabelle 6.

Zu jedem Lagemaß gibt es geeignete Streuungsmaße, um die Variabilität der Daten zu quantifizieren. Ein gebräuchliches Streuungsmaß, das passend zum arithmetischen Mittelwert berechnet werden kann, ist die **Varianz**. Die Varianz gibt die mittlere quadratische Abweichung zum Mittelwert an.

Dies wird anhand der Berechnung der Varianz einer Zufallsvariable (Varianz der Grundgesamtheit) verdeutlicht. Hier entspricht die Varianz der mittleren quadratischen Abweichung aller Werte eines Zufallsexperiments von ihrem Erwartungswert (Mittelwert der Zufallsvariable):

$$\sigma^2 = \sum_{i=1}^{n} (x_i - \mu)^2 * p_i$$

(3.17)

In dieser Formel steht σ^2 für die Varianz der Grundgesamtheit, x_i für das Ergebnis, μ für den Mittelwert bzw. den Erwartungswert und p_i beschreibt die Wahrscheinlichkeit, mit der das entsprechende Ereignis eintritt. Die Anwendung der Varianzformel kann einfach anhand des Beispiels für einen symmetrischen (fairen) Würfel geübt werden. Hierzu wird angenommen, dass die Zufallsvariable X der Augenzahl beim Wurf des Würfels entspricht. Folglich gibt es sechs Ereignisse $(x_1 = 1, x_2 = 2, x_3 = 3, x_4 = 4, x_5 = 5, x_6 = 6)$. Für jede Augenzahl gilt die gleiche Wahrscheinlichkeit $P(X) = \frac{1}{6}$. Die Berechnung des Erwartungswertes μ entspricht in dieser Anwendung der zuvor eingeführten Formel für den arithmetischen Mittelwert, da p_i gleichverteilt ist:

$$\mu = \sum_{i=1}^{n} x_i * p_i$$

(3.18)

$$\mu = 1 * \frac{1}{6} + 2 * \frac{1}{6} + 3 * \frac{1}{6} + 4 * \frac{1}{6} + 5 * \frac{1}{6} + 6 * \frac{1}{6} = 3.5$$

Testen Sie Ihr Wissen:

1. Rechnen Sie die Varianz für den fairen Würfel aus.
2. Rechnen Sie die Varianz und den Erwartungswert für den doppelten Würfelwurf aus. Beachten Sie, dass die Wahrscheinlichkeit p_i für die Augenzahlen 2 bis 12 variiert.

Die Berechnung der **Stichprobenvarianz** ist im Durchschnitt etwas kleiner als die Varianz der Grundgesamtheit und kann mit der folgenden Formel berechnet werden:

$$s^2 = \frac{\sum_{i=1}^{n}(x_i - \overline{x})^2}{n-1}$$

(3.19)

Wird die Varianz beispielsweise für die Variable „Alter" berechnet, so ergibt dies einen Wert von $s^2 = 119.43$. Da die Varianz in der quadratischen Dimension bzw. Einheit des Beobachtungswertes liegt, ist sie in der Praxis wenig aussagekräftig. Damit man ein Streuungsmaß mit gleicher Dimension wie die Beobachtungswerte erhält, wird die Wurzel aus der Varianz gezogen:

$$s = \sqrt{s^2}$$

(3.20)

Diese Berechnung ergibt für die Variable „Alter" einen Wert von $s = 10.93$. Grundsätzlich gilt: Je kleiner die Standardabweichung, desto näher liegen die Beobachtungswerte beisammen.

Zum besseren Verständnis werden für die Grundgesamtheit und die Stichprobe unterschiedliche Notationen verwendet. Die Schreibweise ist in der Literatur nicht einheitlich. Aus diesem Grund sollte stets die von den AutorInnen festgelegte Definition berücksichtigt werden. Tabelle 9 gibt einen Überblick über die hier verwendeten Notationen:

Tab. 9: Notationen von Parametern bei Grundgesamtheiten und Stichproben

Parameter	Grundgesamtheit	Stichprobe
Mittelwert	μ	$\bar{x}$
Standardabweichung	σ	s
Varianz	σ^2	s^2

Zusammenhangsmaße

Neben den bisher gezeigten deskriptiven Auswertungsmöglichkeiten, die sich, abgesehen von der Kreuztabelle, auf die Beschreibung einzelner Variablen beziehen, gibt es eine Vielzahl von **Zusammenhangsmaßen (Korrelationsmaßen)**, die für zwei oder mehr Variablen berechnet werden können. Die Auswahl des passenden Korrelationsmaßes orientiert sich an dem Skalenniveau der Variablen. Da eine umfassende Einführung in die verschiedenen Korrelationsmaße über den Rahmen dieses Buches hinausgeht, wird ein Beispiel zur Berechnung der **Pearson-Korrelation** für die metrischen Variablen „Alter" und „Berufserfahrung" aufgegriffen. Liegt z. B. die Vermutung eines positiven Zusammenhangs zwischen dem Lebensalter (in Jahren) und der Berufserfahrung (ebenfalls in Jahren) nahe, könnte die Hypothese lauten, dass ältere Menschen mehr Zeit hatten, um Berufserfahrungen zu sammeln.

Um den statistischen Zusammenhang zwischen den Variablen zu ermitteln, muss zunächst die empirische Kovarianz (Stichprobenkovarianz) berechnet werden. Im vorangegangenen Rechenbeispiel wurde bereits die Varianz für die Variable „Alter" berechnet, die die mittlere quadratische Abweichung aller Beobachtungswerte zum Mittelwert definiert. Die **empirische Kovarianz** (Ko: Ausdruck für partnerschaftliches Verhältnis) ist eine Erweiterung der Varianz für zwei Variablen:

$$cov_{xy} = \frac{1}{n-1} * \sum_{i=1}^{n} (x_i - \overline{x}) * (y_i - \overline{y}) \tag{3.21}$$

Ein positives Vorzeichen für die Kovarianz zeigt, dass sich beide Variablen (x und y) in dieselbe Richtung bewegen. Dies ist der Fall, wenn die Werte für x_i und y_i gemeinsam über oder unter ihrem jeweiligen Mittelwert liegen. Das Gegenteil ist der Fall, wenn der Wert einer Variablen steigt und der Wert der anderen fällt. Ein Beispiel hierzu wäre, wenn der Wert von x_i über und der Wert von y_i unter dem zugehörigen Mittelwert liegen würde. Sofern sich de Werte beider Variablen in gegenläufige Richtungen bewegen, wird die empirisch Kovarianz negativ. Damit es einfacher ist, die Stärke eines Zusammenhangs zu interpretieren, wird die Kovarianz standardisiert – wodurch man die Korrelation erhält:

$$r = \frac{cov_{xy}}{s_x * s_y}$$

(3.22)

Die Formel entspricht dann der standardisierten Kovarianz. Der Korrelationskoeffizient *r* definiert den Anteil der Kovarianz an der Gesamtvarianz.

Der Koeffizient ist normiert und bezieht sich auf den Wertebereich zwischen –1 und +1. Ein gängiges Interpretationsschema zeigt Tabelle 10.

Tab. 10: Interpretation des Korrelationskoeffizienten

r	Stärke des Zusammenhangs
$\pm 0 - 0.2$	keiner bis gering
$\pm 0.2 - 0.5$	schwach bis mäßig
$\pm 0.5 - 0.8$	mittel bis stark
$\pm 0.8 - 1$	sehr stark bis perfekt

Die Abbildung 19 zeigt ein Streudiagramm der Berufserfahrungs- und Altersverteilung. Hier lässt sich der Zusammenhang anschaulich visualisieren.

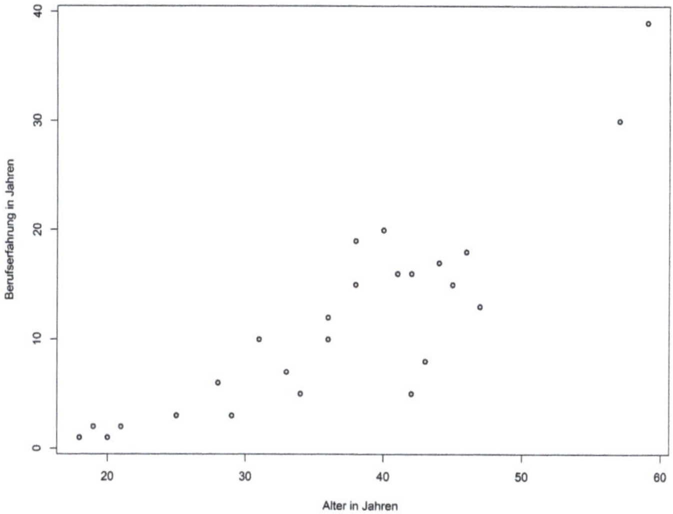

Abb. 19: Streudiagramm der Berufserfahrungs- und Altersverteilung

Es ist deutlich zu erkennen, dass älteres Pflegepersonal auch über mehr Berufserfahrung in Jahren verfügt. Die Ausreißer in dem Datensatz sind die zwei Wohnbereichsleitungen, die sowohl deutlich älter als auch berufserfahrener sind als das übrige Pflegepersonal. Die Berechnung der Pearson-Korrelation ergibt ein $r = 0.87$. Dementsprechend handelt es sich um einen starken positiven Zusammenhang.

Weiß, C. (2019): Basiswissen Medizinische Statistik. Springer-Verlag, Berlin

3.1.2.2 Wahrscheinlichkeitsverteilungen und Schätzungen

In diesem Unterkapitel wird zunächst erläutert, was unter einer Wahrscheinlichkeit zu verstehen ist und welche Rechenregeln für Wahrscheinlichkeiten gelten. Anschließend folgen Beispiele zur Anwendung von Wahrscheinlichkeitsverteilungen für Risikoeinschätzungen und statistische Tests.

Folgende Überlegung bildet den thematischen Einstieg:

Bei **Zufallsexperimenten** wie dem Wurf von Spielwürfeln interessiert oft nur, ob der Ausgang (z.B. ein Mäxchen = $\{(2,1),(1,2)\}$) zu einer bestimmten Menge von Ergebnissen gehört. Bei diesem Spiel wird mit zwei Würfeln gespielt und die 21 ist der höchste Spielwert, wobei der Wert für den ersten Würfel an erster Stelle und der Wert für den zweiten Würfel an zweiter Stelle in der Klammer steht. Es gibt also zwei Variationen, die zum Mäxchen führen.

Solche Überlegungen führen dazu, Teilmengen aus der Menge aller möglichen Ergebnisse zu betrachten.

Für „ideale“ Zufallsexperimente, zu denen der faire Münzwurf oder der faire 6-seitige Spielwürfel zählen, werden folgende Gegebenheiten angenommen:

1. „Das Experiment wird unter genau festgelegten Bedingungen (Versuchsbedingungen) durchgeführt.
2. Die Menge der möglichen Ergebnisse (Ausgänge) ist vor der Durchführung des Experiments bekannt.
3. Das Experiment kann theoretisch beliebig oft unter gleichen Bedingungen wiederholt werden.“ (Henze 2008, 3)

In diesem Zusammenhang wird die Menge der möglichen Ergebnisse (Ergebnismenge) mit dem griechischen Buchstaben Ω (Omega) und jede Teilmenge von Omega als Ereignis bezeichnet.

Für die Ereignisse werden üblicherweise große lateinische Buchstaben A, B, C usw. aus dem vorderen Teil des Alphabets verwendet.

Für Zufallsexperimente mit nur zwei möglichen Ausgängen, die sich zur Ergebnismenge Ω ergänzen, wie es bei dem Münzwurfbeispiel der Fall ist, kann das Ereignis z. B. „Kopf“ mit A und das Gegenereignis „Zahl“ mit $\bar{A}$ definiert werden. Hierbei handelt es sich um unvereinbare oder disjunkte Ereignisse, deren Schnittmenge

$A \cap \bar{A} = \emptyset$ die leere Menge ist. Dann beschreibt $\Omega = \{A, \bar{A}\}$ die möglichen Ausgänge des Experiments. Ein Beispiel aus der Pflege könnte sein, ob ein Pflegegrad oder kein Pflegegrad vorliegt.

Die Wahrscheinlichkeit ist ein Maß dafür, wie wahrscheinlich der Eintritt eines bestimmten Ereignisses ist. Sie leitet sich aus der Häufigkeit eines Elementarereignisses im Verhältnis zur Häufigkeit aller Elementarereignisse ab. Unter Elementarereignissen sind einelementige Teilmengen (z.B. Kopf beim Münzwurf) der Ergebnismenge zu verstehen. Durch Wiederholungen von Zufallsexperimenten tritt eine Abfolge von Elementarereignissen (z.B. Ereignis $E = \{(K,Z,K),(K,K,Z),(Z,K,K)\}$; genau zweimal Kopf bei drei Würfen) auf. Um mit Wahrscheinlichkeiten zu rechnen, sind drei grundlegende Annahmen (Axiome) von Bedeutung, die der Mathematiker Andrej Kolmogorov im Jahr 1930 festgelegt hat. Ein endlicher Wahrscheinlichkeitsraum (Ω entspricht einer endlichen Menge) ist ein Paar (Ω,P), wobei P z.B. $P(A)$ eine auf den Teilmengen von Ω z.B. $\Omega = \{A,B,C\}$ definierte Funktion ist, die dem Ereignis A eine reelle Zahl (Wahrscheinlichkeit) zuordnet, wenn

1. $0 \leq P(A) \leq 1$ (Nichtnegativität): Die Wahrscheinlichkeit eines Ereignisses kann niemals negativ (kleiner als 0 Prozent) oder größer als 1 (100 Prozent) sein.
2. $P(\Omega) = 1$ (Normiertheit): Das Ergebnis des Zufallsexperiments ist mit 100-prozentiger Wahrscheinlichkeit in der Ergebnismenge Omega enthalten.
3. $P(A \cup B) = P(A) + P(B)$, , falls $A \cap B = \emptyset$ (Additivität): Die Wahrscheinlichkeiten $P(A)$ und $P(B)$ können addiert werden, sofern die Ereignisse A und B einander ausschließen.

Wenn alle drei Regeln für das Paar (Ω,P) erfüllt sind, dann ist $P(A)$ eine Wahrscheinlichkeit und die Rechenregeln für Wahrscheinlichkeiten in Tabelle 11 gelten. Diese Regeln können am Beispiel des einfachen Münzwurfs folgendermaßen nachvollzogen werden: Aufgrund der Annahme, dass es sich um einen „fairen“ Münzwurf handelt, ordnet die Funktion die Wahrscheinlichkeiten $P(A) = 0.5$ (Ereignis: A = {Kopf} = „Münze zeigt Kopf“) und $P(\bar{A}) = 0.5$ (Ereignis: $\bar{A}$ = {Zahl} = „Münze zeigt Zahl“) zu. Die Ereignismenge ist $\Omega = \{A,\bar{A}\}$.

Für dieses Beispiel gilt, dass jede Wahrscheinlichkeit zwischen 0 und 1 liegt und dass $P(\Omega)=1$ beträgt, da eine Seite der Münze mit

Sicherheit oben liegen wird (Axiom 1 und Axiom 2). Die gleiche Wahrscheinlichkeit gilt für Axiom 3, weil $P(A \cup \bar{A}) = P(A) + P(\bar{A}) = 0.5+0.5 = 1$ beträgt. Die Ereignisse A und $\bar{A}$ schließen einander aus.

Testen Sie Ihr Wissen:
Beim Wurf eines fairen sechsseitigen Spielwürfels gibt es sechs mögliche Ergebnisse. Folglich beträgt die Ergebnismenge $\Omega = \{1,2,3,4,5,6\}$. Das Ereignis „ungerade Zahl" wird durch die Teilmenge $A = \{1,3,5\}$ dargestellt. Hier gilt, wie auch bei allen anderen Teilmengen, dass das Ereignis eingetreten ist, falls ein Elementarereignis aus der Menge A eintritt. Weitere Ereignisse sind $B = \{4,6\}$ und $C = \{1\}$. Den Ereignissen werden die Wahrscheinlichkeiten $P(A) = 3/6$, $P(B) = 2/6$ und $P(C) = 1/6$ zugeordnet.Sind die folgenden Aussagen richtig oder falsch?

1. Ereignis A und Ereignis B schließen einander aus (sind disjunkt zueinander).
2. Das Gegenereignis von A ist $\bar{A} = \{2,4,5\}$.
3. Das Ergebnis des Zufallsexperiments ist mit 100-prozentiger Wahrscheinlichkeit in der Ergebnismenge $\Omega = \{1,2,3,4,5,6\}$ enthalten.
4. $P(A)$ und $P(C)$ schließen einander aus (sind disjunkt) und die Wahrscheinlichkeit, dass eines der beiden Ereignisse eintritt, beträgt $P(A)+ P(C) = 5/6$.

Auch, wenn sich ideale Zufallsexperimente, wie der faire Münzwurf oder der Wurf mit einem sechsseitigen Würfel, besonders gut eignen, um das Rechnen mit Wahrscheinlichkeiten einzuführen, ist das Konzept der Wahrscheinlichkeit nahezu in allen handlungsrelevanten Einschätzungs- und Entscheidungsprozessen zu finden.

Entscheidungen, die Vorhersagen künftiger Ereignisse einschließen, werden immer auch unter Unsicherheiten getroffen. Das trifft sowohl auf Entscheidungen im alltäglichen Leben zu, hinter denen oft unbewusst Annahmen zur Wahrscheinlichkeit von Ereignissen stehen, als auch auf Entscheidungen und Einschätzungen im professionellen Bereich in der Medizin, in der Pflege, im Versicherungswesen, in der Psychologie und in der Meteorologie usw. Was eine Pflegefachkraft aus einem Assessment (z. B. Sturzrisiko) schließt, beeinflusst ihr Handeln und bestimmt die Maßnahmen, die sie für den Patienten ergreifen wird.

Langzeitprognosen verweisen auf Handlungsbedarf in der Zukunft und sind häufig auch als Appell an die Politik zu verstehen. Ein Beispiel hierzu ist der BARMER-GEK-Pflegereport 2011, aus dem hervorging, dass bereits zum damaligen Zeitpunkt jeder zweite Mann und zwei von drei Frauen im Laufe des Lebens pflegebedürftig werden.

In Tabelle 11 sind wichtige Rechenregeln für Wahrscheinlichkeiten zusammengefasst, die im weiteren Verlauf des Kapitels in Rechenbeispielen angewandt werden.

Tab. 11: Rechenregeln (Addition, Subtraktion und Multiplikation) für Wahrscheinlichkeiten

<table>
<tr><td rowspan="2">1) Additionsregeln:</td><td>$P(A \cup B) = P(A) + P(B)$, wenn beide Ereignisse disjunkt sind, besitzen $A \cap B$
$= ø$ keine Schnittmenge</td></tr>
<tr><td>$P(A \cup B) = P(A) + P(B) - P(A \cap B)$ gilt immer</td></tr>
<tr><td>2) Subtraktionsregel (Wahrscheinlichkeit für Gegenereignisse):</td><td>$P(A) = 1 - P(A)$ bzw. $P(\bar{A}) = 1 - P(A)$</td></tr>
<tr><td rowspan="2">3) Multiplikations-regeln:</td><td>$P(A \cap B) = P(A) * P(B)$, wenn A und B zwei unabhängige Ereignisse sind</td></tr>
<tr><td>$P(A \cap B) = P(A) * P(B|A)) = P(B) * P(A|B)$
gilt immer
Sind A und B unabhängig, dann ist die bedingte Wahrscheinlichkeit $P(B|A)$ gleich $P(B)$</td></tr>
</table>

Die Notation $P(B|A)$ verknüpft zwei Ereignisse miteinander und steht für die bedingte Wahrscheinlichkeit von B unter der Voraussetzung von A. Z.B. ist die bedingte Wahrscheinlichkeit $P(B|A)$ beim Vorliegen eines positiven Corona-Schnelltests A, tatsächlich an Corona erkrankt zu sein, höher, als die Einzelwahrscheinlichkeit „einfach so“ an Corona $P(B)$ erkrankt zu sein.

Die bedingten Wahrscheinlichkeiten, die insbesondere für die Berechnung von abhängigen Ereignissen relevant sind, werden anhand eines Forschungsbeispiels in Kap. 3.1.2.3 detailliert eingeführt.

Die Anwendung der Additions- und Multiplikationsregeln, die für unabhängige und disjunkte Ereignisse (ohne Schnittmenge) gelten, können anschaulich anhand eines Pfaddiagramms für das folgende Beispiel nachvollzogen werden.

Seniorenzentrum Bernoulli

Im Seniorenzentrum „Bernoulli" werden dreimal mehr Frauen als Männer aufgenommen. Die nächsten drei Aufnahmen erfolgen unabhängig voneinander, weshalb davon ausgegangen werden kann, dass die Wahrscheinlichkeiten für die Aufnahmen von Männern und Frauen unverändert bleiben. Wie sieht die Wahrscheinlichkeitsverteilung für die Geschlechter aus? Dazu ist es hilfreich, das zugehörige Pfaddiagramm zu zeichnen und die Multiplikationsregel für unabhängige Ereignisse anzuwenden. Das Ergebnis, dass dreimal hintereinander ein Mann zur Neuaufnahme bekommt, beträgt dann $\frac{1}{4} * \frac{1}{4} * \frac{1}{4} = \frac{1}{64}$.

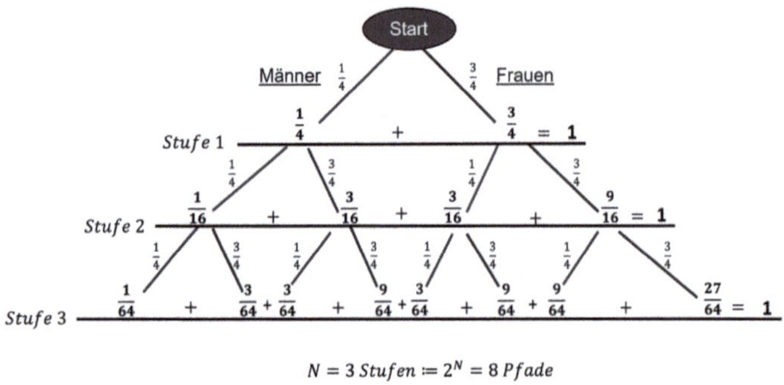

Abb. 20: Pfaddiagramm für drei Neuaufnahmen im Seniorenzentrum *(n=3,p=0.25,q=0.75)*

Das dreistufige Pfaddiagramm in Abbildung 20 beschreibt die Wahrscheinlichkeiten für die Neuaufnahme aller möglichen Kombinationen (insgesamt acht Pfade) von Männern und Frauen.

Passend zu dem Beispiel werden die lateinischen Buchstaben M und F genutzt, um die Ereignisse „Neuaufnahme Mann“ und „Neuaufnahme Frau“ zu definieren. Die Wahrscheinlichkeit für die Neuaufnahme eines Mannes beträgt $P(M) = p = 0.25$ und die Wahrscheinlichkeit für die einer Frau (Gegenereignis), die dann mit Hilfe der Subtraktionsregel in Tabelle 20 bestimmt werden kann, beträgt $P(F)= 1-p = q =0.75$.

Wenn eine Prognose getroffen werden soll, wie wahrscheinlich die Aufnahme von zwei Männern und einer Frau ist (ohne Berücksichtigung der Reihenfolge), dann können die entsprechenden Pfadvariationen (die zwei Männer) auf der dritten Stufe addiert werden. Die Berechnung erfolgt gemäß der Additionsregel unter Punkt 1 in Tabelle 11. Es gibt insgesamt drei Pfade, die zu dem Ergebnis führen, dass zwei Männer und drei Frauen aufgenommen werden. Das Ergebnis beträgt

$$P(M,M,F) + P(F,M,M) + P(M,F,M) = \frac{3}{64} + \frac{3}{64} + \frac{3}{64} = 9/64$$

Testen Sie Ihr Wissen:

1. Wie lautet die Wahrscheinlichkeit für die Neuaufnahme von zwei Frauen und einem Mann?
2. Zeichnen Sie bitte ein Pfaddiagramm für drei Neuaufnahmen von Männern und Frauen mit den Wahrscheinlichkeiten $P(M) = p = 0.5$ und $P(F) = 1\text{-}p = q =0.5$.

In dem Pfaddiagramm zu dem Beispiel der Neuaufnahmen ist sichtbar, dass sich die Anzahl der möglichen Pfade mit jeder Stufe verdoppelt. Wenn die Wahrscheinlichkeiten für die angrenzenden Kombinationen (Reihenfolge der Elementarereignisse spielt keine Rolle) auf der dritten Stufe im Vergleich zur zweiten Stufe betrachtet werden, dann fällt Folgendes auf: Die Wahrscheinlichkeit, dass drei Männer neu aufgenommen werden, beträgt $1/64$ und die Wahrscheinlichkeit der angrenzenden Kombination, dass zwei Männer und eine Frau aufgenommen werden, beträgt $9/64$ – was einer Differenz von $1/8$ entspricht. Im Vergleich dazu ist die

Wahrscheinlichkeit für die Neuaufnahme von zwei Männern auf der zweiten Stufe *1/16* und für die angrenzende Kombination von einem Mann und einer Frau *6/16* – was einer Differenz von *5/16* entspricht. An dieser Ausführung lässt sich erahnen:

Je größer die Anzahl der Stufen (Serie von gleichartigen und unabhängigen Aufnahmen) der Wahrscheinlichkeitsverteilung wird, desto geringer werden die Differenzen der Wahrscheinlichkeitswerte angrenzender Kombinationsmöglichkeiten von Ereignissen zueinander, weil der gesamte Wahrscheinlichkeitsraum konstant die gleiche Größe $P(\Omega) = 1 = 100\%$ aufweist. Die gestuften „diskreten" Wahrscheinlichkeitswerte nähern sich mit wachsender Fallzahl (Stufen) einer **stetigen Wahrscheinlichkeitsverteilung** an. Dieses Phänomen wird in den nächsten drei Beispielen anhand von Rechenbeispielen zur Binominal- und Normalverteilung noch anschaulich visualisiert werden.

Doch zuerst schauen wir uns die entsprechenden Wahrscheinlichkeitsverteilungen etwas genauer an.

Die theoretischen Annahmen für Zufallsexperimente beschränkten sich zunächst auf identische Experimentbedingungen für beliebig häufige Anzahlen an unabhängigen Wiederholungen. Sofern die Vorannahme gilt, dass die Anzahl der Wiederholungen und somit die Menge möglicher Ereignisse im Vorfeld bekannt ist, kann daraus eine exakte **„diskrete" Wahrscheinlichkeitsverteilung** zum Beispiel mit Hilfe eines Pfaddiagramms dargestellt werden. Diese Überlegungen haben ihren Ursprung in der **Binominalverteilung** von Newton-Bernoulli, die auf unseren Anwendungsfall in Abbildung 20 zutrifft (Bernoulli 1713). Für die diskrete Verteilungsfunktion der Wahrscheinlichkeiten einer binominalverteilten $X \sim B(n,p)$ Zufallsvariablen mit X_i $(i = 1,2,\dots,n)$ gilt:

$$P(X = k) = \begin{cases} \binom{n}{k} p^k q^{n-k} & falls\ k \in \{k = 0, 1, 2 \dots n\} \\ 0 & sonst. \end{cases}$$

(3.23)

Das p steht dabei für die Wahrscheinlichkeit mit der ein Ereignis eintritt und das q (auch als 1-p schreibbar) für das nicht-Eintreten des Ereignisses. Jedes X_i nimmt mit der Wahrscheinlichkeit p den Wert 1 (z.B. beim Eintreten des Ereignisses A „ein Mann wird neu aufgenommen“) und mit der Wahrscheinlichkeit q den Wert 0 (z.B. bei Eintreten von $\bar{A}$ „eine Frau wird neu aufgenommen“) an. Dann quantifiziert die Variable $X = X_1+X_2+...+X_n$ wie häufig bei n Wiederholungen das Ereignis A (z.B. ein Mann wird neu aufgenommen) eingetreten ist.

Das k kann in diesem Falle jeden beliebigen Wert zwischen $0, 1, 2 ... n$ annehmen und steht für die Anzahl der auftretenden Ereignisse. Bezogen auf das Beispiel „Seniorenzentrum Bernoulli“ können also maximal drei Männer hintereinander neu aufgenommen werden und minimal kein Mann.

Der Ausdruck $\binom{n}{k}$ wird als Binominalkoeffizient (n über k) bezeichnet. Der Koeffizient gibt die Anzahl der Möglichkeiten an, aus einer Menge von n verschiedenen Objekten oder Individuen jeweils k auszuwählen (ohne Beachtung der Reihenfolge und ohne Zurücklegen):

$$\binom{n}{k} = \frac{n!}{k!\,(n-k)!}$$

$$n! = n * (n-1) * ... * 2 * 1 \qquad für\ n \geq 1 \qquad und \qquad 0! = 1$$

(3.24)

Mit Hilfe des Binominalkoeffizienten kann die Anzahl der Pfade in Abbildung 20 bestimmt werden, die dazu führen, dass für die nächsten $n = 3$ Neuaufnahmen genau $k = 2$ Männer aufgenommen werden

$$\binom{n}{k} = \binom{3}{2} = \frac{3!}{2!(3-2)!} = 3$$

Die Wahrscheinlichkeitsverteilung $P(X = k)$ ist durch die obige Formel (3.24) geregelt. In den zwei nachfolgenden Beispielen wird

Testen Sie Ihr Wissen:
Wenden Sie die Binominalverteilung an und berechnen Sie die Wahrscheinlichkeit für die Aufnahme von genau einem Mann $k = 1$ bei $n = 4$ Neuaufnahmen. Die Wahrscheinlichkeiten $p = 0.25$ und $q = 0.75$ bleiben unverändert zu dem Beispiel in Abbildung 20

Statistische Überwachung von Qualitätskriterien am Beispiel von Clostridienerkrankungen

Eine neurologische Fachklinik erfasst die Inzidenz der Clostridienerkrankungen auf einer Frührehabilitationsstation B. Im vergangenen Jahr erkrankten von 60 PatientInnen, die mit einer Antibiotikatherapie behandelt wurden, drei PatientInnen an Clostridien. Da zufällige Abweichungen in der Anzahl der Erkrankungen auch unter gleichbleibenden Bedingungen möglich sind, fragt sich das Qualitätsmanagement, mit welcher Wahrscheinlichkeit 99 Prozent der Eintrittshäufigkeiten (Anzahl der Erkrankungen) abgedeckt sind, um einen besseren Eindruck zu gewinnen, mit welchen Fallzahlen zu rechnen ist. Dazu berechnen sie anhand der gegebenen Daten eine Binominalverteilung mit der Wahrscheinlichkeit $p = 0.05$ zu erkranken und einer Gesamtanzahl an Behandlungsfällen N = 60:

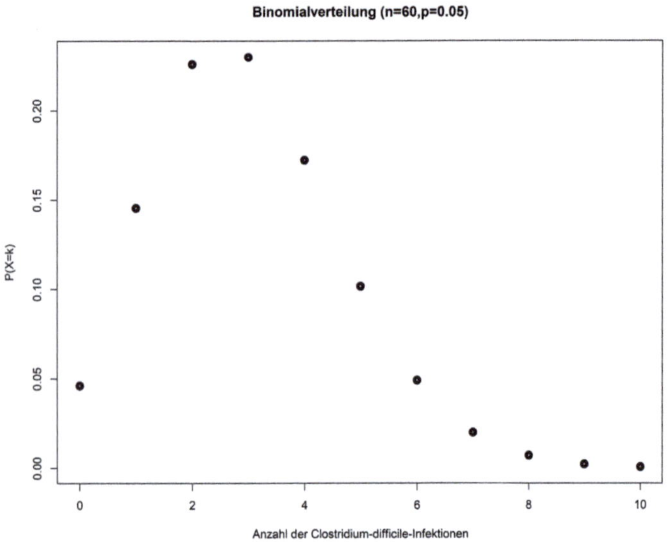

Abb. 21: Binominalverteilung der Clostridium-difficile-Infektionen für k = 0,1,2 … 10

Der Erwartungswert der Binominalverteilung in Abbildung 21 entspricht der Anzahl der Erkrankungen, die unsere Binominalverteilung im Durchschnitt annimmt $E(X) = n*p = 3$.

Die Darstellung zeigt, dass unter Annahme der Binominalverteilung mit ca. 99.98-prozentiger Wahrscheinlichkeit die Clostridieninzidenz zwischen minimal *0* und maximal *10* Erkrankungsfällen liegt.

Wirksamkeit von Präventionsmaßnahmen

In den vergangenen Jahren hat sich im Durchschnitt gezeigt, dass stationsübergreifend die relative Häufigkeit von PatientInnen, die mit einer Antibiotikatherapie behandelt wurden, bei $p = 0.04$ lag.

Das Qualitätsmanagement (QM) der Neurologie möchte ab dem neuen Jahr umfangreiche Präventionsmaßnahmen (Verbesserung von Hygienemaßnahmen und Kontrollen) umsetzen, um die Anzahl der durch die Antibiotikabehandlung bedingten Clostridieninfektionen zu reduzieren.

Genau ein Jahr nach der Umsetzung der Präventionsmaßnahmen sind von insgesamt $n = 2000$ PatientInnen, die sich einer Antibiotikatherapie unterzogen haben, $k = 60$ erkrankt. Dies entspricht einem $p = 0.03$. Das QM fragt sich, ob es sich bei dieser Reduktion von Erkrankungen um bloßen Zufall handelt oder ob die durchgeführten Maßnahmen Wirkung zeigen. Das QM berechnet erneut eine Binominalverteilung, um Erkenntnisse über die Wahrscheinlichkeitsverteilung zu den Clostridienerkrankungen unter der Bedingung, dass $p = 0.04$ und $n = 2000$ gilt, zu erhalten. Zur besseren Vergleichbarkeit berechnet das QM eine Binominalverteilung für die relativen Häufigkeiten (Anteile).

An dieser Stelle sei nochmal darauf hingewiesen, dass es grundlegend für eine Binominalverteilung ist, dass sich die Wahrscheinlichkeiten für alle möglichen Werte von *k* zu 1 summieren. Die gleichen Wahrscheinlichkeiten gelten für die relativen Häufigkeiten von *k*, die durch $P(Y = k/n)$ werden.

Die Berechnung der Binominalverteilung zum Beispiel der Wirksamkeit von Präventionsmaßnahmen in Abbildung 22 lässt erkennen, dass unter gleichbleibenden Bedingungen nur mit verschwindend geringer Wahrscheinlichkeit über 120 Personen (120/2000 = 0.06) erkranken. Gleichermaßen unwahrscheinlich ist es, dass weniger als 40 Personen (40/2000 = 0.02) erkranken. Wie geht man jetzt mit dem Ergebnis um, dass 60 Personen (60/2000

= 0.03) erkrankt sind? Handelt es sich um Zufall oder haben die Maßnahmen ihre Wirkung gezeigt?

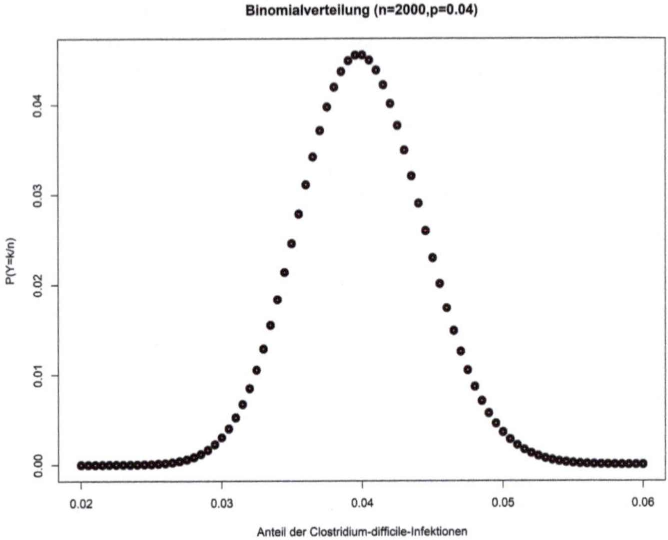

Abb. 22: Binominalverteilung der Clostridienerkrankungen für relative Häufigkeiten k/n = 0.02, …, 0.06

Statistische Tests

Ganz allgemein versteht man unter einem **statistischen Test** die Überprüfung von Fragestellungen anhand von statistischen Verfahren. Fortschritte in den empirischen Wissenschaften und somit auch in der Pflegeforschung beruhen im Wesentlichen auf Beobachtungen, die Pflegende in der Behandlung/Interaktion mit den Pflegebedürftigen machen. Ein Beispiel hierzu sind Präventionsmaßnahmen und Deeskalation im Umgang mit herausfordernden Verhaltensweisen bei Menschen mit kognitiven Beeinträchtigungen (z. B. Demenz). Aus einer Vielzahl von Überlegungen, gepaart mit fachlich theoretischen Überlegungen (z.B dass eine bestimmte

Umgebungsgestaltung Einfluss auf bestimmte Verhaltensweisen hat), entsteht eine Vermutung und, wenn diese präzise formuliert wird, eine **Hypothese** (Weiß 2019). Das Ziel einer Studie, die sich mit der Wirksamkeit einer Maßnahme beschäftigt, ist es, diese zu beweisen. Die Vorgehensweise bei einem statistischen Test ist gegenläufig und versucht die Hypothese (**Nullhypothese** H_0,), die der Wirksamkeit widerspricht, zu widerlegen (Falsifizierungsprinzip). Die zu beweisende Hypothese, die den Status Quo in Frage stellt, wird als **Alternativhypothese** H_1 bezeichnet. Damit eine Entscheidung getroffen werden kann, ist es wichtig, dass die Nullhypothese und die Alternativhypothese sich gegenseitig ausschließen. Es gibt eine Vielzahl von statistischen Tests, die hier nicht im Detail beschrieben bzw. eingeführt werden können. Es folgt ein einfacher Hypothesentest anhand der Binominalverteilung, mit dem die Hypothese zur Wirksamkeit der Präventionsmaßnahmen im vorangegangenen Beispiel überprüft wird.

Einseitiger Binominaltest: Der Binominaltest ist eine geeignete Methode, um eine solche Frage objektiv zu beantworten. Hierzu ist es zunächst notwendig, dass zwei sich gegenseitig ausschließende Hypothesen aufstellt werden:

- H_0:Die Wahrscheinlichkeit für eine Clostridienerkrankung entspricht der gleichen Wahrscheinlichkeit wie die Jahre zuvor $p = 0.04$. Somit zeigen die Präventionsmaßnahmen keine Wirkung.
- H_1: Die Wahrscheinlichkeit seit Einführung der Präventionsmaßnahmen zu erkranken, ist geringer als in den vorangegangenen Jahren. Es gilt $p < 0.04$.

Aufgrund der inhaltlichen Überlegungen über die Richtung eines möglichen Unterschieds (Präventionsmaßnahmen führen zu einer Reduktion der Clostridienerkrankungen), wurde hier eine einseitige bzw. gerichtete Alternativhypothese formuliert.

Mit Hilfe des Tests wird nun überprüft, ob die relative Häufigkeit der Clostridienerkrankungen mit der vorgegebenen Wahrscheinlichkeit P_0 vereinbar ist. Die Kurzschreibweise der Hypothesen ist:

H_0: $p = p_0$

H_1: $p < p_0$ *(gerichtete Hypothese)*

Wie wahrscheinlich ist die gemessene Stichprobe $p = 0.03$ unter der Nullhypothese $p_0 = 0.04$?

In der Binominalverteilung $P(Y = k/n)$ in Abbildung 22 können wir einen Bereich festlegen, in den X (unser aktuell gemessener Wert von 0.03) bei Gültigkeit der Nullhypothese $(p_0 = 0.04)$ mit einer Wahrscheinlichkeit von *1-Alpha* fallen würde. Der Alpha-Fehler beschreibt das Intervall, bei dem fälschlicherweise die Nullhypothese abgelehnt wird (möglicher Entscheidungsfehler bei statistischen Tests). Die Gefahr, dass die Nullhypothese fälschlicherweise abgelehnt wird, ist mit fünf Prozent relativ gering. Die kumulierten Wahrscheinlichkeiten $P(Y = k/n)$ für die relativen Häufigkeiten k/n (*0.00* bis *0.03*), die linksseitig in der Verteilung in Abbildung 22 aufgetragen sind, betragen etwas mehr als ein Prozent (*0.0106*). Folglich ist es sehr unwahrscheinlich, den Wert von 0.03 oder kleiner unter der vorgegebenen Wahrscheinlichkeit von $p_0 = 0.04$ zu erreichen. Aus diesem Grund wird die Nullhypothese abgelehnt und die Alternativhypothese H_1 angenommen. Was bedeutet, dass es unwahrscheinlich ist, dass 60 PatientInnen an der Infektion erkranken.

Folglich ist es zulässig von einer statistisch signifikanten Reduktion (**Statistische Signifikanz**) der Infektionszahlen aufgrund der eingeführten Maßnahmen auszugehen.

Binominal-, Poisson- und Normalverteilung

Im nächsten Beispiel wird die Approximation der Binominal- und Poissonverteilung zur stetigen Normalverteilung veranschaulicht.

Die Poissonverteilung ist ein spezieller Fall der Binominalverteilung. Für ein großes n, wie im Beispiel mit den Präventionsmaßnahmen $n = 2000$ wird die Berechnung der Binominalverteilung komplizierter, weil die bei der Berechnung entstehenden Zahlen schon ab einer Fakultät von $69!$ für handelsübliche Taschenrechner zu groß werden. Die Poissonverteilung lässt sich aus der Binominalverteilung für den Grenzübergang $n \rightarrow \infty$ und $p \rightarrow 0$ unter der Voraussetzung herleiten, dass der Erwartungswert $n * p = konst$ konstant bleibt.

Das bedeutet, dass man die Binominalverteilung für großes n und kleines p in guter Annäherung durch die rechnerisch handhabbare Poissonverteilung ersetzen kann.

Poisson-Annäherung an der Stelle k=0

Die Kleinstadt Pandaberg hat insgesamt $n = 10000$ Einwohner*innen. Die Wahrscheinlichkeit, dass an einem Tag jemand in die Notaufnahme kommt, beträgt $p = 1/2500$. Angenommen man möchte jetzt die Wahrscheinlichkeit dafür wissen, ob mindestens eine oder mehr Personen aus Pandaberg in die Notaufnahme kommen, ist es möglich, wie bereits mit dem Pfaddiagramm zu den Neuaufnahmen in Abbildung 20 demonstriert, die 10.000ste Potenz der Gegenwahrscheinlichkeit *2499/2500* (Basis) zu berechnen, um die Wahrscheinlichkeit dafür zu erhalten, dass niemand in die Notaufnahme muss. Dieser Wert muss dann nur noch von 1 (Gesamtwahrscheinlichkeit) abgezogen werden und man erhält die Wahrscheinlichkeit *P*, dass eine oder mehr Personen in die Notaufnahme müssen. Diese Vorgehensweise entspricht der Subtraktionsregel unter Punkt 2 in Tabelle 11.

P= Wahrscheinlichkeit dafür, dass mindestens eine oder mehr Personen an einem Tag in die Notaufnahme kommen.

$$
\begin{aligned}
P &= 1 - \left(\frac{2499}{2500}\right)^{10000} \\
&= 1 - \left(\frac{2500-1}{2500}\right)^{10000} \\
&= 1 - \left(1 - \frac{1}{2500}\right)^{10000} \\
&= 1 - \left(1 - \frac{4}{10000}\right)^{10000} \\
&\approx 1 - e^{-4} \\
&\approx 0.9817
\end{aligned}
$$

Die Annäherung der Potenz e^{-4} mit der Basis *e* (Euler-Zahl, deren Wert ungefähr 2.718 beträgt) ist eine gute Annäherung $(1- \frac{4}{1000})^{10000} \approx e^{-4}$ bei selten auftretenden Ereignissen und großen Fallzahlen.

Für sehr große Fallzahlen nähern sich die Abweichungen (Varianz) dem Erwartungswert, um den sie streuen, an.

Demzufolge lässt sich die Poissonverteilung durch einen einzigen Parameter $E(X) = \lambda = n*p$ bestimmen. Der Erwartungswert und die Varianz $V(X) = \lambda$ einer Poisson-verteilten Zufallsgröße sind gleich dem Parameter λ. Das macht die Poissonverteilung $X \sim P(\lambda)$ zur einfachsten und anwendungsfreundlichsten Wahrscheinlichkeitsverteilung:

$$P(X = k) = \frac{\lambda^k}{k!} * e^{-k}$$

(3.25)

Testen Sie Ihr Wissen:
Berechnen Sie anhand des Beispiels die Wahrscheinlichkeit *P(X = 4)*, dass genau vier Personen aus Pandaberg an einem Tag in die Notaufnahme kommen.

Wie bereits beschrieben, ist die Poissonverteilung für selten auftretende Ereignisse (kleiner Erwartungswert und somit auch kleine Varianz) bei großen Fallzahlen besonders geeignet. Im letzten Beispiel schauen wir uns noch den Zusammenhang zwischen Binominal-, Poisson- und Normalverteilung an.

Stürze im Altenpflegeheim *(n = 1000, p = 0.027)*
Im Altenpflegeheim „Zum seligen Bambus" wurden im vorangegangen Jahr Sturzzahlen der Bewohner*innen erhoben. Die Wahrscheinlichkeit p zu stürzen lag bei 2.7 Prozent. Die QM-Gruppe des Altenpflegeheims errechnet dazu die entsprechenden Wahrscheinlichkeitsverteilungen (Binominalverteilung, Poissonverteilung, Normalverteilung).

Da die Bewohner*innenanzahl in dem Altenpflegeheim stabil ist bzw. es in der Regel höchstens zu kleinen Abweichungen der Gesamtanzahl von $n = 1000$ Bewohner*innen kommen kann, möchte das QM mit dieser Berechnung das Intervall von Stürzen einschätzen, mit dem unter unveränderten Bedingungen auch im darauffolgenden Jahr höchstwahrscheinlich zu rechnen ist.

Der Erwartungswert liegt bei 27 Stürzen. Obwohl es sich bei dem Merkmal Sturz um ein dichotomes Merkmal (ja/nein) handelt, kann bei ausreichend großen Stichproben auf eine stetige Normalverteilung zur Berechnung zurückgegriffen werden.

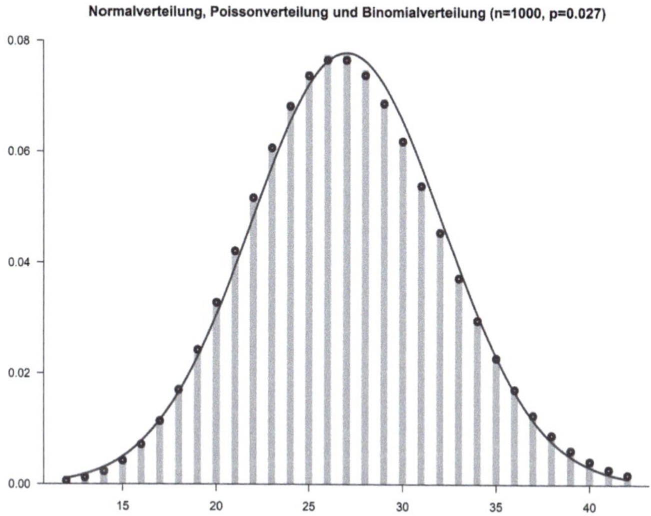

Abb. 23: Binominal- (Balken), Poisson- (Punkte) und Normalverteilung (Linie) für die Sturzzahlen im Altenpflegeheim

Die Abbildung 23 zeigt auf der x-Achse die Anzahl der Stürze und auf der y-Achse die Wahrscheinlichkeit, mit der eine bestimmte Anzahl von Stürzen eintritt.

Die Annäherung der drei Verteilungen lässt den Rückschluss zu, dass man für unser Sturzbeispiel auch die Normalverteilung (Linie) berechnen kann, um den Wertebereich (Intervall) an Stürzen einzuschätzen, mit dem höchstwahrscheinlich auch im folgenden Jahr zu rechnen ist.

Man kann jede Normalverteilung mit den Parametern Mittelwert und Standardabweichung auf eine Standardnormalverteilung mit dem Mittelwert *0* und der Standardabweichung *1* transformieren, deren Fläche unter dem Graphen *1* (Wahrscheinlichkeitsraum) beträgt. Der Vorteil dieser Vorgehensweise besteht darin, dass man bei der Standardnormalverteilung für jeden Punkt unter der Verteilung genau weiß, welcher Anteil an Werten kleiner ist.

Tabelle 12 beschreibt die Verteilung der Werte unter der Normalverteilung für gängige Mehrfache der Standardabweichung:

Tab. 12: Anteile der Gesamtwahrscheinlichkeit für Mehrfache der Standardabweichung

Intervall	Wahrscheinlichkeit
$P(\bar{x} - \sigma \leq x \leq \bar{x} + \sigma)$	0.6827
$P(\bar{x} - 2\sigma \leq x \leq \bar{x} + 2\sigma)$	0.9545
$P(\bar{x} - 3\sigma \leq x \leq \bar{x} + 3\sigma)$	0.9973

Das QM berechnet eine Standardabweichung von *5.126* und möchte für die maximal und minimal zu erwartenden Sturzzahlen (unter gleichbleibenden Bedingungen) möglichst auf Nummer sicher gehen. Deshalb entscheidet man sich dazu, das Intervall von drei Standardabweichungen (σ) zu berücksichtigen. Es befinden sich ca. *99.73* Prozent der Werte innerhalb von drei Standardabweichungen vom Mittelwert.

Das entspricht abgerundet auf die nächste natürliche Zahl einem Minimum von *11* Stürzen und aufgerundet einem Maximum von *43* Stürzen.

> Testen Sie Ihr Wissen:
> Berechnen Sie den Wertebereich (zu erwartende Sturzhäufigkeiten) für ± *2* Standardabweichungen (σ).

Konfidenzintervall

Ein **Konfidenzintervall**, auch Vertrauensintervall genannt, ist ein Intervall, das die Präzision der Lageschätzung eines Parameters (z. B. einer Wahrscheinlichkeit durch eine relative Häufigkeit oder eines Mittelwerts) angeben soll. Die Einführung eines Konfidenzintervalls ist darauf zurückzuführen, dass ein solcher Schätzwert keine Informationen darüber enthält, inwieweit er vom „wahren" Wert der Grundgesamtheit abweicht. Das Konfidenzintervall gibt genau diesen Wertebereich an, der mit einer gewissen Wahrscheinlichkeit den Parameter der Verteilung einer Zufallsvariablen einschließt. Diese Wahrscheinlichkeit wird durch das Konfidenzniveau festgelegt und entspricht der Überdeckungswahrscheinlichkeit (Wahrscheinlichkeit, dass dieses Intervall den wahren Wert beinhaltet). Ein gängiges Konfidenzniveau ist 95 Prozent.

Die Vorgehensweise im Beispiel zu den Stürzen im Altenpflegeheim, bei der ein Intervall mit Hilfe der Standardabweichung berechnet wird, ist der Logik zur Bildung eines Konfidenzintervalls sehr ähnlich – mit der Abweichung, dass in dem Beispiel keine Schätzung zum Erwartungswert einer Grundgesamtheit erfolgt. Die Schätzung erfolgt einrichtungsintern. Anders verhält es sich in den Ausführungen zum Gesetz der großen Zahlen in dem Kap. 3.1.1.1.

Für die Annäherung der empirischen relativen Häufigkeit an die „wahre" Wahrscheinlichkeit für „Kopf" beim Münzwurf kann unter Anwendung der Standardabweichung (Wurzel aus der Varianzformel (3.26)) ein Konfidenzintervall bestimmt werden. Um mit einem realistischen Anwendungsbeispiel zu schließen, könnte anstatt der „wahren" Wahrscheinlichkeit für Kopf die Wahrscheinlichkeit geschätzt werden, wie hoch der Anteil der stationären Pflegeheime in NRW (Grundgesamtheit) ist, die einen demenzspezifischen Wohnbereich vorhalten. Mit Hilfe einer Zufallsstichprobe von 134 Einrichtungen wird ein Wert von 22.6 Prozent ($\hat{p} = 0.226$) geschätzt. Dann liegt der „wahre" Wert p mit ziemlich großer Warscheinlichkeit im folgenden Intervall:

$$\hat{p} \pm 1.96 \sqrt{\frac{\hat{p} * (1 - \hat{p})}{n}}$$

(3.26)

Die Wahrscheinlichkeit, dass der wahre Wert kleiner als die untere (0.155) oder größer als die obere Intervallgrenze (0.297) ist und zu dem Stichprobenschätzwert von $\hat{p} = 0.226$ geführt hat, beträgt dann jeweils 2.5 Prozent (insgesamt 5 Prozent). Die Einheit von 1.96 Standardabweichungen entspricht dem häufig verwendeten Konfidenzniveau von 95 Prozent.

Henze, N. (2008): Stochastik für Einsteiger: eine Einführung in die faszinierende Welt des Zufalls. Springer, Berlin

Bortz, J., Lienert, G. A. (2008): Kurzgefasste Statistik für die klinische Forschung: Leitfaden für die verteilungsfreie Analyse kleiner Stichproben. Springer-Verlag, Berlin

3.1.2.3 Bedingte Wahrscheinlichkeiten

Bei der **bedingten Wahrscheinlichkeit** werden zwei Ereignisse miteinander verknüpft. Dabei wird die Wahrscheinlichkeit eines Ereignisses berechnet, bei dem zuvor schon ein anderes Ereignis eingetreten ist. Aus diesem Grund spricht man in der Wahrscheinlichkeitsrechnung von bedingten Wahrscheinlichkeiten, wenn ein Ereignis von einem anderen abhängt. In der Anwendung in der Pflege- und Versorgungsforschung sind bedingte Wahrscheinlichkeiten relevant, wenn Wahrscheinlichkeiten separat für Subgruppen untersucht werden, z. B. die Wahrscheinlichkeit, pflegebedürftig zu werden unter der Bedingung, an einer Demenz erkrankt zu sein, oder die Wahrscheinlichkeit, im Altenpflegeheim zu stürzen und einer bestimmten Altersgruppe anzugehören.

Ein weiteres Beispiel hierzu, anhand dessen die Berechnung von bedingten Wahrscheinlichkeiten vorgestellt werden kann, sind Diagnosestudien. Ziel solcher Studien ist es, die Güte eines diagnostischen Tests zu evaluieren.

Dazu wird die Vorhersage des „neuen" diagnostischen Verfahrens mit einem Referenzstandard, häufig auch als Goldstandard bezeichnet, verglichen (Kap. 2.2). In unserem Anwendungsfall kann das Ergebnis des diagnostischen Verfahrens über eine binäre Zuordnung (Erkrankung ja/nein) in einer Vierfeldertafel mit dem Ergebnis des Referenzstandards hinsichtlich der diagnostischen Aussagekraft verglichen werden.

Bevor ein konkretes Rechenbeispiel anhand einer diagnostischen Querschnittsstudie durchgeführt wird, werden die vier berechnungsrelevanten Kennzahlen (Sensitivität, Spezifität, positiver Vorhersagewert, negativer Vorhersagewert) erläutert, die man als Maßstäbe für Screening- und diagnostische Tests bezeichnen kann.

Die Vorgehensweise zur Berechnung dieser Kennwerte soll an den Vierfeldertafeln in Tabelle 13 und Tabelle 14 verdeutlicht werden. Bei einer Vierfeldertafel handelt es sich um einen Spezialfall der Kontingenztabelle, bei dem beide Variablen nur zwei Merkmalsausprägungen haben.

Tab. 13: Vierfeldertafel zur Berechnung der Sensitivität (Spalte „erkrankt") und Spezifität (Spalte „nicht erkrankt")

	Wahrer Krankheitsstatus (Referenzstandard)		
Testergebnis	erkrankt	nicht erkrankt	Zeile gesamt
positiv	a	b	$a + b$
negativ	c	d	$c + d$
Spalte gesamt	$a + c$	$b + d$	$a + b + c + d = n$

Sensitivität und Spezifität sind wichtige Kenngrößen für die Entwicklung von medizinischen Diagnoseverfahren und pflegerelevanten Instrumenten, wie beispielsweise zur Einschätzung von Sachverhalten wie Demenz, kognitiven Beeinträchtigungen usw.

Die **Sensitivität** beschreibt den Anteil der Erkrankten, der richtig diagnostiziert (Erkrankte, die korrekt als solche durch den Test erkannt werden) wird. Die Sensitivität berechnet sich als Anzahl der richtig-positiven Testergebnisse a geteilt durch die Gesamtzahl aller Kranken $a + c$:

$$Sensitivität = P(T^+|K^+) = \frac{a}{a + c} \tag{3.27}$$

Die **Spezifität** beschreibt den Anteil der nicht Erkrankten, der richtig diagnostiziert (Nicht-Erkrankte, die korrekt als solche durch den Test identifiziert werden) wird. Die Spezifität berechnet sich als Anzahl der richtig negativen Testergebnisse *d* dividiert durch die Anzahl aller nicht Erkrankten *b*+*d*:

$$Spezifität = P(T^{-}|K^{-}) = \frac{d}{b+d}$$

(3.28)

Tab. 14: Vierfeldertafel zur Berechnung des positiven (Zeile „positiv") und des negativen Vorhersagewerts (Zeile „negativ")

	Wahrer Krankheitsstatus (Referenzstandard)		
Testergebnis	erkrankt	nicht erkrankt	Zeile gesamt
positiv	a	b	$a+b$
negativ	c	d	$c+d$
Spalte gesamt	$a+c$	$b+d$	$a+b+c+d=n$

Die Sensitivität und die Spezifität sind für betroffene Personen bei alltäglichen diagnostischen Tests, z. B. bei einem Schnelltest zu Hause, nur bedingt informativ. In solchen Situationen ist der wahre Krankheitsstatus nicht bekannt, weil der Referenzstatus außerhalb einer Studie nicht erhoben wird. Die Information, die eine getestete Person beim Vorliegen eines positiven Testergebnisses interessiert, ist die Wahrscheinlichkeit tatsächlich erkrankt zu sein. Andernfalls interessiert die Wahrscheinlichkeit, dass die Erkrankung bei einem negativen Testergebnis auch tatsächlich nicht vorliegt. Die den entsprechenden Wahrscheinlichkeiten bezeichnet man als positiven und negativen Vorhersagewert.

Der **positive Vorhersagewert** gibt die Wahrscheinlichkeit an, dass eine Person mit positivem Testergebnis tatsächlich krank ist. Dieser Wert wird berechnet, indem die Anzahl der richtig-positiven Testergebnisse durch die Anzahl aller positiven Testergebnisse geteilt wird.

$$Positiver\ Vorhersagewert = P(K^+|T^+) = \frac{a}{a+b}$$

(3.29)

Der **negative Vorhersagewert** gibt die Wahrscheinlichkeit an, dass eine Person mit negativem Testergebnis auch tatsächlich gesund ist.

Dieser Wert wird berechnet, indem die Anzahl der richtig-negativen Testergebnisse durch die Anzahl aller negativen Testergebnisse geteilt wird.

$$Negativer\ Vorhersagewert = P(K^-|T^-) = \frac{d}{c+d}$$

(3.30)

Wenn die bedingten Wahrscheinlichkeiten (z.B. $P(K^-/T^-)$) mit Hilfe einer Wahrscheinlichkeitstabelle berechnet werden sollen, dann muss zunächst Folgendes getan werden:

Um diese Wahrscheinlichkeiten herauszufinden, wird eine Tabelle erstellt, in der alle anderen Häufigkeiten zur Fallzahl ins Verhältnis gesetzt werden. Das bedeutet, dass die Wahrscheinlichkeiten, die für das Beispiel der Diagnosestudie gelten, empirisch ermittelt werden. Das trifft auch auf die meisten Studien in der Pflege- und Versorgungsforschung zu. Der Wert der relativen Häufigkeit einer Merkmalsausprägung wird dann als Näherungswert für die Wahrscheinlichkeit genommen. Diese Näherung ist durch das Gesetz der großen Zahlen begründet, wenn eine hinreichend große Stichprobe gegeben ist.

Tab. 15: Wahrscheinlichkeitstabelle zu den Merkmalen „Testergebnis" und „Referenzstandard"

	Wahrer Krankheitsstatus (Referenzstandard)		
Testergebnis	erkrankt	nicht erkrankt	Zeile gesamt
positiv	$P(T^+ \cap K^+)$	$P)(T^+ \cap K^-)$	$P(T^+)$
negativ	$P(T^- \cap K^+)$	$P(T^- \cap K^-)$	$P(T^-)$
Spalte gesamt	$P(K^+)$	$P(K^-)$	$1\ (100\%)$

Vor dem Hintergrund, dass sich das Anwendungsbeispiel auf eine Diagnosestudie mit den Ereignissen zum Testergebnis (positiv und negativ) und zum wahren Krankheitsstatus (positiv und negativ) bezieht, werden die folgenden Notationen verwendet:

$P(T^+)$ und $P(T^-)$ stehen für die Zeilenwahrscheinlichkeiten, ein positives und ein negatives Testergebnis zu erhalten, und die Spaltenwahrscheinlichkeiten $P(K^+)$ und $P(K^-)$ entsprechen dem wahren Krankheitsstatus, „erkrankt" oder „nicht erkrankt" zu sein. Spalten- und Zeilenwahrscheinlichkeiten bezeichnet man auch als Randwahrscheinlichkeiten.

Die Wahrscheinlichkeit $P(K^+)$ definiert die Prävalenz, also den Anteil der Krankheitsfälle in der Zielgruppe zu einem Zeitpunkt (Zeitpunkt der Datenerhebung). In den mittleren Zellen stehen die Wahrscheinlichkeiten für die Schnittmengen ($\cap$) der jeweiligen Ereignisse. So steht beispielsweise die Wahrscheinlichkeit $P(T^+ \cap K^+)$ für das Eintreten der zwei Ereignisse, ein positives Testergebnis zu erhalten und den wahren Krankheitsstatus „erkrankt" aufzuweisen.

Die Berechnung der bedingten Wahrscheinlichkeiten zur Bestimmung der Sensitivität, Spezifität, positiver und negativer Vorhersagewert anhand der Wahrscheinlichkeiten in Tabelle 15 ist analog zur Kontingenztabelle mit den absoluten Häufigkeiten in Tabelle 13 und Tabelle 14. Zur besseren Nachvollziehbarkeit wird der Rechenweg für das Beispiel der Sensitivität und den positiven Vorhersagewert dargestellt:

$$Sensitivität = P(T^+|K^+) = \frac{P(T^+ \cap K^+)}{P(K^+)} \text{ für } P(K^+) > 0 \quad (3.31)$$

$$Positiver\ Vorhersagewert = P(K^+|T^+) = \frac{P(T^+ \cap K^+)}{P(T^+)} \text{ für } P(T^+) > 0 \quad (3.32)$$

Zur Anwendung dieser Formeln wird das folgende Zahlenbeispiel aus der Diagnosestudie von Byrne et. al. (2011) verwendet, um einen Bezug zu originalen Forschungsergebnissen herzustellen. Das ROSIER verwendet zur Diagnose bei akutem ischämischem Schlaganfall einfache Abfragen, die anhand einer Nominalskala (z. B. Sprachstörung ja/nein) bewertet werden. Es geht um die Frage, wie akkurat die auf der Grundlage des ROSIER-Bewertungsinstruments getroffene Diagnose eines Schlaganfalls ist, wenn sie vom Pflegepersonal durchgeführt wird.

Der Referenzstandard ist durch die Konsultation eines Facharztes/einer Fachärztin und den Einsatz von bildgebenden Verfahren mit abschließender Diagnose definiert.

Die Vierfeldertafel in Tabelle 16 bildet die gemeinsamen Häufigkeiten von positiven und negativen Testergebnissen und dem wahren Krankheitsstatus „erkrankt" und „nicht erkrankt" ab.

Tab. 16: Vierfeldertafel mit gemeinsamen Häufigkeiten von ROSIER (Pflegefachkräfte) und Referenzstandard

	Wahrer Krankheitsstatus (Referenzstandard)		
Testergebnis	erkrankt	nicht erkrankt	Zeile gesamt
positiv	*69*	*14*	*83*
negativ	*3*	*14*	*17*
Spalte gesamt	*72*	*28*	*100*

So wurden beispielsweise 69 Patientinnen und Patienten mit einem akuten ischämischen Schlaganfall durch Pflegefachkräfte mit dem ROSIER-Bewertungsinstrument „positiv“ diagnostiziert, die auch tatsächlich erkrankt waren.

Die Vierfeldertafel in Tabelle 17 bildet die gemeinsamen Wahrscheinlichkeiten von positiven und negativen Testergebnissen und dem wahren Krankheitsstatus „erkrankt“ und „nicht erkrankt“ ab.

Tab. 17: Vierfeldertafel mit gemeinsamen Wahrscheinlichkeiten von ROSIER (Pflegefachkräfte) und Referenzstandard

	Wahrer Krankheitsstatus (Referenzstandard)		
Testergebnis	erkrankt	nicht erkrankt	Zeile gesamt
positiv	*0.69*	*0.14*	*0.83*
negativ	*0.03*	*0.14*	*0.17*
Spalte gesamt	*0.72*	*0.28*	*1*

Der Wahrscheinlichkeitswert, der für die Ereignisse steht, ein positives Testergebnis zu bekommen und tatsächlich erkrankt zu sein, beträgt *0.69*. Wenn jetzt die konkreten Kennzahlen für das ROSIER-Begutachtungsinstrument berechnet werden, dann führt dies zu folgenden Ergebnissen:

1. Die diagnostische Sensitivität beträgt bei den Pflegefachkräften ca. 96 Prozent: $\left(\frac{0.69}{0.72} \approx 0.96\right)$
2. Die diagnostische Spezifität beträgt bei den Pflegfachkräften 50 Prozent: $\left(\frac{0.14}{0.28} = 0.50\right)$
3. Der positive Vorhersagewert beträgt bei den Pflegefachkräften ca. 83 Prozent: $\left(\frac{0.69}{0.83} \approx 0.83\right)$
4. Der negative Vorhersagewert beträgt bei den Pflegefachkräften ca. 82 Prozent: $\left(\frac{0.14}{0.17} \approx 0.82\right)$

Aufgrund des starken Verdachtsmoments bei Neuaufnahmen auf der Schlaganfall-Spezialstation, ist die Prävalenz von 72 Prozent sehr hoch. Hier erweist sich das ROSIER-Bewertungsinstrument mit der hohen Sensitivität von 96 Prozent als sehr hilfreich, was sich auch in den Vorhersagewerten bestätigt. Grundsätzlich sagt man, dass ein Test in der Praxis mit einer Sensitivität und Spezifität von mindestens 80 Prozent sehr nützlich ist. Allerdings sollten diese Werte von der Implikation abhängig gemacht werden: Ist es wichtiger, eine erkrankte Person richtig positiv (hohe Sensitivität) oder eine gesunde Person richtig negativ (hohe Spezifität) zu diagnostizieren?

Im Gegensatz zur Sensitivität und Spezifität sind die Vorhersagewerte abhängig von der Prävalenz. Ist die Prävalenz einer Erkrankung sehr niedrig, dann wirkt sich das entsprechend auf die Güte des positiven Vorhersagewertes aus. Das bedeutet, dass man bei der Interpretation der Vorhersagewerte die Prävalenz der Zielgruppe berücksichtigen muss, auf die ein diagnostischer Test angewandt wird. Dieser Zusammenhang wird abschließend an einem Zahlenbeispiel in Tabelle 18 verdeutlicht.

Tab. 18: Vierfeldertafel mit gemeinsamen Häufigkeiten und Wahrscheinlichkeiten eines Tests und des entsprechenden Referenzstandards

	Wahrer Krankheitsstatus (Referenzstandard)		
Testergebnis	erkrankt	nicht erkrankt	Zeile gesamt
positiv	*900 (0.009)*	*9900 (0.099)*	*10800 (0.108)*
negativ	*100 (0.001)*	*89100 (0.891)*	*89200 (0.892)*
Spalte gesamt	*1000 (0.01)*	*9900 (0.99)*	*100000 (1)*

Die Sensitivität und die Spezifität weisen für das Zahlenbeispiel beide die gleichen Wahrscheinlichkeiten von 90 Prozent auf. Für die bedingten Wahrscheinlichkeiten gilt:

$$Sensitivität = P(T^+|K^+) = \frac{0.009}{0.01} = 0.9$$

$$Spezifität = P(T^-|K^-) = \frac{0.891}{0.99} = 0.9$$

Für den positiven Vorhersagewert gilt trotz dieser guten Werte $P(K^+ | T^+) = 0.0833$, was bedeutet, dass nur 8.3 Prozent der PatientInnen mit einem positiven Testergebnis auch tatsächlich erkrankt sind. Dass der positive Vorhersagewert außer von der Sensitivität und der Spezifität noch von der Prävalenz $P(K^+) = 0.01$ abhängt, kann man anschaulich mit der Bayessichen Formel zeigen. Aus den Formeln zu den bedingten Wahrscheinlichkeiten von Sensitivität und dem Positiven Vorhersagewert folgt:

$$P(T^+ \cap K^+) = P(K^+) * P(T^+|K^+) = P(T^+) * P(K^+|T^+)$$

(3.33)

Daraus folgt für die Berechnung des Positiven Vorhersagewerts:

$$P(K^+|T^+) = \frac{P(T^+ \cap K^+)}{P(T^+)} = \frac{P(K^+) * P(T^+|K^+)}{P(T^+)}$$

(3.34)

Hier ist im Zähler zu erkennen, dass die Sensitivität $P(T^+ | K^+) = 0.90$ mit der Prävalenz $P(K^+) = 0.01$ multipliziert wird, was zu dem niedrigen positiven Vorhersagewert $P(K^+ | T^+) = 0.0833$ beiträgt.

Testen Sie Ihr Wissen:
Bitte berechnen Sie für die Tabelle 19 die entsprechende Wahrscheinlichkeitstabelle und anschließend die vier Kennzahlen Sensitivität, Spezifität, positiver Vorhersagewert und negativer Vorhersagewert.

Tab. 19: Vierfeldertafel mit gemeinsamen Häufigkeiten von ROSIER (Ärzte) und Referenzstandard

	Wahrer Krankheitsstatus (Referenzstandard)		
Testergebnis	erkrankt	nicht erkrankt	Zeile gesamt
positiv	*68*	*17*	*85*
negativ	*4*	*11*	*15*
Spalte gesamt	*72*	*28*	*100*

3.2 Pflegeforschung vertiefen: Qualitative Forschung

3.2.1 Erhebungsverfahren

Bei der Erhebung von Daten, die qualitativ ausgewertet werden sollen, geht es um Verfahren, die möglichst alltags- und lebensnah angelegt sind. Qualitative ForscherInnen erheben Daten daher im direkten Zusammenspiel mit den Studienteilnehmenden und werden damit ein Teil der Datenerhebung. Während die Auswertung von qualitativen Daten in der Regel sehr aufwendig und anstrengend ist, ist die Datenerhebung (Sammlung) geprägt von einer Wahrnehmungsfülle, Spannung und Neugier, die eine hohe Nähe zum Untersuchungsgegenstand ermöglicht.

Nähe und Distanz

Um die Erhebungsverfahren in der qualitativen Forschung einordnen zu können, ist es sinnvoll, die Nähe zum Untersuchungsfeld zu thematisieren. Eine klassische Form der qualitativen Datenerhebung ist das Interview, welches an dieser Stelle mit Erhebungsbeispielen aus dem Bereich einer teilnehmenden Beobachtung hinsichtlich des Nähe-Distanzverhältnisses verglichen werden soll.

Datenerhebung mittels Interviews:
Zur Datenerhebung werden Personen theoriebezogen angesprochen, von denen sich die Forscher*innengruppe reichhaltige Auskünfte zu einem Forschungsthema erhofft. Die Interviews sind mit ca. 60 Minuten kalkuliert und thematisieren den Umgang mit beruflichen Belastungen im Pflegeberuf. Es gibt einen Interviewleitfaden, der das Interview in eine thematische Struktur führen soll. Zur Datensammlung werden die Interviews mit einem Audiorecorder aufgezeichnet und später verschriftlicht (transkribiert). Zu den verabredeten Interviewterminen wird ein Treffpunkt in der Häuslichkeit der zu interviewenden Personen vereinbart. Zum Interviewtermin stellt der/die Forschende sich und das Forschungsvorhaben nochmals vor, beschreibt den Ablauf und, nach Klärung einiger ergänzender Fragen, startet das Interview. Nach der Beendigung des Interviews verabschieden sich die Personen voneinander.

Datenerhebung durch teilnehmende Beobachtung:
Zur Datenerhebung werden Pflegefachpersonen in ihrem beruflichen Umfeld aufgesucht – eine Umgebung ist dabei ein Pflegedienst, der sich auf die Begleitung von Pflegeempfängerinnen und -empfängern am Lebensende spezialisiert hat. Der/die Forschende begleitet Pflegefachpersonen im Pflegedienst über mehrere Tage, führt Gespräche während der Anfahrten zu den KlientInnen und fertigt Feldnotizen an. Diese Notizen dokumentieren u. a. Beobachtungen zum Umgang mit den KlientInnen, dem kommunikativen Verhalten und den Pflegemaßnahmen. Nach sieben Diensttagen wird die umfangreiche Datenerhebung abgeschlossen und der/die Forschende kehrt zur Auswertung des Datenmaterials zurück.

Der Vergleich zwischen beiden Erhebungsmethoden macht deutlich, dass die teilnehmende Beobachtung eine größere Nähe zum Untersuchungsfeld ermöglicht: mehr Kontaktzeit zu den Beteiligten, größere Nähe zur Untersuchungssituation durch Begleitung der Untersuchungsperson, mehrtägige Begleitung und Beziehungsaufbau. Im Rahmen des Interviews ist ebenso ein Beziehungsaufbau möglich, der jedoch rudimentärer verlaufen wird. Befragte und Forschende treffen sich meist nur wenige Stunden im Rahmen der Datenerhebung (Mey/Mruck 2020). Es ist jedoch nicht so, dass eine größere Nähe gleichzusetzen ist mit einer höheren Datenqualität, die Daten sind vor allem anders und müssen zum Untersuchungszweck passen. Geht es beispielsweise um die Frage, wie belastend die Pflegefachkraft eine palliative Versorgung von Patientinnen und Patienten einordnet, ist eine größere Distanz zwischen den Untersuchungsbeteiligten und der Situation durchaus sinnvoll. Geht es aber z. B. um das kommunikative Verhalten zwischen Pflegefachkraft und Pflegeempfängerinnen und -empfängern, ist eine teilnehmende Beobachtung mit größerer Nähe zu den Beteiligten und der Situation besser. Geht es also um die Wahl einer Erhebungsmethode, muss diese zur Fragestellung und die Erkenntnissinteresse passen.

Qualitative Interviews (Anwendung, Voraussetzungen und Beispiele)

Die häufigste Datenerhebungsmethode in der qualitativ arbeitenden Pflegewissenschaft ist das Führen von Interviews in den unterschiedlichen Typen. Ziel ist es, ein Gespräch mit einer Person zu führen und aufzuzeichnen, das im Sinne des Forschungsinteresses eine sprachliche Rekonstruktion von Erlebnissen/Ereignissen erwarten lässt. Die interviewte Person schildert dabei meist Beobachtungen und subjektive Interpretationen. Das können z. B. zurückliegende Situationen oder Erfahrungen sein, die im Gespräch erklärt, erschlossen und interpretiert werden (Mayring 2002).

Damit ein Interview als Informationsquelle geeignet ist, muss angenommen werden können, dass es gelingen kann, diese Situation und Erfahrungen sprachlich in dem Interview auszudrücken. Die Fähigkeiten können unterschiedlich ausgeprägt sein und werden von Aspekten wie der Sprachkompetenz (Beispiel: Muttersprache/Fremdsprache) und funktionalen Einschränkungen (Beispiel: normale Sprechfähigkeit vs. Sprechstörungen) sowie der Motivation und der Erinnerungsfähigkeit der Person beeinflusst.

Ein wichtigerer Unterschied zu normalen Interviews, wie sie Personen, die z. B. im Fernsehen oder Printmedien erscheinen, ist der Erhebungsmodus. Dieser ist bei qualitativen Interviews auf eine theoretische Offenheit ausgelegt. Vereinfacht gesagt, erzählt nicht der/die Interviewende, sondern der/die Befragte und trifft damit eigene Schwerpunktsetzungen und Interpretationen (Döring/Bortz 2016). Eine solche theoretische Offenheit würde beispielsweise dadurch verhindert, indem der zu interviewenden Person kleinteilige Fragen gestellt werden, die thematisch sehr fokussiert sind. Würden ForscherInnen so vorgehen, ist das Risiko sehr groß, nur sehr eingeschränkte Informationen zu sammeln –

was dem grundliegenden Anliegen der qualitativen Forschung widerspricht. Es kann zwischen einigen wichtigen Interviewtypen unterschieden werden (Mey/Mruck 2020).

- **Narratives Interview:** Offenes Interviewformat mit geringer Gesprächssteuerung, Verwendung eines offenen Interviewleitfadens möglich. Interviewte Personen erzählen freier auf Basis einer erzählgenerierenden Eröffnungsfrage, die durch passende Nachfragen ergänzt werden. Die Rolle des/der Interviewenden besteht aus interessiertem Zuhören mit wohlwollender Haltung, die die Interviewten zum Erzählen anregt. Das Interview besteht häufig aus drei Phasen: Eröffnung, Nachfrageteil und Bilanzierung. Es wird verwendet, um biografische Prozesse und Erfahrungsebenen und Deutungsmuster zu erheben und stellt eine Interviewtechnik mit stark explorativen Anteil dar.
- **Problemzentriertes Interview:** Im Vergleich zum narrativen Interview ist es thematisch fokussierter, mit konkreterem Thema (Problem), welches im Gesprächsvordergrund steht. Die interviewenden Personen können früher in das Gespräch eingreifen (z. B. durch Nachfragen, Kommentare) – dadurch entsteht eine mitgestaltende Explorationsfunktion. Der/die Interviewende arbeitet u. a. mit den Methoden der Zurückspiegelung („Zusammengefasst sagen Sie also …“), mit Verständnisfragen („Habe ich das richtig verstanden, wenn …“) und Konfrontation („Aber Sie haben eingangs Folgendes erzählt, jetzt schildern Sie die Situation aber folgendermaßen“). Diese Techniken sind in eine entspannte Gesprächsatmosphäre einzubinden.
- **Halbstrukturiertes Interview:** Eine Methode, die ein Interview in zwei Abschnitte unterteilt und zunächst implizite Wissensbestände bzw. subjektive Theorien einer Person erfragt und im zweiten Teil, mit der Struktur-Lege-Technik, nochmals konkretisiert. Der erste Teil arbeitet daher mit offenen Fragen, der zweite mit Karteikarten, die wesentliche Argumente des/der Interviewten abbilden und, ähnlich wie ein Flussdiagramm oder ein Organigramm, in eine chronologische oder inhaltliche Anordnung bringen. Die interviewte Person erarbeitet dieses Struktur-Lege-Diagramm aktiv mit, bestätigt die dokumentierten Inhalte und die Anordnung bzw. lehnt diese ab und ordnet neu.

- **Expertinnen-/Experten-Interview**: Interviewform, die zwischen Laien und ExpertInnen bei den interviewten Personen unterscheidet. ExpertInnen sind dementsprechend Personen, die in einem spezifischen Themenfeld reichhaltige Erfahrungen gesammelt haben und daher, über ein allgemeines Maß hinaus, subjektive Beobachtungen und Theorien aufweisen. Im Gesundheitswesen werden hierzu berufliche bzw. rollenspezifische (z.B. Menschen mit einer spezifischen Erkrankung) Eigenschaften genutzt, um ExpertInnen auszuwählen und zu befragen.
- **Gruppeninterview:** Häufig auch als Fokusgruppeninterview bezeichnet. Eine Methode, die mehrere Personen gleichzeitig befragt, um möglichst viele Individuen effizient in die Interviewsituation einzubinden. Nicht zu verwechseln mit Gruppendiskussionen, bei denen gruppendynamische Prozesse und kollektive Bedeutungsinhalte im Vordergrund stehen.

Gruppendiskussionen

Gruppendiskussionen haben sich primär aus der Marktforschung entwickelt, wobei es z.B. um die Analyse von zielgruppenspezifischen Marketing- und Verkaufsstrategien geht. Auch in der Pflegewissenschaft sind Gruppendiskussionen als Erhebungsmethode relevanter geworden. Werden Interviews und Gruppendiskussionen miteinander verglichen, ähnelt sich diese Erhebungsmethode auf den ersten Blick: Bei beiden Verfahren handelt es sich um Informationen aus Gesprächen, die zum Zweck der Analyse aufgezeichnet und transkribiert werden. Der bedeutende Unterschied zwischen einem Interview und einer Gruppendiskussion ist jedoch, was Personen in diesen Gesprächen äußern und in welcher Abfolge. Während ein Einzelinterview viel Raum für Schilderungen der interviewten Person gibt, sind Gruppendiskussionen mitunter von einem schnellen Austausch der Beteiligten geprägt. Bei Gruppendiskussionen erfährt der/die Forschende mehr über diesen Gruppenaustausch und damit die **kollektive Konstruktion einer Sinnzuschreibung und Theorie** (Przyborski 2004). Daher steht bei Gruppendiskussionen nicht die individuelle Interpretation oder Geschichte im Vordergrund, sondern die Bewertung einer Gruppe mit unterschiedlichen Charakteren. Eine Gruppendiskussion ist immer dort geeignet, wo das Erkenntnisinteresse stark mit sozialen Dynamiken in Verbindung steht.

Thema Jugendgewalt:
Könnte ein*e Forscher*in eine Gruppe jugendlicher Personen hierzu befragen, wären die Ergebnisse vollkommen anders, als wenn die Personen einzeln befragt würden. In der Gruppe kann Beispielsweise eine informelle Führungsperson andere zu einer positiven Haltung gegenüber Gewalt auffordern („Gewaltausübung als befriedigendes Erlebnis"), andere Gruppenmitglieder ziehen vielleicht mit, um den eigenen Status in der Gruppe nicht zu verlieren.

Aus Gruppendiskussionen gewonnene Daten, zielen also auf die soziale Konstruktion von Interpretationen und dem dahinterliegenden Aushandlungs- und Organisationsprozess der Gruppe ab.

In Gruppendiskussionen können keine vertiefenden biografischen Schilderungen einer einzelnen Person gesammelt werden, sondern Informationen über Gruppendynamiken und Gruppeninterpretationen. Um eine Gruppendiskussion durchzuführen, kann die Gruppe entweder bereits bestehen (z. B. eine Selbsthilfegruppe) oder zum Zweck der Datenerhebung erst zusammengestellt werden. Auch hier sollte beachtet werden, dass eine Gruppe, die schon länger besteht, mit hoher Wahrscheinlichkeit viele Interpretationen bereits ausgehandelt hat. Dazu können z. B. Aspekte wie gegenseitiger Respekt oder auch Sprachtabus gehören. Auch weiß die Gruppe, wer fast immer als erstes etwas sagt oder wer eigentlich nie etwas sagen möchte. Gruppen, die neu sind, müssen diese Prozesse theoretisch erst durchlaufen, was aber im Rahmen einer kürzeren Datenerhebung meist nicht möglich ist. Es muss daher von der Forschungsfrage abhängen, welche Gruppen gewählt werden. Sollte Unsicherheit darüber bestehen, welche Art der Gruppe gewählt wird, kann variiert werden. Variation bedeutet in diesem Sinne, die Daten in unterschiedlichen Gruppenarten zu erheben. Begleitet von Zwischenauswertungen zum Forschungsgegenstand kann die Gegenstandsangemessenheit schließlich besser eingeordnet werden.

Teilnehmende Beobachtung

Bei der teilnehmenden Beobachtung handelt es sich um eine Methode mit großer Nähe zur Untersuchungssituation, der von einem reinen Zugang über eine beteiligte Person abgegrenzt werden muss. Eine teilnehmende Beobachtung ermöglicht es, direkt bei der Situation dabei zu sein (z. B. einer Pflegeversorgungssituation). Aufgezeichnet werden können alle Sinneseindrücke (Sehen, Fühlen, Schmecken, Riechen). Der/die teilnehmende Beobachtende kann damit direkt die Handlungspraxis und Alltagskultur der Situation erfassen. Dieser Ansatzpunkt wird der Tradition der Ethnographie zugeordnet, welche ihre historischen Ursprünge in der Völkerkunde hat (Thomas 2020).

Die Datenerhebung einer teilnehmenden Beobachtung kann unterschiedlich vorstrukturiert werden. Eine **standardisierte Beobachtung** nutzt einen Beobachtungsbogen, auf dem z. B. die Art und Häufigkeit eines Ereignisses (z. B. Blickkontakt) protokolliert wird, was der quantitativen Forschungslogik entspricht. Eine primär qualitative Herangehensweise sollte eine freie Dokumentation von Beobachtungen ermöglichen. Um eine Nachvollziehbarkeit und ggf. thematische Begrenzung vorzunehmen, muss eine Beobachtungs- und Dokumentationsstrategie zugrunde gelegt werden. Diese Strategie kann Beobachtungsdimensionen und Dokumentationshilfen für die teilnehmenden Beobachtenden enthalten. Eine Beobachtung kann zudem offen oder verdeckt erfolgen. Bei einer offenen Beobachtung sehen die Beteiligten den*die Beobachter*in und auch die Handlungen (z. B. Protokollierung), was immer mit einer Beeinflussung der Situation einhergeht (Lamnek/Krell 2010; Steinke 1999). Bei einer verdeckten Beobachtung sehen die zu beobachtenden Personen die Beobachtenden nicht bzw. nehmen sie nicht wahr, wodurch wenig Beeinflussung der Situation selbst erwartet wird. Ein solches Vorgehen kann z. B. mit technischen Mitteln (Spiegelglasscheibe) oder situativen Mitteln (Beobachtung von Personen im öffentlichen Raum, aus einer Gruppe von Personen) erfolgen. Meist muss mit einer offenen Beobachtung gearbeitet werden, da die Situation ansonsten künstlich (Laborbedingungen) ist oder erst gar nicht beobachtet werden könnte.

Insgesamt führt die teilnehmende Beobachtung zu einer starken Integration des*der Beobachtenden, wodurch nicht zwangsläufig ein Mehrwert beim Erkenntnisinteresse entsteht. Es muss also genau überlegt werden, für welche Untersuchung die teilnehmende Beobachtung gewählt wird. Beispiele sind hochbelastete Lebenssituationen (Sterben, Notfälle) oder Erkrankungen, die das Erinnerungsvermögen beeinflussen (Demenzen).

Dokumentenanalysen

Bei Erhebungsverfahren, die auf Dokumentenanalysen basieren, werden Textdateien qualitativ verarbeitet. Welche Dokumente ausgewählt werden, hängt von dem Erkenntnisinteresse und der Forschungsfrage ab. Dokumente können Webseitentexte, Patientinnen- und Patientenakten, Aufklärungs- und Informationsmaterialien und Ego-Dokumente wie Tagebücher und Briefe sein. Bei der qualitativen Erhebung können Dokumente genutzt werden, die schon für andere Zwecke erstellt wurden (Sekundärdaten), oder explizit für das Forschungsvorhaben angefertigte Dokumente (z. B. ein Symptomtagebuch) (Schulze 2020). Im Erhebungsschritt geht es nicht immer darum, die Daten selbst zu erheben, sondern auch um die Frage, welche Daten ausgewählt und zum Zwecke der weiteren Verarbeitung gespeichert bzw. gesammelt werden. Beschäftigt sich ein Forschungsprojekt beispielsweise mit dem Thema der medialen Repräsentation von Angststörungen bei Jugendlichen, dreht es sich bei der Datenerhebung um Fragen, welche medialen Kanäle genutzt werden, wie die Fallauswahl stattfindet und welche Daten der Analyse zugeführt werden sollen.

Aufgrund der elektronischen Vernetzung mittels des Internets bieten Dokumentenanalysen vielfältige Möglichkeiten, gerade weil interessante Daten vielfach bereits vorhanden sind und reichhaltig analysiert werden können.

Visuelle Daten: Bilder und Videos

Ähnlich wie es bei den Dokumentenanalysen ist, können auch andere Bild- und Videomedien ausgewertet werden. Auch hier ist zwischen Sekundärdatenanalysen und eigens für das Forschungsvorhaben erstellten Daten zu unterscheiden (Demuth 2020). Für eine pflegewissenschaftliche Untersuchung können Videosequenzen von Pflegesituationen aufgezeichnet und u. a. hinsichtlich des Interaktionsgeschehens ausgewertet werden. Leider ist es nicht einfach, Videomaterial von Pflegesituationen aufzuzeichnen, da die Beteiligten dies als unangenehm wahrnehmen und die Rekrutierung von Teilnehmenden ungleich schwieriger ist. Dies gilt auch für Aufzeichnungen, die keine körpernahen Szenen zeigen.

Die Arbeit mit Bild und Videomaterial hat methodisch eine enge Verbindung zur Medienwissenschaft.

Lautes Denken

Eine weitere Möglichkeit, qualitative Daten über subjektive Interpretations- und Verarbeitungsprozesse zu gewinnen, ist die Methode des lauten Denkens. Normalerweise unterscheiden Menschen zwischen Gedanken, die sie anderen Personen gegenüber äußern, und den inneren Dialog, der einer Äußerung vorgeschaltet ist und weniger Wert auf soziale Konventionen (z. B. Höflichkeit, Hierarchie) legt. Die Methode des lauten Denkens möchte diese Differenzierung zugunsten einer direkten Dokumentation des Gedankenprozesses auflösen und Personen anregen, Gedanken, Wahrnehmungen und Empfindungen direkter zu äußern (Konrad 2020). Bekannt wurde diese Methode aus Nutzer- und Usability-Studien, die z. B. die Anwendungsfreundlichkeit von kommerziellen Produkten bewerten sollen. Dazu wird ein*e Nutzer*in mit einem Produkt konfrontiert und angeregt, die eigenen Gedanken, Eindrücke und Empfindungen ungefiltert zu äußern. Diese Äußerungen sollen nicht erklärt oder strukturiert, sondern wie ein Selbstgespräch umgesetzt werden. Der*die Datenerhebende verhält sich dabei passiv – motiviert jedoch meist, sich frei zu äußern. Bei den Formen kann zwischen Introspektion (unmittelbare Verbalisierung) und Retrospektion (Verbalisierung nach dem Lösen von Aufgaben) unterschieden werden. Eine Stärke dieser Erhebungsmethode ist, dass die menschliche Informationsverarbeitung direkter als in anderen qualitativen Ergebungsmethoden erfasst werden kann. Aus diesem Grund, beschäftigen sich dazu passende Forschungsfragen mit Schwerpunkten in der menschlichen Informationsverarbeitung. Anwendungsfelder in der Pflegewissenschaft können Usability-Analysen und Problemlöseprozesse darstellen (Diefenbach/Hassenzahl 2017). Dies kann z. B. in der pflegebezogenen Bildungsforschung (Gesundheitskompetenz/Health Literacy) ober Softwareanwendertests (Krankenhausinformationssysteme) genutzt werden, um Informationsverarbeitungsprozesse zu rekonstruieren und dazu passende Modelle aufzustellen.

Technik zur Datenerhebung

Bei der Datenerhebung stellt sich, neben den methodischen Fragen, auch die Frage nach der notwendigen Technik. Die gute Nachricht ist, dass aufwendige Apparaturen in der Regel nicht benötigt werden, das notwendige Equipment ist meist für deutlich unter 300 Euro zusammenzustellen, bzw. kann bei Hochschulen und Forschungseinrichtungen ausgeliehen werden. Da die meisten qualitativen Studien auf Interviews basieren, wird ein Aufzeichnungsgerät benötigt. Dafür wird das Interviewgespräch vollständig aufgezeichnet, mit dem Ziel, die Beteiligten gut zu hören, damit die spätere schriftliche Übertragung gut gelingt und nicht gespickt ist mit unverständlichen Passagen. Dabei muss beachtet werden, dass es Interviewteilnehmende mit Sprechproblemen oder schwierig zu transkribierenden Sprechgewohnheiten (Schnellsprecher, undeutliche Aussprache, Dialekte) geben kann (Misoch 2019). Je besser dann die Aufnahme gelungen ist, desto weniger Probleme gibt es im Nachgang bei der Verschriftlichung der Interviews. Smartphones der neueren Generation weisen in der Regel eine sehr gute Aufnahmequalität sowie vorinstallierte Software (Audionotizen) auf, dies muss aber im Vorfeld getestet werden – am besten auch unter Bestimmung der Abstände zum Gerät, um eine hohe Aufnahmequalität zu erreichen. Soll eine Studie mit vielen Interviews durchgeführt werden bzw. sieht sie auch die Aufzeichnung von Gruppeninterviews vor, lohnt sich der Einsatz eines elektronischen Diktiergeräts bzw. Mobile-Recorder. Solche Geräte sind für Audioaufzeichnungen optimiert und bieten eine größere Detailgenauigkeit und bessere Ortung der Stimmen beim späteren Abhören (Misoch 2019). Dies ist wichtig, um die Äußerung einer Person zuordnen zu können. In jedem Fall ist es wichtig, sich mit dem Equipment auszukennen – nichts ist ärgerlicher, als wenn die Aufnahme fehlerhaft und eine Auswertung nicht mehr möglich ist. Um die Aufnahme abzusichern, arbeiten viele Forschende sogar mit zwei Aufzeichnungsgeräten. Ein unauffälliges technisches Arrangement lässt die Interviewteilnehmenden meist offener sprechen, daher sollten sie nicht in eine Ansammlung von Mikrophonen sprechen – kleine und kompakte Geräte bieten hier Vorteile.

Ist es vorgesehen mit Videoaufnahmen in der Erhebung zu arbeiten, kommen Themen wie Kameraausrichtung und Beleuchtung hinzu. Dies erfordert gute Vorkenntnisse zur technischen Umsetzung von Videoaufzeichnungen bzw. Unterstützung durch Personen mit Expertenwissen. Viele qualitative Studien scheuen den Einsatz von Videoaufzeichnungen, auch weil es ungleich schwerer ist, Personen für die Studie zu gewinnen.

Viele Hochschulen bieten ihren Studierenden die Möglichkeit, sogenannte Methodenkoffer auszuleihen. Diese Koffer enthalten z. B. Material für qualitative Studien wie ein Aufzeichnungsgerät und einen Software-USB-Stick zur Arbeit mit normalerweise kostenpflichtiger Software. Eine Nachfrage im Institut oder der Bibliothek lohnt sich daher, wenn man eine kleine Erhebung durchführen möchte.

3.2.2 Qualitative Auswertung

Bei der Auswertung von qualitativem Datenmaterial liegt die Aufgabe darin, die in der Erhebung aufgezeichneten Informationen zu ordnen, zusammenzufassen und ggf. einer höheren Abstraktionsebene bzw. Theorie zuzuordnen. Eine solche Theorie versucht die Zusammenhänge des Materials abzubilden und kompakter zugänglich zu machen. Die qualitativen Auswertungsverfahren unterscheiden sich vor allem auch in der Art und Weise des Vorgehens und dem Ausmaß an Interpretation, die die auswertenden Forschenden leisten müssen. Während die qualitative Inhaltsanalyse viel Wert auf die Bildung einer Ordnung und Kategorisierung des Materials legt, setzen hermeneutische Verfahren mehr auf die Interpretation, also was hinter dem Material als Sinn steht und entschlüsselt werden soll.

Da qualitative Forschung Interpretationsarbeit ist, die immer auch von der Person anhängt, die die Informationen interpretiert, ist es üblich, das Material von mehreren Personen auswerten zu lassen. Dies trägt zur Wertigkeit der Interpretation bei und wird als wichtiges Gütekriterium (Intersubjektivität) verstanden.

Interpretationsarbeit:
Eine Studie interviewt Pflegefachkräfte zum Belastungserleben von Sterbesituationen. Bei einem Interview sagt eine Pflegefachkraft: „Es ist schwer, das immer wieder zu erleben, dass Menschen viel zu früh gehen müssen … und ich als Pflegekraft danebenstehe und nur zusehen kann." In der Interpretationsarbeit kann die Aussage auf unterschiedlichen Interpretationsebenen ausgewertet werden. Der Vergleich soll dies verdeutlichen:

Interpretationsebene mit großer Nähe zum Geäußerten: Hohe Belastung durch sich wiederholende Sterbeereignisse.

Interpretationsebene mit weniger Nähe zum Geäußerten und mehr Abstraktion: Hohe Belastung durch Kontrollverlustereignisse in beruflichen Extremsituationen.

Qualitative Inhaltsanalyse

Die qualitative Inhaltsanalyse ist ein populäres Auswertungsverfahren in der qualitativen Forschung. Ein wichtiger Grund für die Popularität ist die relativ gute prozesshafte Darstellung des Auswertungsprozesses mit einem definierten Anfang und einem Ende. Auch erfordert die qualitative Inhaltsanalyse keine umfassende Interpretationsarbeit auf einer abstrakten Ebene – was sie auch für Personen mit wenig Auswertungserfahrung geeignet erscheinen lässt. In der Auswertung konzentriert sich die auswertende Person eher auf das, was das Material aussagt, weniger wird hinterfragt, in welchen Kontext eine Aussage interpretiert werden kann. Aus diesem Grund schlägt das Verfahren auch eine quantitative Auswertung des Materials vor. Quantitativ ist so zu verstehen, als das Schlussfolgerungen auch aus der Häufigkeit einer Information im Kategoriensystem gewichtet werden können.

Zentrales Anliegen der Auswertungsmethode ist die Konstruktion eines Kategoriensystems aus dem Datenmaterial (Mayring 2010). Informationen werden dazu einem Themenbereich zugeordnet, die Themenbereiche richten sich wiederum nach dem Forschungsinteresse und dem Vorwissen aus der Literatur, die es vorher zusammenzutragen gilt. Soll ein Forschungsprojekt z. B. subjektive Maßnahmen zur Symptomkontrolle bei Menschen mit Abhängigkeitserkrankungen beleuchten, dann wird das Kategoriensystem diese Themen in den unterschiedlichen Betrachtungswinkeln spiegeln. Ein Kategoriensystem ist in der Regel in Haupt- und Unterkategorien gegliedert (Tab. 20). Hauptkategorien fassen die jeweiligen Unterkategorien systematisch zusammen und sind dadurch offener formuliert. Unterkategorien werden thematisch fokussierter und zugespitzter formuliert, wodurch sich weniger Informationen einer Unterkategorie zuordnen lassen. Kategorien können aus dem Material (induktiv) gebildet werden, oder sie werden im Vorfeld ganz oder teilweise festgelegt (deduktiv). Die Entscheidung darüber, welche Verfahrensweise gewählt wird, muss sich auch an der Datenerhebung festmachen. Wenn von einer Interviewsituation ausgegangen wird, können mehr oder weniger strukturierte Verfahren (Interviewleitfaden) gewählt werden (Mayring 2020). Je mehr Struktur vorgegeben ist, desto eher können deduktive Kategoriensysteme gewählt werden: Der Interviewleitfaden strukturiert ja bereits deutlich vor, worüber berichtet werden soll. Nur durch weniger Fragen geringfügig strukturierte Interviewsituationen können besser induktiv ausgewertet werden, damit das Kategoriensystem auch die ausgewerteten Daten repräsentiert.

Tab. 20: Beispiel für Haupt- und Unterkategorien (nach Tschuppert 2023)

Hauptkategorien	Unterkategorien
Zeitliche Angemessenheit als Rahmen wahrnehmen	Zur richtigen Zeit handeln
	Zu früh oder zu spät handeln
Kernaufgaben der Pflege zielentsprechend erfüllen	Sicherheit und Wohlbefinden für Patientinnen und Patienten gewährleisten
	Schaden und Leiden verhindern

Grounded Theory

Die Grounded Theory kann als ein wichtiger Ausgangspunkt der qualitativen Forschung verstanden werden. Sie gehört zu den häufigsten Auswertungsverfahren und hat viele Grundbegriffe der qualitativen Forschung geprägt. Der Begriff „Grounded Theory" soll auf den Anspruch verweisen, mit Anwendung der Methode eine aus den Daten begründete Theorie entwickeln zu können. Eine Theorie über einen Forschungsgegenstand die mithilfe von Forschungsdaten aufgestellt wurde. Als wichtige Grundprinzipien der Grounded-Theory-Methode (GTM) werden vier Aspekte genannt (Mey/Mruck 2011):

- **Theoretical Sampling**: Absichtsvolle Stichprobenziehung, ist ein Konzept zwischen Datenerhebung und Datenauswertung. Fälle (z. B. Interviewteilnehmende) sollen auf Grundlage einer theoretischen Konzeption rekrutiert werden. Häufig wird dazu mit Kontrastierung gearbeitet, ein Fall hat zu einem Untersuchungsgegenstand eine hohe Nähe (beispielsweise ein sterbender Mensch zum Tode) bzw. Verbindung, ein anderer Fall keine Nähe bzw. Verbindung dazu (beispielsweise ein gesundes Kind zum Tode). Durch die Auswertung der Daten zu den Fällen, werden Bestandteile einer Theorie deutlicher, die eher allgemein oder sehr speziell sind. Ähnlich wie zwischen Weiß und Schwarz ein grauer Ton liegen kann, lässt sich dadurch auch klarer ausmachen, wie sich Weiß und Schwarz einer Theorie charakterisieren lässt.
- **All is Data:** Die GTM ermöglicht nicht nur die Auswertung von Interviews bzw. verbalen Daten, sondern auch von anderen Datentypen. In der Forschungs- und Auswertungspraxis wird die GTM jedoch weiterhin meist auf verbale Daten angewendet.
- **Kodieren und Schreiben von Memos:** Beim Kodieren wird Interpretationsarbeit geleistet. Dazu wird der Kodiervorgang als Konzeptualisierung verstanden, nicht als bloße Beschreibung bzw. Umformulierung. Als Technik gibt es das offene Kodieren, wobei zunächst ein inhaltlich besonders relevanter Abschnitt des Materials ausgewählt und konzeptualisiert wird. Hierzu stellt die auswertende Person W-Fragen an das Material: Was – um welches Phänomen geht es? Wer – welche AkteurInnen sind beteiligt und welche Rollen nehmen sie ein? Wie – welche

Aspekte des Phänomens werden behandelt? Wann/wo – welche räumlich-zeitliche Bedeutung ist relevant? Nachdem dies für unterschiedliche Abschnitte geleistet ist, ist eine Fülle an Codes vorhanden, die zu Kategorien (größeren Sinneinheiten) zusammengefasst werden. Diese Verdichtung führt zu einem übergeordneten Konzept.

Das Schreiben von Memos dient dazu, die Gedanken- und Planungsprozesse kontinuierlich zu dokumentieren und sie als wichtige Konzeptualisierungshilfe zu verstehen. Es gibt theoretische Memos (Memos, die Überlegungen zur Konzeptualisierung enthalten), Reflexionsmemos (Dokumentation eigener fachlicher und persönlicher Erfahrungen und Gedanken im Forschungsprozess) und Planungs- bzw. Methodenmemos (Schritte im Theoretical Sampling, Begründung zur Auswahl von Abschnitten im Analysematerial).

- **konstante komparative Analyse:** Hierbei steht die Technik des kontinuierlichen Vergleichens im Mittelpunkt. Der Vergleich von Passagen (z. B. aus Interviews) kann mit Abschnitten desselben Falls oder anderen Fällen erfolgen. Dadurch wird die Erarbeitung einer Typologie möglich; Unterschiede und Gemeinsamkeiten helfen, die Umrisse und Kontraste in dem Datenmaterial zu finden. Die Technik der konstanten komparativen Analyse weist auf die Wichtigkeit hin, sich nicht nur linear (z. B. nach der Reihenfolge des Erzählens) durch das Material zu arbeiten, sondern charakterisierende Merkmale eines Falls einem Vergleich zuzuführen.

Alle Grundprinzipien wurden durch die Studie „Awareness of Dying" bekannt und begründeten die GTM (Glaser/Strauss 2017).

Vergleichen wir die GTM mit der qualitativen Inhaltsanalyse, dann kann die GTM genutzt werden, um eine höhere Abstraktionsebene der Theorie über einen Forschungsgegenstand zu erreichen. Insgesamt fordert die GTM mehr Aufwand bei der Datenauswertung und mehr Übung beim Umgang mit qualitativen Forschungsdaten. Das Ziel der GTM ist es, Interpretationen, Erklärungen, Vorhersagen und Anwendungen zu liefern.

Am Beginn des Analyseprozesses setzt zunächst das sogenannte offene Kodieren an. Hierzu wird in der Regel das Interview-Transkript Satz für Satz gelesen und mit Codes versehen. Bei den Codes lassen sich wiederum konstruierte Codes von den In-vivo-

Codes unterscheiden. In-vivo-Codes werden bei Abschnitten, die ein Thema, eine Haltung bzw. eine Analyseeinheit charakterisieren, mit einem Originalzitat wiedergeben. Ein konstruierter Code wird hingegen vom Originalmaterial abstrahiert, in dem von der analysierenden Person eine Sinneinheit mit einem bzw. mehreren Begriffen bezeichnet wird. Beim offenen Kodieren kommt es meist zu unterschiedlichen Ergebnissen, eine Abweichung zwischen den auswertenden Personen ist aber vollkommen in Ordnung. Erst bei den kommenden Analyseschritten ist ein Erreichen eines gemeinsamen Ergebnisses, eine Schnittmenge, wichtig.

Interviewausschnitt zu besonderen Belastungssituation in der ambulanten palliativen Palliativversorgung:

„Besonders schwer finde ich (...), wenn der Klient jung ist (...) und die ganze Familie sich in diesem Abschiedsprozess befindet, denjenigen aber nicht gehen lassen kann. Das macht es schwer, weil ich weiß ja, dass auch die Familie begleitet werden müsste, aber das können wir nicht immer leisten."

In-vivo-Code: „denjenigen aber nicht gehen lassen kann"
Konstruierter Code: unerfüllte Familienbegleitung

Um dies zu erreichen, müssen die Konzepte miteinander verglichen und wertschätzend diskutiert werden. Um den Überblick dabei nicht zu verlieren, sollten Tabellen angefertigt werden, die die Ergebnisse des offenen Kodierens auflisten und auf die Textstellen verweisen. In diesem Schritt fallen auch Codes auf, die doppelt erscheinen und damit zusammengefasst werden können. Eine Art der Zusammenfassung ist schließlich das Erstellen einer Kategorie, wobei mehrere thematisch ähnliche Codes unter einem abstrakteren Begriff zusammengefasst werden. Nach diesem Schritt kann die Tabelle erweitert werden und enthält dann die durchnummerierten Kategorien, mit den dazu passenden Konzepten (Menge x an Codes). Um ein übergeordnetes theoretisches Geflecht zwischen diesen Kategorien erkennen zu können, wird nun mit dem axialen Kodieren fortgefahren. Hierzu werden die einzelnen Kategorien so aufbereitet, dass es möglich ist, Verbindungen und Gegensätze zu identifizieren. Eine Möglichkeit ist es, die Kategorien auf Karteikarten zu schreiben, aber auch EDV-Programme (z. B. PowerPoint) bieten die Möglichkeit, Kategorien visuell neu anzuordnen. Der Begriff axiales Kodieren verweist auf die Nutzung einer Achse in diesem Prozessschritt, wobei nach der GTM das Phänomen in der Mitte steht. Nach der GTM entsteht dabei das Kodierparadigma, in welchem die Kategorien Ordnungsbereichen zugeordnet werden. Ein Kodierparadigma dient der Darstellung eines allgemeinen Handlungsmodells, also Mechanismen, die Handlungen von Personen begründen. Dieses Handlungsmodell kann soziale (z. B. Handlungen, die durch eine Personengruppe verstehbar werden) oder psychologische Prozesse (z. B. Gedanken/Interpretationen von Personen, die Handlungen verstehbar machen) abbilden (Mey/Mruck 2011).

Das Phänomen bezeichnet das zentrale Thema des Materials, welches natürlich eine Verbindung zur Forschungsfrage hat, aber aus dem konkreten Analysematerial gebildet werden muss. Danach kann das Kodierparadigma in gewisser Weise chronologisch verstanden werden (Abb. 24):

- ursächliche Bedingungen: Welche Bedingungen haben zu dem Phänomen geführt?
- Konsequenzen: Was sind die Folgen aus dem Phänomen?
- Handlungsstrategien: Welche Handlungen stehen in Bezug zum Phänomen?
- Kontextbedingungen: Welche Merkmale beeinflussen das Phänomen oder stehen mit dem Phänomen in Wechselwirkung?

Es können mehrere Kodierparadigmen entwickelt und diskutiert werden, danach folgt der Prozess des selektiven Kodierens. Hierbei wird der Einzelfall verlassen und die Kerntheorie herausgebildet. Da in der Regel Daten von mehreren Personen/Datenerhebungen gesammelt werden, geht es beim selektiven Kodieren also um die Identifikation der verbindenden Elemente. Diese Zusammenführung kann auf unterschiedlich Weise geschehen: Wichtig ist vor allem, die Kategorien, Codes sowie die Ergebnisse aus dem axialen Kodieren zu einem übergeordneten Ergebnis zu führen. Häufig werden dazu Typenbildungen genutzt, wobei ein Typ z. B. exemplarisch für ein aus dem Material gebildetes Reaktions- und Interpretationsmuster steht (z. B. ein bestimmter Typ einer Pflegefachkraft, die in bestimmter Weise auf berufliche Belastungen reagiert). Es ist ebenso möglich, unterschiedliche Kodierparadigmen zusammenzuführen und dadurch ein übergeordnetes Paradigma zu formulieren.

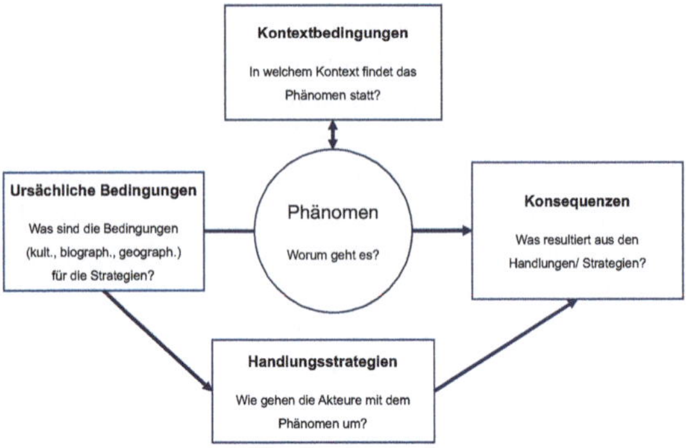

Abb. 24: Chronologische Darstellung eines Kodierparadigmas

Im Laufe der Datenerhebung kommt es zur theoretischen Sättigung. Das ist der Punkt im Forschungsprozess, an dem die Datenerhebung beendet wird, da Wiederholungen im Mittelpunkt stehen und die Sammlung neuer Daten keine neuen Informationen liefert. Es erfordert Erfahrung, um die Sättigung erkennen zu können.

Dokumentarische Methode

Mit dieser Methode wird forschungspraktisch vor allem mit Teilnehmendengruppen (z. B. Gruppendiskussionen) gearbeitet, da die dokumentarische Methode davon ausgeht, dass es unterschiedliche Sinnebenen in einem kommunikativen Austausch zu erheben gibt (Bohnsack/Kubisch 2018). Wie sich schon vermuten lässt, sind diese Sinnebenen in unterschiedlicher Weise zugänglich. Die dokumentarische Methode möchte diese Sinnebenen rekonstruieren und unterscheidet dazu verschiedene Ebenen. Die beiden zentralen Ebenen sind die immanente und die dokumentarische Sinnebene. Der immanente Sinngehalt ist, vereinfacht gesagt, die objektive Ebene – das, was wortwörtlich transportiert wird. Dementsprechend ist diese Sinnebene gut zugänglich und kann in der Analyse durch eine thematische Beschreibung verdeutlicht werden. Dies geschieht mit einer Darstellung des thematischen Verlaufs, wozu die unterschiedlichen Themen einer Diskussion aufgeschrieben werden und in der Abfolge dem jeweiligen Gesprächsabschnitt zuzuordnen sind.

Dokumentarische Methode in einer Gruppendiskussion: In einer Gruppendiskussion geht es um den Krankenversicherungsstatus als gesundheitliches Statusmerkmal. Ein Teilaspekt der Untersuchung möchte wissen, ob es unterschiedliche Selbstwahrnehmungen zwischen privat und gesetzlich Versicherten gibt. In einem Gruppendiskussionsabschnitt wird folgende Passage mit der dokumentarischen Methode analysiert.

Diskussionsteilnehmer 1: „(…) und dann sagte mit der Arzthelferin, dass ich auf den Termin 3 Monate warten muss."

Diskussionsteilnehmer 2: „JA inzwischen haben sie häufig sogar ZWEI Telefonnummern, eine für die Privatpatienten und eine für den ganzen REST." (schleudert den Arm in die Diskussionsrunde).

Diskussionsteilnehmer 1: „WENN es nur das wäre, in meinem Krankenhaus um die Ecke, haben Sie mittlerweile ein ganzes STOCKWERK für Privatpatienten, und die anderen krepieren vor sich hin."

Dem Analysebeispiel folgend, würde der thematische Verlauf für diesen Abschnitt z. B. „Wartezeiten nach Versicherungsstatus" genannt werden. Diese Themenliste kann für Ausschnitte oder das gesamte Material angefertigt werden. Ein Augenmerk bei diesem Schritt müssen die analysierenden Personen auf die Diskussionsfolge und die sogenannten Passagen legen. Passagen sind Teile des Materials, indem ein Thema abgeschlossen wird. Ein Abschluss ist u. a. dadurch zu erkennen, dass dieses Thema nicht erneut wieder aufgegriffen wird. Interessant sind darüber hinaus auch die Themenwechsel.

Der zweite Schritt in der Analyse des Materials gilt der formulierenden und reflektierenden Interpretation. Bei der formulierenden Interpretation geht es darum, den generierten Sinngehalt des Gesagten, wie ihn die Gesprächsteilnehmenden verstehen, wiederzugeben. Dem Beispiel folgend, könnte eine formulierende Interpretation lauten: „Die DiskussionsteilnehmerInnen berichten von systematischen Strukturunterschieden, wobei einerseits auf die

Terminvereinbarung und andererseits auf eine räumliche Trennung der Versicherungsgruppen im Krankenhaus hingewiesen wird." Ziel in diesem Schritt ist es, die thematische Feingliederung des Materials zu verdeutlichen. Auch Abschnitte, die chaotisch oder unsortiert anmuten, erhalten durch diesen Analyseschritt in der Regel eine Struktur.

Dem Schritt folgt anschließend die reflektierende Interpretation, welche auf den dokumentarischen Sinngehalt abzielt. Hierbei wird versucht, den gemeinsamen Erfahrungsraum in den Erzählungen, Beschreibungen und Interaktionen zu identifizieren und zugänglich zu machen (Przyborski/Slunecko 2020). In dem Beispiel wird als gemeinsamer Erfahrungsraum deutlich, dass die ProtagonistInnen über wachsende „Ungleichheit zwischen den Versicherten" sprechen, die sich „symptomatisch im Versorgungsystem immer greifbarer manifestiert" zeigt.

Es ist sehr wahrscheinlich, dass in einer thematisch festgelegten Diskussion auch sozialkulturelle Themen aufgegriffen werden, die scheinbar nicht direkt mit dem Thema zu tun haben. Ein solches Thema kann beispielsweise **soziale Gerechtigkeit** sein, obwohl es ja eigentlich nur um die Krankenversicherung gehen sollte. Mit diesem Beispiel wird deutlicher, wo die Anwendungsgebiete und Vorteile der dokumentarischen Methode liegen. Die Methode möchte den Untersuchungsgegenstand stärker in einen soziokulturellen Entstehungszusammenhang bringen. Aufgrund dieser Einbettung sind die Themen, bei denen sich die dokumentarische Methode eignet, meist etwas größer aufzustellen. Es ist also keine primäre Methode, um z. B. den Umgang mit Symptomen bei einer Erkrankung qualitativ zu beleuchten, sondern eher eine Methode für Themen mit stärker soziokultureller Ausrichtung. Neben dem genannten Beispiel zum Versicherungsstatus, kann auch der gesellschaftliche Umgang mit Pflegebedürftigen dazu gehören oder die leistungsorientierte Vergütung im Krankenhaus.

Computergestützte Auswertungsverfahren

Wie in der quantitativen Forschung ist es auch in der qualitativen Forschung mittlerweile üblich, zur Unterstützung der Auswertungsschritte Software einzusetzen (Kuckartz/Rädicker 2020). Standardmäßig sollte in der qualitativen Forschung eine Möglichkeit zur effektiven Verschriftlichung (Transkript) des Audiodatenmaterials genutzt werden. Hierzu gibt es Software, die es erleichtert, Audiospuren in einen Text zu übertragen, indem u. a. Schnellwahltasten und automatische Zeitstempel bei der Verschriftlichung platziert werden. Ein Beispiel hierfür ist die Software f4. Wer auch bei der Auswertung Software nutzen möchte, kann spezialisierte Software für die qualitative Forschung nutzen. Solche Softwareprodukte heißen z. B. Atlas.ti, oder auch MAXQDA. Es ist aber auch möglich, einfache Bürosoftware wie Word zur Analyseunterstützung einzusetzen. Prinzipiell sind die Softwarelösungen methodenoffen gehalten, es ist also möglich, unterschiedliche Auswertungsmethoden zu nutzen. Die Softwareprodukte vereinfachen das Ordnen umfangreichen Datenmaterials (z. B. vieler langer Interview-Transkripte) sowie das Kategorisieren und auch Kodieren im Datenmaterial. Auch die Zusammenarbeit in einem Auswertungsteam wird vereinfacht.

Transkriptionsschlüssel

Ein Transkriptionsschlüssel wird zur Übertragung von unterschiedlichen Datenformaten benötigt. In der qualitativen Forschung ist damit in der Regel die Verschriftlichung der Audioaufnahmen (Interviews) gemeint. Die einfachste Variante wäre sicherlich, die Abschnitte der Audioaufnahmen anzuhören und nur das Gesagte abzutippen. Das Problem dabei ist, dass viele Informationen verlorengehen: eine Pause, ein Seufzer, ein Lachen, eine Intonation. Ein Transkriptionsschlüssel gibt vor, was in der Verschriftlichung auftauchen soll (z. B. ob Pausen dokumentiert werden) und welche Symbole zur Kennzeichnung genutzt werden. Dabei gilt: Je wichtiger Interpretationen für die Forschungsfrage sind, desto umfassender muss ein Transkriptionsschlüssel sein. Geht es bei der Forschungsfrage um psychologische Konzepte (beispielsweise Belastungserleben), dann sollte ein Transkriptionsschlüssel gewählt werden, der auch Kontextinformationen abbildet (Laute, Pausen, Intonation). Geht es bei der Erhebung eher um organisatorische Fragestellungen, kann eher ein kürzerer Transkriptionsschlüssel verwendet werden – das entlastet die Schreib- und Auswertungsarbeit (Fuß/Karbach 2019). Das folgende Beispiel illustriert einen einfachen Transkriptionsschlüssel; das Symbol wird dann in den Text einsetzt, wenn es zu dem jeweiligen sprachlichen Ereignis (z. B. kurzes Absetzen) kommt.

Einfacher Transkriptionsschlüssel:

(.) = kurzes Absetzen
(2sek) = Pausen mit Längenangabe
(!) = besonderer Ausruf
neee = Dehnung
(selber ?) = vermuteter Wortlaut
(unverständlich) = unverständliche Äußerung
„……….“ = dialogische Rede
(Abbruch)= Konstruktionsabbruch
((z. B. lachen)) = „objektiv“ feststellbare, parasprachliche, nicht verbale, oder gesprächsexterne Aktivität
A: Ich sehe daher die
B: nein ich = gleichzeitiges Sprechen

Kurz erklärt: Weitere Auswertungsverfahren von qualitativen Daten

Tiefenhermeneutik: Innerhalb der Auswertungstradition der Tiefenhermeneutik steht die analytische Komponente hinter dem Material im Vordergrund. Begründet wurde sie aus der Psychoanalyse, bei der es vor allem um unbewusste Verarbeitungsprozesse, Motive und Sehnsüchte innerhalb der menschlichen Psyche geht. Da sich die Methode insbesondere den unbewussten Dimensionen der subjektiven Wahrnehmung widmet, bedeutet die tiefenhermeneutische Auswertungsarbeit vor allem, den geäußerten Sinn zu verlassen und Annahmen über die unbewusste Verarbeitungs- und Gedankenprozesse des Materials zu treffen (Haubl/Lohl 2020). Um diese Ebenen aufzudecken, wird mit der Annahme einer subjektiven Übertragung gearbeitet. Das bedeutet, vereinfacht gesagt, dass die unbewussten Anteile einer Person, die interagiert, ein Stückweit von außen durch eine andere Person wahrgenommen werden können – z. B. indem sich beim Zuhören (beispielsweise bei einem Interview) Gefühle beim Zuhörenden einstellen, die so oder so ähnlich auch eine Rolle bei der interviewten Person spielen. Das ist auch aus Alltagsbeobachtungen bekannt, z. B.

wenn eine Person anderen aggressiv gegenübertritt, dass auch die umstehenden Personen diese „Stimmung“ wahrnehmen. Da wir aber gelernt haben, in Interaktionen mit anderen primär auf die direkte Botschaft zu hören, muss bei der tiefenhermeneutischen Arbeit diese Fähigkeit wieder methodisch herausgeholt werden. Daher wirken Auswertungsverfahren in der Tiefenhermeneutik in vielen Phasen unstrukturiert, da die analysierenden Personen ihre Gedanken und Wahrnehmungen frei äußern sollen (Stichwort: freie Assoziation). Die Tiefenhermeneutik ist für qualitativ noch unterfahrene Forschende nicht geeignet und sollte in einer Gruppe von erfahrenen Hermeneutikern erlernt werden.

Phänomenologie: Sie ist aus einer philosophischen Strömung entstanden und befasst sich mit dem Phänomen (oder Gegenstand) so wie er uns (den betrachtenden Personen) erscheint (subjektiv) und wie der Gegenstand tatsächlich gegeben ist (objektiv). Im Ursprung adressiert die Phänomenologie daher auch das Verhältnis der Naturwissenschaft (bestrebt nach Objektivität) und menschlichen Wahrnehmung (inkl. der damit untrennbar verbundenen Subjektivität der Personen). In diesem Verhältnis verortet sich daher auch der Forschungsansatz der Phänomenologie, der weniger regelgeleitet (z. B. im Vergleich zur qualitativen Inhaltsanalyse) und etwas abstrakt erscheint. Das Ziel dieses Ansatzes ist es, Phänomene so zu betrachten, wie sie sind, und nicht wie sie Aufgrund von Vorwissen, Vorurteilen oder Theorien erscheinen (Lamnek/Krell 2010). Um diese Ebene zu erreichen, lassen sich Analysephasen differenzieren, wobei sich viel um den Begriff der Reduktion dreht. Reduktion bedeutet, die Betrachtung eines Phänomens um traditionelle Sichtweisen, ideologische oder religiöse Weltdeutungen und ein bestimmtes Wissenschaftsverständnis zu reduzieren. Diese Reduktion soll es ermöglichen, sich dem Phänomen in seinem ursprünglichen Wesen selbst zu nähern.

Buchtipp zur Phänomenlogie: Lamnek, S., Krell, C. (2010): Qualitative Sozialforschung: Lehrbuch. Grundlagen Psychologie. Beltz, Weinheim

Ethnographie: Dieser Begriff bezeichnet einen Forschungszugang, der primär an der Rekonstruktion von (Alltags-)Kulturen ansetzt. Von besonderem Interesse sind dabei Interaktions- und Lebensformen, Praktiken und Rituale. Aus diesem Grund werden Daten im Rahmen einer ethnographischen Analyse meist auch direkt im Alltag der Beforschten erhoben – z. B. mittels einer teilnehmenden Beobachtung, Feldnotizen und/oder Audio- und Videoaufnahmen. Ziel ist es, kulturspezifische Alltagspraktiken und deren Organisation zu analysieren. Dabei kann ein kulturkonstituierendes Merkmal auch eine Berufsgruppe (z. B. Pflegefachkraft) oder eine Pflegeversorgungsform (z. B. Intensivstation) sein. Ein ethnographischer Zugang ist daher für Fragestellungen geeignet, bei der die Alltagskultur der Personen eine besondere Bedeutung bei der Erklärung des Forschungsgegenstands einnimmt (Lamnek/Krell 2010). Bei der Datenauswertung können unterschiedliche Auswertungsverfahren genutzt werden, die Auswertung mithilfe der GTM ist besonders häufig anzutreffen.

Biografische Fallrekonstruktionen: Eine zentrale Annahme, wenn Datenauswertungen mittels biografischer Fallrekonstruktionen ausgewertet werden sollen, ist die Verbindung der persönlichen Geschichte (Biografie) und der Reaktion einer Person auf Erlebnisse, Aufgaben, Erfolge und Rückschläge. Dieses Verfahren ist darauf ausgerichtet, die sinn- und bedeutungsstrukturierende soziale Wirklichkeit einer Person, die sich aus biografischen Erlebnissen konstituiert, zu beschreiben und hinsichtlich des zu untersuchenden Gegenstands zu interpretieren (Schulze 2020). Dafür werden bei der Datenerhebung sehr offene Verfahren benötigt, wobei Teile der Biografie expliziert (berichtet) werden. Meist ist hier mit mehrstündigen Interviews zu rechnen, die eine vergangenheits- und gegenwartsbezogene Aufarbeitung eines biografischen Schwerpunkts bedeuten. Wenn eine Person z. B. eine schwere Krankheit erleidet, kann der Umgang mit der Erkrankung unter Betrachtung der eigenen Biografie aufgearbeitet werden. Dies ist z. B. bei Krankheitsmodellen wie der Salutogenese relevant. Bei diesem Verfahren sind die Chronologie der Lebensereignisse, die Unterscheidung von Erzählarten wie Bericht, Beschreibung und Argumentation und die Bildung von Erzählhypothesen wichtige Auswertungsschritte.

Videoanalysen: Ein wesentlicher Vorteil von Videoanalysen ist eine breitere Auswertungsbasis. Werden Videoaufnahmen analysiert, stehen den auswertenden Personen die bewegten Bild- und Tonaufnahmen zur Verfügung. Es ist daher möglich, Interaktionen auszuwerten, wozu z. B. Körperbewegungen, Umgebungsbedingungen und natürlich auch die Mimik und Gestik der Beteiligten gehören. Das eine breitere Informationsfülle zusammenkommt, macht die Videoanalyse in der Auswertung jedoch auch anspruchsvoller (Demuth 2020). Aus diesem Grund muss die auszuwertende Sequenz (meist wenige Minuten) im Vorfeld ausgewählt werden, auch wenn das Videomaterial unter Umständen sehr lang ausfällt. Die Ergebnisse einer Videoanalyse hängen darüber hinaus stark von der Aufzeichnungstechnik ab: Beleuchtung, Kameraposition und Szenerie sind sehr wichtig.

Ergebnisdarstellung qualitativer Verfahren: Zitate, Tabellen und Co

Wenn die Forschungsergebnisse dargestellt werden, z. B. wenn ein Artikel zu einem Forschungsprojekt veröffentlicht wird, geht es um zwei wesentliche Aspekte: Übersichtlichkeit zu den Daten und den Analyseergebnissen sowie die Möglichkeit, die Schlussfolgerungen aus einer Studie in Teilen nachvollziehbar zu gestalten. Es ist daher wichtig, sich eine geeignete Darstellungsform für die Ergebnisse zu überlegen. Eine Ergebnisdarstellung, die ausschließlich in einem Fließtext festgehalten ist, wird je nach Länge schnell unübersichtlich. Daher sollten die Ergebnisse auch in Tabellenform oder durch Abbildungen bzw. Grafiken vorgestellt werden. Meistens werden Tabellen zur Darstellung von Zahlen genutzt, bei der qualitativen Forschung spielen jedoch verbale Äußerungen eine wichtige Rolle. Um also die Schlussfolgerungen aus den analysierten Daten überprüfbarer und nachvollziehbarer machen zu können, werden besonders prägnante direkte Zitate in eine solche Tabelle oder einen Ergebnistext aufgenommen (Döring/Bortz 2016). Zusätzlich werden die Zitate mit dem Lokalisierungsverweis auf dem Datenmaterial versehen. Das ist standardmäßig eine verschlüsselte Angabe zur äußernden Person (Aliasname, Code) sowie die Zeilenangabe aus dem Transkript des Materials. Wenn die Datengrundlage auch Feldnotizen oder Fotografien umfasst, sollten LeserInnen auch hier Einblicke auf die zentralen Ergebnisse gewährt werden.

Damit kann der/die LeserIn die Ergebnisse (Theorie, Interpretationen) und die Verbindung zu dem Datenmaterial (Interview) ein stückweit nachvollziehen. Wie im Einführungsteil des Buches beschrieben, ist dies ein wichtiges Qualitätsmerkmal innerhalb des wissenschaftlichen Erkenntnisgewinns. Der Aufbau einer qualitativen Ergebnistabelle kann einfach gehalten werden: Neben den Standardelementen einer Tabelle (Tabellennummerierung und -überschrift), reichen zwei bis drei Spalten, die einerseits die Haupt- und Unterkategorie benennen, in der Nebenspalte dazu sind passende repräsentative Auszüge aus dem Material. Häufig wird auch eine Tabelle zur Beschreibung der Stichprobe und des Datenmaterials angefertigt. Darin finden sich Angaben zum Umfang des Datenmaterials, der Anzahl der Interviewteilnehmenden sowie soziodemografische Merkmale (Alter, Geschlecht, Beruf …).

Das equator-Netzwerk (Enhancing the Quality and Transparency Of Health Research) hat Standards zur Veröffentlichung von qualitativen Studien zusammengestellt, die bei der Anfertigung bzw. der Qualitätsüberprüfung von Publikationen helfen: O'Brien, B. C., Harris, I. B., Beckman, T. J., Reed, D. A., Cook, D. A. (2014): Standards for Reporting Qualitative Research: A Synthesis of Recommendations. Academic Medicine, 89(9). In: https://journals.lww.com/academicmedicine/fulltext/2014/09000/standards_for_reporting_qualitative_research__a.21.aspx (18.01.2024)

Spezielle Bias-Arten in der qualitativen Forschung

Wenn in der Wissenschaft von Bias (deutsch: Verzerrungen) gesprochen wird, sind damit ein oder auch mehrere systematische Fehler im Forschungsprozess gemeint. Ein Bias führt daher zu dem Umstand, dass die Studienergebnisse nur noch eingeschränkt Gültigkeit beanspruchen können. Das Auftreten eines Bias ist im Forschungsprozess sehr häufig. Wichtig ist vor allem, ein Bias offen zu kommunizieren und den Versuch anzustrengen, diesen methodisch zu kontrollieren, also die Auswirkung zu reduzieren. In der quantitativen Forschung sind die Bias-Arten sehr etabliert und werden mit einem sogenannten „Risk of Bias Assessment" (auch kritische Studienbewertung genannt) regelhaft bei Studien systematisch abgearbeitet – z. B. wenn eine Studie in eine Übersichtsarbeit (Review) aufgenommen werden soll und die Qualität der Studie bewertet wird. Bekannte Bias-Arten sind: Informationsbias, Selektionsbias, Publikationsbias. Da die quantitative Forschung auf einen sehr standardisierten Forschungsprozess setzt, ist es einfacher, konkrete Bias-Arten zu identifizieren und auf Studien anzuwenden. Innerhalb der qualitativen Forschung ist dieser Konkretisierungsgrad nicht so einfach zu erreichen, weshalb ein Risk of Bias Assessment zu qualitativen Studien nicht verbreitet ist. Auf der anderen Seite gibt es natürlich gute und weniger gute Studien in der qualitativen Forschung. Um die Qualität qualitativer Studien zu bewerten, wurden in der Literatur folgende Kernkriterien vorgeschlagen: intersubjektive Nachvollziehbarkeit, Indikation, empirische Verankerung, Limitation und reflektierte Subjektivität. Die Infobox stellt diese Kernkriterien detaillierter vor.

Für ein tiefgreifendes Verständnis der Kriterien empfehlen wir das folgende Buch: Steinke, I. (1999): Kriterien qualitativer Forschung. Juventa, München

Intersubjektive Nachvollziehbarkeit: Wie gut kann eine außenstehende Person den Forschungsprozess nachvollziehen, wie gut ist dieser also dokumentiert? Beschrieben werden müssen das Vorverständnis zum Wissensgegenstand, die Erhebungsmethoden und Bedingungen, die Datenverarbeitung inkl. der Transkriptionsregeln, die Auswertungsmethoden und Probleme im Forschungsprozess.

Indikation: Wie gut wird die Wahl des qualitativen Vorgehens begründet? Beschrieben werden muss dazu a) warum ein qualitativer Ansatz gewählt wurde und b) die Wahl der einzelnen Methoden im Forschungsprozess. Dazu gehört der Modus der Datenerhebung (Erhebungssituation, Samplingstrategie) und der Datenauswertung (Auswertungsmethoden).

Empirische Verankerung: Hier gilt es zu beurteilen, ob die gebildeten Hypothesen bzw. Theorien (Ergebnisse der qualitativen Untersuchung) sich gut durch die Daten abdecken lassen. Dazu müssen ausreichend Textbelege (Zitate) eingefügt, Widersprüche und Abweichungen von der generierten Theorie aufgedeckt sowie ggf. ein geeignetes Validierungsverfahren gewählt werden. Ein Validierungsverfahren stellt die kommunikative Validierung dar, wobei die Untersuchungsteilnehmenden mit den Ergebnissen (nach Auswertungsabschluss) nochmals konfrontiert werden und einschätzen sollen, inwieweit die Ergebnisse die subjektive Perspektive zum Gegenstand wiedergeben.

Limitation: Die Untersuchung muss offenlegen, welche Limitationen (Einschränkung) die Ergebnisse hinsichtlich einer Verallgemeinerung beinhalten. Jeder Forschungsprozess und damit jede Studie verfügt über Limitationen, die konkret aufgelistet und in Bezog zu den Ergebnissen gebracht werden müssen.

Reflektierte Subjektivität: Die Forschenden müssen ihre eigene Subjektivität in Bezug zu den Forschungsergebnissen beschreiben. Hierbei geht es darum, einschätzen zu können, wie abhängig die Ergebnisse von den subjektiven Positionen der Forschenden sind. Um dies zu erreichen, sollte der Forschungsprozess von Selbstbeobachtungen begleitet werden: Nähe und Distanz zu dem Thema, kulturelle Herkunft, Beziehung zu den Untersuchungsteilnehmenden, methodische Fähigkeiten der Forschenden.

Testen Sie Ihr Wissen:

1. Unterscheiden Sie die teilnehmende Beobachtung von einem Interview als Datenerhebungsmethode hinsichtlich des Nähe-Distanz-Verhältnisses.
2. Beschreiben Sie den Unterschied zwischen einem narrativen und einem problemzentrierten Interview.
3. Welche Rolle spielt die theoretische Offenheit in der qualitativen Forschung?
4. Was stellt eine geeignete Indikation für die Datenerhebung mittels Gruppendiskussionen dar?
5. Können im Rahmen eines qualitativen Forschungsprozesses, auch andere Daten – z. B. Mediendaten –analysiert werden?
6. Eine Forschungsarbeit stellt ihre Ergebnisse auf Basis einer qualitativen Inhaltsanalyse dar, was erwarten Sie in der Ergebnispräsentation?
7. Welche qualitative Methode arbeitet mit sogenannten In-vivo-Codes?
8. Was ist unter dem axialen Kodieren zu verstehen?
9. Was bedeutet Theoretical Sampling?
10. Was möchte die dokumentarische Methode als Analysemethode rekonstruieren?
11. Wofür wird ein Transkriptionsschlüssel in der qualitativen Auswertung benötigt?
12. Gibt es in der qualitativen Forschung auch Bias-Arten?

3.2.3 Mixed-Methods Forschungsansätze

Die Bezeichnung Mixed-Methods entstammt der Idee, qualitative und quantitative Forschungsansätze nicht primär getrennt zu sehen, sondern beide Richtungen (innerhalb eines Forschungsvorhabens) zu kombinieren. Während die quantitative Forschung benötigt wird, um hypothesentestende Forschung durchzuführen und Schlussfolgerungen auf die Grundgesamtheit übertragen zu können, richtet die qualitative Forschung ihren Fokus auf die subjektiven Interpretationsprozesse von Individuen. Die qualitative Forschung kann also helfen, Wahrnehmungsinterpretationen zu beschreiben, wo es für ein Forschungsgebiet relevant erscheint. Je nach angewendeter Reihenfolge werden die qualitativen und quantitativen Daten zu unterschiedlichen Zwecken verwendet. Werden zunächst eine qualitative Erhebung und Auswertung vorgeschaltet, kann die qualitative Erhebung helfen, die konkrete (quantitative) Fragestellung zu konkretisieren, bzw. auch die Operationalisierung des Vorgehens zu unterstützen. Kommt zunächst eine quantitative Erhebung, kann ein qualitativer Studienteil z. B. zu Interpretation der quantitativen Studienergebnisse genutzt werden. Auch eine parallele Anwendung beider Stränge ist möglich, wobei meist ein Unsicherheitsfaktor ist, wie die Ergebnisse dann in eine Beziehung gesetzt werden. Entscheidend bei dem Einsatz eines Mixed-Methods-Designs ist, dass die fundamentalen Regeln der einzelnen Forschungsrichtungen (quantitativ/qualitativ) nicht aufgelöst werden. Das bedeutet, dass Mixed-Methods-Designs durch die Kombinatorik (nacheinander, parallel) und die Zusammenarbeit unterschiedlicher Forschender wirksam werden (Shorten/Smith 2017).

Quantitative Studie -> Qualitative Studie

Im Rahmen einer Studie werden ambulante Pflegeempfänger*innen hinsichtlich ihrer Unterstützungsbedarfe gefragt. Innerhalb der quantitativen Fragebogenbefragung kommt heraus, dass 69% einen Unterstützungsbedarf im Themenfeld Sturzangst haben. Die nachgeschaltete qualitative Erhebung soll mittels strukturierter Interviews dieses Thema vertiefend beleuchten, indem die Pflegeempfänger*innen genauere Auskunft zur Wahrnehmung der Sturzangst und dem alltäglichen Umgang damit geben.

Qualitative Studie -> Quantitative Studie

Bei einer Literatursuche wird deutlich, dass es bisher kaum Studien zu dem Pflegebedarf hochaltriger Personen im Strafvollzug gibt. Eine qualitative Studie mit acht semi-strukturierten Interviews wird durchgeführt, um herauszufinden, welche Themengebiete und Bedarfe von den Gefangenen bzw. den Mitarbeitenden genannt werden. Die qualitative Erhebung soll auch helfen herauszufinden, wie relevant dieses Thema von den Gefangenen bzw. den Mitarbeitenden eingeordnet wird. Auf Basis der Ergebnisse soll ein quantitativer Fragebogen entworfen werden, der an alle Justizvollzugsanstalten in Deutschland geschickt wird.

Paralleldesign

Im Rahmen einer Studie zur langfristigen Belastungssituation bei Pflegefachkräften wird eine quantitative Zeitmessstudie durchgeführt. Hierbei sollen die Pflegefachpersonen täglich in einem Fragenbogen angeben, welche Tätigkeit sie durchführen, wie viel Zeit dafür benötigt wird und wie hoch sie die Belastung dabei einschätzen. Ergänzend dazu werden Personen mit hoher Belastungseinschätzung noch am selben Tag kontaktiert und mittels telefonischer Interviews zu dem Belastungserleben und der Arbeitssituation vertiefend befragt.

Mixed-Methods-Designs sind anspruchsvolle Vorhaben, da jeder Forschungsbereich (quantitativ/qualitativ) mit der gleichen Sorgfalt betrieben werden muss. Es ist nicht möglich, die Ansprüche an den Aufwand in den beiden Bereichen zu reduzieren, vielleicht mit der Idee, dass die Kombination kompensatorisch wirkt. Es gibt darüber hinaus eine Diskussion über spezifische Gütekriterien für Mixed-Methods-Studiendesigns, welche die Begründung für die Angemessenheit eines solchen Vorgehens in den Mittelpunkt stellt, diese wird aber an dieser Stelle nicht vertieft werden. Insgesamt ist davon auszugehen, dass eine stärkere Zusammenarbeit von qualitativer und quantitativer Forschung auch zukünftig zu erwarten ist.

Wer sich für Beispiele auf dem Gebiet der Mixed-Methods-Forschung interessiert, kann sich in Schwerpunktzeitschriften zur Mixed-Methods-Forschung vertiefend über Studien informieren, z. B. im Journal of Mixed Methods Research: https://journals.sagepub.com/home/mmr (18.01.2024).

3.3 Evidenzbasierte Praxis: Die Rolle von (klinischen) Studien in der Gesundheitsversorgung

Die wesentlichen Merkmale des wissenschaftlichen Erkenntnisprozesses sind unabhängig von der Disziplin: Ob ich mich also mit sozialwissenschaftlichen, biomedizinischen oder ökonomischen Wissensbereichen beschäftige – der Weg zur Erkenntnis unterliegt denselben Regeln. Wissenschaft versucht, eine Verbindung zur Praxis zu finden, Erkenntnisse sollen also das menschliche Handeln beeinflussen. Übertragen auf das Gesundheits- und Pflegewesen bedeutet dies u. a., dass Therapien und Pflegemaßnahmen wissenschaftsbasiert sind. Eine Pflegeversorgung, die auf wissenschaftlichen Erkenntnissen beruht, wird Evidence-based Nursing, oder disziplinübergreifend Evidence-based Practice genannt. Das Therapie- und Pflegemaßnahmen durch wissenschaftliche Studien evaluiert und schließlich auch den Pflegempfängerinnen und -empfängern zur Verfügung gestellt werden, ist für das gesamte Gesundheitssystem von Interesse. Daher gibt es in Deutschland und auch in den meisten entwickelten Gesundheitssystemen weltweit spezielle Strukturen, die dafür sorgen sollen, dass primär wissenschaftlich evaluierte Maßnahmen eingesetzt werden.

Organisationsprinzip des deutschen Gesundheitswesens

Aus historischen und politischen Gründen ist das deutsche Gesundheitswesen um den Arztberuf aufgebaut worden. Hierfür gibt es keine inhaltlichen Gründe, wie oft angenommen, diese sind rein aus der guten Organisation der Ärzteschaft gewachsen. Auch andere Berufsgruppen können im Gesundheitswesen mehr Verantwortung übernehmen, was mit hoher Wahrscheinlichkeit jedoch erst von den jeweiligen Berufsgruppen erstritten werden muss. Was meint Verantwortung in diesem Kontext (schließlich übernehmen Pflegefachkräfte doch viel Verantwortung in ihrem Alltag)? Mit Verantwortung ist die Frage gemeint, wer formell (juristisch) für die gesundheitliche Versorgung zuständig ist: Das sind in Deutschland die Ärztinnen und Ärzte. Neben den ÄrztInnen (werden auch als Leistungserbringer bezeichnet) stehen die Kostenträger (Krankenkassen) und Vertreter der Krankenhäuser (Leistungserbringer) im Mittelpunkt der Organisation des deutschen Gesundheitswesens. Diese Vertreter kommen alle im Gemeinsamen Bundesausschuss zusammen, dem obersten Verwaltungsorgan des Gesundheitswesens. Hier wird maßgeblich über den Leistungskatalog des Gesundheitswesens entschieden, also die Frage beantwortet, wie das Gesundheitssystem arbeitet und welche Behandlungen und Medikamente von den gesetzlichen Krankenkassen finanziert werden.

Da der Gemeinsame Bundesausschuss im Gesundheitswesen eine zentrale Rolle spielt, ist diese Institution auch mit wissenschaftlichen Aufgaben betraut. Der Gemeinsame Bundesausschuss entscheidet maßgeblich über den Leistungsumfang der gesetzlichen Krankenversicherung. Sollen also neue Medikamente oder Therapiemaßnahmen von der Krankenversicherung bezahlt werden, muss der Gemeinsame Bundesausschuss positiv darüber entscheiden. Eine positive Entscheidung soll nicht auf individuellen Meinungen der Mitglieder des Ausschusses beruhen, sondern auf Basis von wissenschaftlichen Wirksamkeitsnachweisen (Busse et al. 2017). Vereinfacht gesagt soll er also der Frage nachgehen, ob eine Therapiemaßnahme den Gesundheitszustand im Rahmen einer Gesundheitsstörung verbessert – natürlich unter Berücksichtigung der Sicherheit (u. a. geringe Nebenwirkungen). Dieser Wirksamkeitsnachweis muss in der Regel mithilfe einer randomisiert-kontrollierten Studie erfolgen. Andere Studiendesigns werden unter Verweis ihres Bias-Risikos nicht akzeptiert (Perleth 2019). Dadurch wird deutlich, welche große Bedeutung wissenschaftliche Studien auch für das wirtschaftliche Handeln im Gesundheitswesen haben. Anders als auf dem freien Markt, ist es für Firmen und AkteurInnen im Gesundheitswesen von entscheidender Bedeutung, wissenschaftliche Studien zu einem Produkt vorlegen zu können. Ein zweiter Punkt wird damit vielleicht ebenso deutlich: Eine Entscheidung über das Studiendesign ist damit auch eine Frage der Regularien. Soll eine Pflegemaßnahme im Gesundheitswesen implementiert werden, ist es in der Regel notwendig, randomisiert-kontrollierte Studien vorlegen zu können. Die systematische Bewertung mittels klinischer Studien ist mit den Reformen zu Beginn der 2000er Jahre gestärkt worden, historisch gibt es also noch viele Gesundheitsmaßnahmen, die ohne klare Wirksamkeitsnachweise im Gesundheitswesen aufgenommen wurden. Das bedeutet, dass nicht alles, was im Gesundheitswesen passiert, durch wissenschaftliche Studien abgesichert ist: Maßnahmen können falsch durchgeführt werden, auf falschen Annahmen beruhen (z. B. falsche Diagnostik) oder von unklarer Evidenzlage sein.

> ⚠ Klinische Studien bilden die Basis für Wirksamkeitsnachweise, die gesetzlich gefordert werden, um Leistungen über die Krankenversicherung in Deutschland zur Verfügung zu stellen.

Ökonomische Bewertung, Real-World Evidence, HTA, Disengagement

Bei der Frage, ob Gesundheitsmaßnahmen für die Krankenversicherten angeboten werden, spielt auch die ökonomische Bewertung eine zunehmend größere Rolle: Ziel ist es, ein Behandlungsergebnis mit einem Geldwert zu verbinden. Allgemein wird für die nächsten Jahrzehnte von einem steigenden Kostendruck im Gesundheitswesen ausgegangen. Gründe hierfür sind u. a. der demografische Wandel, aber auch die Kosten für eine Umstellung der Wirtschaft auf ein nachhaltigeres Handeln. Wenn die Kosten für die Gesundheitsleistungen entweder absolut (steigende Nachfrage insgesamt) oder relativ (Kosten einzelner Maßnahmen) steigen, dann wird versucht, Maßnahmen zu stärken, die günstige Kosten-Nutzen-Relationen erwarten lassen.

Rückenschmerztherapie – fiktives Beispiel

Ein Patient hat die Möglichkeit, den Rückenschmerz mit der Bewegungstherapie (Maßnahme 1) oder der Rückenoperation (Maßnahme 2) zu behandeln. Die Bewegungstherapie erfolgt über die Dauer von sechs Monaten mit zwei Trainingseinheiten in der Woche, die Rückenoperation erfordert einen fünfstündigen Eingriff mit anschließendem Rehabilitationsaufenthalt. Beide Maßnahmen sollen die rückenschmerzbedingten Krankheitstage im Folgejahr reduzieren. Die Kosten gestalten sich wie folgt: 5500 Euro für die Bewegungstherapie, 8500 Euro für die Operation und die anschließende Reha-Maßnahme. Reduktion der Krankheitstage im Folgejahr: Bewegungstherapie um 15 Krankheitstage, Rückenoperation um 18 Krankheitstage. Es zeigt sich, dass die Reduktion um einen Krankheitstag mit Bewegungstraining 367 Euro, mit der Rückenoperation 472 Euro kostet.

Maßnahmen also nicht nur hinsichtlich des klinischen Erfolgs zu bewerten, sondern um eine Kostenschätzung zu ergänzen, ist Aufgabe der Gesundheitsökonomie und in den primär marktwirtschaftlich geprägten Gesundheitssystemen sehr verbreitet (Beispiel: USA). In Deutschland darf niemandem eine Maßnahme, der ein Nutzen zugeschrieben wird, aufgrund der Kosten vorenthalten werden. Zukünftig ist jedoch davon auszugehen, das ökonomische Bewertungen auch im deutschen Gesundheitssystem eine größere Rolle spielen. Weshalb ökonomische Bewertungen bei der Konzeption von Forschung im Gesundheitswesen erwartbar wichtiger werden.

Als weiterer wichtiger Begriff muss noch die sogenannte „Real-World-Evidence" erwähnt werden. Die gesamte Arbeitswelt, wie auch das Gesundheitswesen, werden zunehmend digitalisiert. Die dahinterliegende elektronische Datenverarbeitung ermöglicht den Zugriff auf eine riesige Menge an Daten. Je mehr die elektronische Datenverarbeitung in unseren Alltag einzieht, desto mehr bietet sie die Möglichkeit, ein genaues Abbild unseres Lebens zu zeichnen. So kann man auch mehr über die Gesundheit einzelner und ganzer Bevölkerungsgruppen erfahren und das Gesundheitssystem darauf ausrichten. Statt also z. B. Menschen zu ihrem Gesundheitszustand zu befragen und diese Daten im Rahmen einer Studie zu sammeln, könnten zukünftig Echtzeitdaten aus der digitalen Lebenswelt genutzt werden, um über den Gesundheitszustand von Personen etwas zu erfahren. Der Begriff der Real-World-Evidence (Lebenswelt-bezogene Daten) zielt auf solche Daten ab (Kympouropoulos 2023). Eine solche Datenauswertung unterliegt in Deutschland engen Grenzen, da viel Wert auf einen umfangreichen Datenschutz gelegt wird. Daten aus der direkten Gesundheitsversorgung, die zweckgemäß unter Wahrung des Datenschutzes ausgewertet werden, können zukünftig eine wichtige Rolle bei der Evaluation von Gesundheitsinterventionen spielen.

Real-World-Data

Menschen nutzen aus den unterschiedlichsten Gründen Suchmaschinen wie Google: Auffinden von Webseiten, Informationen und Dienstleistungen. Verbreitung gefunden hat auch die Gewohnheit, Symptome in eine Suchmaschine zu tippen und dadurch eine erste Einschätzung zu möglichen Ursachen zu erhalten. Werden diese Suchanfragen erfasst, können sie auch dazu genutzt werden, um ein oberflächiges Gesundheitsmonitoring durchzuführen. Fällt z. B. auf, dass die Bevölkerung in einem Gebiet vermehrt Suchanfragen zu Erkältungssymptomen stellt, kann dies ein Hinweis auf eine sich entwickelnde Grippewelle darstellen. Institutionen könnten diese Information zukünftig nutzen, um erste Maßnahmen einzuleiten.

Evaluationsformat: Health Technology Assessment

Der Begriff Health Technology Assessment (HTA) klingt auf den ersten Blick technisch, Gesundheitstechnologien im Sinne des HTA-Begriffes umfassen jedoch alle Maßnahmen im Gesundheitswesen, die für ein gezieltes Versorgungsergebnis genutzt werden. Dazu gehören natürlich auch Pflegemaßnahmen. Der HTA-Begriff ist primär mit dem Anspruch verbunden, das Handeln im

Gesundheitswesen auf soliden Wirksamkeitsnachweisen und einer Folgenabschätzung zu gründen. Ähnlich wie die evidenzbasierte Gesundheitsversorgung, sollen Maßnahmen eingesetzt werden, die in wissenschaftlichen Studien einen Wirksamkeitsnachweis erbracht haben. Darüber hinaus beinhaltet eine HTA-Beurteilung eine umfassende Folgenabschätzung, die ökonomische, soziale, ethische und auch nachhaltigkeitsbezogene Aspekte umfasst. Mit dem Erbringen eines HTA-Berichtes sollen interessierte Personen und EntscheiderInnen (vor allem auf Ebene des Gesundheitssystems) wissen, welche Folgen das Einbringen einer Gesundheitstechnologie hat (Busse et al. 2017). HTA-Berichte sind aus diesem Grund auch thematisch etwas breiter formuliert, es geht häufig um Interventionsgruppen (z. B. Pflegekonzepte bei Demenz), wobei gleich mehrere Einzelmaßnahmen zusammen betrachtet werden. Eine HTA-Beurteilung ist aufgrund der großen Bandbreite an Evaluationsthemen daher auch ein interdisziplinärer Ansatz. Es werden klinische ExpertInnen, Personen mit Wissen zur Ethik, dem Versorgungssystem und auch der Ökonomie benötigt, um einen fundierten HTA-Anspruch zu realisieren. Eine wichtige Methode, die HTA-Bewertungen zugrunde liegt, ist jedoch auch die systematische Literaturrecherche und die Synthese der gefundenen Informationen.

Testen Sie Ihr Wissen:
Recherchieren Sie Spuren der evidenzbasierten Praxis (Ebene: Gesundheitssystem), indem Sie GBA (Gemeinsamer Bundesausschuss) und Bewertungsverfahren (nach §§ 135, 137c und 137e SGB V) in ihre Suchmaschine eintippen.
Greifen Sie auf die Verfahren zu und nutzen eine bis zwei Interventionen mit dem Status „Verfahren abgeschlossen". Betrachten Sie die unterschiedlichen Dokumente zur Methodenbewertung und hierbei insbesondere: „Beschlusstext" und „Zusammenfassende Dokumentation".
Beantworten Sie hierzu die folgenden Fragen:

- Um welche Intervention handelt es sich?
- Werden die Kosten der Intervention in den Leistungskatalog der gesetzlichen Krankenversicherung aufgenommen?
- Welche Studienergebnisse werden zur Evaluation der Maßnahme vorgestellt?

IV. Pflegeforschung anwenden

Forschungsergebnisse werden durch Veröffentlichungen und darin dargestellten Kennzahlen und sprachlichen Interpretationen kommuniziert. Danach können solche Ergebnisse in die unterschiedlichen Gestaltungsebenen der Gesundheitsversorgung einfließen. Welche Ebenen es bei der Anwendung von Forschungsergebnissen gibt, wie Forschungswissen weiterverarbeitet bzw. zusammengefasst werden kann und wer Forschungsprojekte finanziert, wird in diesem Kapitel vorgestellt. Die Erklärungen sollen dabei helfen, einen Blick in die Forschungspraxis zu werfen und eine Orientierung zu wichtigen Implementationsmethoden von Forschungsergebnissen zu erhalten. Zudem erfahren Sie, welche Rolle die Zusammenfassung von Forschungsergebnissen spielt, um die Reichweite von Einzelstudien zu erhöhen.

4.1 Forschungsstrukturen

Wenn über Forschungsergebnisse gesprochen wird, darf nicht vergessen werden, dass Forschung vor allem innerhalb spezieller Rahmenbedingungen stattfindet. Diese Rahmenbedingungen ermöglichen Forschungsprozesse, können diese aber auch unterbinden (wenn also eine Forschungsinitiative z. B. nicht die Ressourcen erhält, die benötigt werden, um die Forschungsfrage zu verfolgen). Wir können grob zwischen den Professionalisierungsgraden der Forschung unterscheiden: Forschungsprozesse, die aus einem individuellen Engagement entspringen und mit wenig Ressourcen (Personal, Technik) umgesetzt werden und Forschungsprozesse, die mit großen Teams und primär hauptberuflich umgesetzt werden. Zwischen diesen Positionen gibt es natürlich ein breites Spektrum. Allgemein lässt sich ein Trend in den Forschungsprozessen weltweit erkennen: Forschungsvorhaben sind immer mehr mit technischen Komponenten verbunden. Es zählt also nicht nur die Denkleistung hinter einem Forschungsvorhaben, sondern vermehrt auch ein technischer Aufwand, der betrieben werden muss. In der Regel müssen z. B. große Datenmengen verarbeitet und häufig auch technische Entwicklungen realisiert werden. Das ist ein wichtiger Grund, warum Forschung meist nur noch mit einer finanziellen Förderung für Personal und technische Ausstattung realisierbar ist. Davon ein stückweit ausgenommen sind die Qualifikationsarbeiten (Bachelor, Master, teilweise auch Promotionsleistungen), die auch weiterhin mit geringeren Mitteln und vor allem durch die Initiative einzelner Personen umgesetzt werden. Dass für Forschung in der Regel eine finanzielle Förderung notwendig ist, deutet auch auf einen entscheidenden Punkt hin: Diejenige Person oder Einrichtung, die die finanziellen Mittel zur Verfügung stellt, entscheidet letztlich, wer Forschungsprojekte umsetzen darf und zum Teil auch, welche Forschungsvorhaben gefördert werden. Hierzu kann zwischen Geldgebern mit kommerziellen und mit nicht-kommerziellen Interessen differenziert werden. Geldgeber mit kommerziellen Interessen möchten die Forschungsergebnisse für ihre geschäftliche Aktivität nutzen (Verkauf von Produkten wie z. B. Arzneimittel, Geldgeber mit nicht-kommerziellen Interessen möchten Forschungsstrukturen unterstützen und häufig gesellschaftlich relevante Probleme lösen. Allgemein lässt sich sagen, dass Forschungsbemühungen bei einer günstigen Verwertbarkeit (kommerzieller Nutzen) der Forschungsergebnisse wachsen. Die Pflegeforschung ist in diesem Zusammenhang bislang mit geringen kommerziellen Verwertungsperspektiven ausgestattet, weshalb sie primär auf staatliche Geldgeber und Stiftungen (z. B. durch die Robert-Bosch-Stiftung), angewiesen ist.

Wesentliche Teile der Forschungsaktivitäten sind fächerübergreifend an den Hochschulen (Universitäten, Fachhochschulen) und staatlich geförderten Forschungsinstitutionen (Helmholtz-Institute, Fraunhofer, Max-Planck-Gesellschaft, Akademien der Wissenschaften), privaten Forschungsinstituten sowie der Industrie (Beispiele: Automobilsektor, Arzneimittelhersteller) angesiedelt. Werden Gelder für ein Forschungsprojekt eingeworben, d. h. das Geld kommt nicht aus dem eigenen Budget, sondern von außen (z. B. von einer Stiftung), werden diese Geldmittel auch als Drittmittel bezeichnet. Um Gelder zu erhalten, sind meist Forschungsanträge zu formulieren. Die Anträge beschreiben das Projekt, die Beteiligten, die Kosten und die Arbeitsschritte eines Vorhabens. Meist entscheidet ein, den antragstellenden Personen nicht bekanntes, Gutachtergremium über die Förderung eines Projekts. Um einen Antrag einzureichen, gibt es die sogenannten Ausschreibungen (engl. Calls), die von den fördernden Institution veröffentlicht werden. Solche Ausschreibungen sind in der Regel themenspezifisch, d. h. es sollen Projekte zu einem definierten Thema eingereicht werden (z. B. zu einer Erkrankung). Hat eine Forschungsgruppe Erfolg, werden Projekte in der Regel zwischen einem und drei Jahren gefördert.

Bundesministerium für Bildung und Forschung: Cluster Zukunft der Pflege – Pflegeinnovationen in die Praxis bringen

„Sensorik, Robotik und virtuelle Realität halten zunehmend Einzug in unseren modernen Alltag. Viele innovative technologische Entwicklungen wurden im Bereich der Pflege bereits vorangetrieben. Im nächsten Schritt gilt es, diese Innovationen in die Breite zu tragen und für Betroffene und Pflegende verfügbar zu machen. Der Einsatz neuer Technologien in der Pflegepraxis kann nur gemeinsam mit pflegebedürftigen Personen und ihren Angehörigen sowie den Pflegenden in den Pflegediensten, den Pflegeeinrichtungen und Kliniken erfolgreich erprobt und eingeführt werden. Das BMBF hat daher bereits 2017 das Cluster „Zukunft der Pflege“ gestartet. Im Cluster werden soziale und technische Innovationen in der Pflege zusammengebracht: Forschung, Wirtschaft und Pflegepraxis arbeiten gemeinsam an neuen Produkten, die den Pflegealltag in Deutschland erleichtern und verbessern können.“ (www.bmbf.de/bmbf/de/forschung/gesundheit/pflege/pflege_node.html, 18.01.2024)

Es kann jedoch festgehalten werden, dass bei Ausschreibungen mit großer Reichweite und Fördertöpfen (z. B. Ausschreibungen durch das Bundesministerium für Bildung und Forschung) meist hunderte Anträge eingehen – hier ist wahrscheinlich, dass ein Großteil der Anträge abgelehnt wird. Ein gefördertes Projekt hat ein- oder mehrere Leitungen sowie wissenschaftliche Mitarbeitende (inkl. DoktorandInnen), die für die Umsetzung des Forschungsprozesses verantwortlich sind. Ein wesentliches Ziel der meisten Forschungsprojekte, die durch öffentliche Gelder finanziert werden, ist die Veröffentlichung der Ergebnisse. Hierzu werden Artikel formuliert, die bei wissenschaftlichen, oftmals englischsprachigen, Fachzeitschriften (Journals) eingereicht werden. Hat ein*e Wissenschaftler*in viele Veröffentlichungen, wirkt sich das positiv auf Renommee und Karriereoptionen aus. Anders ist dieser Prozess bei kommerziell durchgeführter Forschung. Unternehmen, die über Forschungs- und Entwicklungsabteilungen verfügen, haben einen deutlich intransparenteren Forschungsprozess. Das liegt u. a. daran, dass Forschungsvorhaben nur eingeschränkt nach außen kommuniziert werden und Veröffentlichungen meist nur bei geschäftsförderndem Ergebnis vorgenommen werden. Gefährden Forschungsergebnisse also den Unternehmenszweck, der in der Regel eine Gewinnmaximierung ist, werden Forschungsergebnisse mit hoher Wahrscheinlichkeit nicht veröffentlicht. Da Unternehmen so arbeiten, müssen stringente Regeln aufgestellt werden, die sicherstellen, dass der Forschungsprozess transparenter wird. Dies ist z. B. bei der Arzneimittelforschung der Fall, wo detaillierte Regularien helfen, dass die Forschungsprojekte und Ergebnisse von unabhängiger Stelle überwacht werden (z. B. dem Bundesinstitut für Arzneimittel und Medizinprodukte). Dieses Bemühen um Transparenz bleibt ein fortwährendes. Ein weiterer Diskussionspunkt im Bereich der kommerziellen Forschung ist auch die Frage, wonach geforscht wird. Jeder Forschungsinitiative eines Unternehmens geht eine Analyse der Marktrelevanz voraus. Stellt sich dabei heraus, dass sich nur wenig mit einer Entwicklung verdienen lässt, werden andere Forschungsfelder bevorzugt. Dies ist u. a. aus der Forschung zur Entwicklung von neuen Antibiotika-Arzneimitteln der Fall. Obwohl immer mehr Antibiotikamedikamente gegen spezifische Krankheitserreger unwirksam sind (Resistenzen), haben viele Arzneimittelhersteller ihre Forschungen auf dem Gebiet eingestellt. Der Grund ist einfach: Die Arzneimittel sind zu günstig und bieten aus Sicht der Hersteller kein gutes Marktpotenzial. Aus diesen Beschreibungen wird deutlich, dass Forschung nur durch einen guten Finanzierungsmix erfolgreich sein kann. Auch die kommerzielle Forschung ist wichtig und hat ihre Stärken: hoher Mittelaufwand, zügige Forschungsprozesse, gute Verwertungsperspektiven.

Öffentlich geförderte Forschung: Mit Steuermitteln werden wesentliche Teile der Forschungslandschaft unterstützt. Differenziert wird dabei meist zwischen Landes- und Bundesmitteln, häufig werden Steuertöpfe auch kombiniert. Steuerfinanzierte Forschungsprozesse, Daten und Ergebnisse sind dem öffentlichen Zweck zugeordnet und können daher eingesehen werden (unter Berücksichtigung des Datenschutzes). Die wichtigsten Geldgeber sind das Bundesministerium für Bildung und Forschung (BMBF) und die Deutsche Forschungsgemeinschaft (DFG). Allein die DFG gibt jährlich etwa vier Milliarden für die Forschungsförderung aus.
Stiftungen: Werden meist von Unternehmen bzw. wohlhabenden Personen gegründet. Einige Unternehmen führen einen Teil ihrer Gewinne (Beispiel: Bosch mit der Robert-Bosch-Stiftung) in Stiftungen und finanzieren damit unterschiedliche Projekte. Welche Vorhaben und wie viele davon finanziert werden, obliegt der Stiftung selbst. Es gibt daher auch Stiftungen, die umstritten sind.
Industrielle Forschung und Entwicklung: In Deutschland werden die Ausgaben der Wirtschaft für Forschung und Entwicklung auf insgesamt ca. 85 Milliarden Euro beziffert. Branchen mit besonders hohem Forschungs- und Entwicklungsaufwand sind die chemische Industrie, Automobilindustrie, Maschinenbau und die Pharmaindustrie.
Außeruniversitäre Forschungsinstitutionen: Bekannte Forschungsinstitutionen sind die Helmholtz-Gemeinschaft (u. a. mit Bereichen in der Gesundheitsforschung und der Neurodegeneration), die Max-Planck-Gesellschaft, die Leibniz-Gemeinschaft und die Fraunhofer-Institute
Hochschulische Forschung: Große Teile der Forschungsaktivitäten finden auch an Universitäten und Hochschulen für angewandte Wissenschaften statt. Beispiele für besonders forschungsstarke Hochschulen sind die LMU München, die Universität Heidelberg, RWTH Aachen und die FU Berlin.

4.2 Projektmanagement in der Forschung

Wie bei vielen größeren Vorhaben ist es auch in der Wissenschaft nicht leicht, ein komplexes Projekt fristgerecht, ohne Abstriche an die Qualität und mit einem angemessenen Ressourceneinsatz zu realisieren. Hinweise auf ein misslungenes Projektmanagement können z. B. intensive Arbeitsphasen zum Projektabschluss, wobei stark an der Belastungsgrenze gearbeitet wird, oder ein fehlerhaftes bzw. unvollständiges Arbeitsergebnis sein. Ein strukturiertes Projektmanagement möchte dies vermeiden und steht für eine realistische Ressourceneinschätzung, termingerechte Fertigstellung, Umsetzungsqualität und bei Problemen frühzeitige Gegensteuerung (Litke et al. 2018). Anders als bei physischen Gütern ist die Wissenschaft mit viel Denk-, Auswertungs- und Schreibarbeit verbunden. Dadurch wird die Arbeit abstrakter: Anders als z. B. beim Bau einer Gartenhütte sehe ich nicht, ob ich schnell oder langsam bin. Dazu kommt noch ein weiterer Aspekt: Die wissenschaftliche Arbeit ist voller Ablenkung, weil unsere Gedanken nicht so leicht zu steuern sind wie z. B. ein Muskel. Schell ist man mit den Gedanken woanders, bei der Abendplanung, dem Gespräch mit einem Freund, oder anderen schönen Dingen. Aus diesem Grund hilft ein strukturiertes Projektmanagement bei der Motivation und der Fokussierung auf das Projekt.

Methodisch wird im Projektmanagement mit drei wesentlichen Elementen gearbeitet:

1. Aufteilung von Vorhaben in kleinere Schritte (Arbeitspakete)
2. Zeitplanung
3. Transparenz zum Grad der Fertigstellung und der Zuständigkeit

Bei der Aufteilung wird versucht, sinnvoll voneinander abgrenzbare Arbeitspakete zu definieren. In der Forschung bietet sich hierzu eine Orientierung am Forschungsprozess an: Theoretische Vorarbeit, Datenerhebung, Datenauswertung und Ergebnispräsentation. Diese Phasen sind mehr oder weniger Teil eines jeden Forschungsprojektes und lassen sich mit einzelnen Arbeitspaketen feiner definieren. Bei der Definition der Arbeitspakete sollte auf die Größe geachtet werden. Sind einzelne Pakete zu groß oder zu klein, können sie aufgeteilt oder zusammengeführt werden.

Arbeitspakete zu den Projektphasen eines wissenschaftlichen Projektes

Theoretische Vorarbeit: Literaturrecherche und Auswertung, Definition der Fragestellung und des methodischen Vorgehens, Formulierung eines Exposés

Datenerhebung: Erstellung der Datenbank (z. B. Literaturdatenbank, Befragungsdatenbank), Datensammlung, Sichtung und Aufarbeitung der Rohdaten

Datenauswertung: Anfertigung der Auswertungsskripts, Deskriptive Analyse der Daten, grafische Auswertung der Daten

Ergebnispräsentation: Erstellung der Gliederung, Schreibprozess zum Kapitel X, Korrekturarbeiten, Druck

Wenn die Arbeitspakete aufgestellt sind, werden diese in einem nächsten Schritt mit dem konkreten (geschätzten) Zeitbedarf hinterlegt. Der Zeitbedarf richtet sich nach dem Aufwand, der in dem Zeitraum investiert werden kann. Wenn die Anfertigung einer Bachelor- oder Masterarbeit mit einem Projektplan hinterlegt werden soll, muss überlegt werden, wie viel Zeit in einer durchschnittlichen Woche zur Verfügung steht und wie hoch die eigene Belastungsgrenze einschätzt wird.

Rechenbeispiel Bachelorarbeit

Bedingungen: berufliche Tätigkeit in der Pflege (20 Stunden pro Woche), 8 Stunden Arbeitszeit pro Tag inkl. Samstag (6 x 8 – 20 = 28 Stunden pro Woche Kapazität für Bachelorarbeit). Verteilung der Aufgaben: ca. 50% der Zeit (28 Stunden) mit hoher Konzentration (Sichten und Zusammenfassen von Literatur, Schreiben, Auswertungsarbeiten), 50% für leichtere Arbeiten (Formatierungsarbeite, Anlage Literaturverzeichnis, Austausch mit KommilitonInnen). Insgesamt stehen für die Anfertigung der Bachelorarbeit 12 Wochen zur Verfügung, daher kann der Projektplan mit 12 Wochen Gesamtlänge unterteilt werden. Wer sichergehen möchte, nutzt von vornherein einen kürzeren Zeitraum (z. B. 10 Wochen), um Reserven zu haben, vor allem, da die Erfahrung bei der Kalkulation des Zeitbedarfs fehlt (wie viel Zeit wird für eine Tätigkeit benötigt).

Für einen guten Überblick wird im Projektmanagement in der Regel auf ein **Gantt-Diagramm** (Tab. 21) zurückgegriffen. Dies ist eine

Tabelle, in der die Projektphasen, die Arbeitspakete und die Zeiteinheiten übersichtlich visualisiert werden (Litke et al. 2018). Dabei lässt sich auch gut erkennen, welche Projektphasen besonders dicht mit Arbeitspaketen bestückt sind und wo ggf. Änderungen erfolgen müssen. Sinnvoll ist eine Projektplanung, wenn größere Projekte realisiert werden müssen – insbesondere, wenn mehrere Beteiligte an dem Projekt arbeiten. Unter dem Begriff des Projektmanagements sind neben den hier inhaltlich skizzierten Aspekten noch viele weitere Instrumente summiert: Moderation, Controlling, Konfliktmanagement usw. Wer im Laufe seiner beruflichen Entwicklung größere Vorhaben umsetzen möchte, sollte sich mit Inhalten zum Thema Projektmanagement beschäftigen.

Tab. 21: Skizze einer Projektplanung über neun Kalenderwochen

AP 1: Theoretische Vorarbeit	KW1	2	3	4	5	6	7	8	9
UAP 1.1 Literaturrecherche und Auswertung	x	x							
UAP 1.2 Definition der Fragestellung und des methodischen Vorgehens		x	x						
UAP 1.3 Formulierung eines Exposés			x	x					
AP 2: Datenerhebung UAP 2.1 Erstellung der Datenbank				x	x				
UAP 2.2 Datensammlung									
AP= Arbeitspaket KW= Kalenderwoche	UAP= Unterarbeitspaket X = bearbeitete Arbeitspakete								

4.3 Wissen finden, zusammenfassen und verstehen

Wie im Kapitel 2.2 beschrieben wurde, beginnt die wissenschaftliche Arbeit häufig mit der Aufgabe, das Vorwissen zu einem Themengebiet zusammenzutragen. In den meisten Abschnitten der wissenschaftlichen Arbeit gehört das Literaturstudium dazu, wie u. a. in Zeitschriftenpublikationen (Einleitung, Hintergrund, Diskussion) zu lesen ist. Darüber hinaus gibt es Publikationsformate, die sich ausschließlich mit der Zusammenfassung von Studien beschäftigen. Solche Publikationsformate werden auch als Evidenzsynthesen bezeichnet. Dazu gehören bekannte und weniger bekannte Typen von Übersichtsarbeiten: Reviews, systematische Reviews, Meta-Analysen, Umbrella-Reviews (Döring/Bortz 2016).

Um eine grobe Typisierung zwischen Evidenzsynthesen vorzunehmen, kann zwischen narrativen (auch als qualitativ bezeichnet) und quantitativen Evidenzsynthesen unterschieden werden. Bei einem narrativen Review geht es darum, Forschungsergebnisse mit Formulierungen (Narrationen) zusammenzufassen. Dazu wählt die ForscherInnengruppe die Studien möglichst systematisch aus (u. a. durch die Anwendung von methodischen Ein- und Ausschlusskriterien), betrachtet die Studienqualität und versucht, die zentralen Ergebnisse der als gut befundenen Studien schriftlich zusammenzufassen. Bei narrativen Reviews passiert dies in einem Fließtext und dazu passenden Tabellen, die einen geordneten Blick auf wesentliche Eigenschaften der Studien erlauben. Noch spezifischer gehen quantitative Evidenzsynthesen (Meta-Reviews) in der Zusammenfassung der zentralen Ergebnisse vor. Quantitative Review-Formen, die auch als Meta-Analyse bezeichnet werden, geben nicht nur einen schriftlichen Überblick zu den ausgewerteten Studien, sie kalkulieren darüber hinaus ein gemeinsames Ergebnis (Döring/Bortz 2016). Dazu werden die Ergebnisse der Einzelstudien zusammengerechnet und es ergibt sich ein neues Ergebnis, das nicht nur aus einer Einzelstudie besteht, sondern aus mehreren Studien. Da das Ergebnis mehrere Studien beinhaltet, wird allgemein von einer größeren Sicherheit des Ergebnisses ausgegangen: Weil einerseits die Stichprobe größer wird (wenn mehrere Studien zusammengerechnet werden) und auch die Stärken und Schwächen der Einzelstudien weniger ins Gewicht fallen. Wenn eine solche Meta-Analyse mit einem Gesamtergebnis angefertigt werden soll, ist es wichtig, dass die Einzelstudien vergleichbare Eigenschaften aufweisen: methodische Vergleichbarkeit, hohe Studienqualität und Ähnlichkeit der Studien (u. a. Fragestellung, Interventionen, Operationalisierungsmethoden). Studien, die diese Eigenschaften nicht aufweisen, dürfen auch nicht „zusammengerechnet" werden. Umgekehrt ist es auch nicht so, dass Studien mit geringer Qualität durch ein Zusammenrechnen besser werden. Im Gesundheitswesen sind Meta-Analysen sehr verbreitet – die wichtigste Fachgesellschaft, die Meta-Analysen veröffentlicht, ist die Cochrane-Collaboration. Dieser Fachgesellschaft gehören nach eigenen Angaben mehr als 100 000 Mitglieder an, die Cochrane-Collaboration hat z. B. dutzende Meta-Analysen zu Pflegemaßnahmen veröffentlicht.

Narrative Evidenzsynthesen

Literatur und Studienvergleich innerhalb wissenschaftlicher Arbeiten wie Einleitung, Hintergrund, Diskussion. Ebenso sind literaturgestützte Konzeptualisierungen oder theoriebasierte Ansätze mit narrativen Evidenzsynthesen möglich. Meist wird bei der Auswertung eine Quellenangabe platziert und eine Quellezusammenfassung formuliert. Der*die Autor*in hat bei der Entscheidung mehr Spielraum, welche Studien aufgelistet werden.

(Systematisches) Review: Eine systematische Übersichtsarbeit, die auf Basis einer transparenten Literaturrecherche eine Studienauswahl trifft und die zentralen Ergebnisse der Studien in Text- und Tabellenform zusammenfasst. Der*die Autor*in muss auf Basis der gewählten Fragestellung und Methodik alle relevanten Studien einschließen. Damit ist das Ergebnis systematischer und nicht von einer subjektiven Studienauswahl abhängig.

Quantitative Evidenzsynthesen

Meta-Analyse: Auf Basis einer systematischen und umfassenden Literaturrecherche werden Studien mithilfe konkreter Ein- und Ausschlusskriterien ausgewählt und die Studienqualität systematisch evaluiert. Wenn die ausgewählten Studien die methodischen und qualitätsbezogenen Kriterien erfüllen, werden die Studien quantitativ zusammengefasst und ein gemeinsames Ergebnismaß errechnet.

Umbrella-Reviews: Da es mittlerweile sehr viele Reviews gibt, fassen Umbrella-Reviews wiederum mehrere Reviews zu einem Thema zusammen. Die Fragestellungen sind daher meist etwas allgemeiner gehalten und beziehen sich nicht nur auf eine einzelne Maßnahme.

Netzwerk-Meta-Analyse: Dieser quantitative Review-Typ ermöglicht es, mehrere Interventionen miteinander zu vergleichen. Da die Reviews meist nur eine Intervention mit der Standardversorgung vergleichen, ist es mit der Netzwerk-Meta-Analyse möglich, mehrere Interventionen bei einem Krankheitsbild hinsichtlich des erwarteten Effekts zu vergleichen.

Studienrecherche

In allen Studiengängen, die sich mit wissenschaftlicher Methodik beschäftigen, ist die Literaturrecherche ein wichtiges Thema. Gleichzeitig ist die Umsetzung einer guten Literaturrecherche für viele Einsteiger herausfordernd. Die gute Nachricht: weil die Literaturrecherche für alle wissenschaftlichen Fächer relevant ist, gibt es unzählig viele Hilfen zum Erlernen der guten Recherchepraxis in Fachbüchern, Video-Tutorials und Workshops. Einige zentrale Konzepte der Literaturrecherche bilden ein Grundgerüst, um einen Einstieg in das Thema zu finden.

Ein Manual zur Literaturrecherche in Fachdatenbanken findet sich bei Nordhausen, T., Hirt, J.: 10 Schritte zur systematischen Literaturrecherche unter https://refhunter.org/research_support/rechercheschritte/, 09.02.2024.

Im Gesundheitsbereich nehmen systematische Literaturrecherchen einen zunehmend hohen Stellenwert ein. Sie bilden die Grundlage, um sowohl in der Forschung den bislang bekannten Erkenntnisstand weiterzuentwickeln, als auch in der Praxis eine evidenzbasierte Versorgung zu gewährleisten. Viele Personen haben zu Beginn eines Themas wenig bis keinen Überblick zu der einschlägigen Fachliteratur. Dieser Überblick ist jedoch wichtig um a) den Entwicklungsstand besser abschätzen zu können, b) sich erweitertes Fachwissen anzueignen und c) die Fachterminologie bzw. Suchbegriffe zu lernen. Dieser erste Überblick zu einem Bereich sollte immer erreicht werden, bevor in Fachdatenbanken (z.B. PubMed) recherchiert wird. Wer das Glück hat, auf eine Lehrveranstaltung oder ein gutes Lehrbuch zurückgreifen zu können, hat mitunter bereits einen guten Einstieg gefunden. Wem das nicht vergönnt ist, der ist verleitet „drauf loszugooglen". Dies mag eine gute Strategie bei der Erschließung oberflächlichen Faktenwissens sein, ein Gefühl für wissenschaftliche Literatur erschließt sich daraus nicht. Wer viertiefend vorgehen möchte, dem kann eine gezielte Suche nach Forschungspublikationen empfohlen werden. Auch hierfür kann eine kommerzielle Suchmaschine genutzt werden, der Unterschied ist jedoch der Appendix: Neben dem Thema, das gesucht wird (z.B. Demenz, Pflegegrad, Sturzprävention), erfolgt eine Suchwortkombination, die zu wissenschaftlichen Veröffentlichungen führt, wie z. B. Forschungsberichten, Forschungsprojekten, Abschlussberichten, Dissertationen, Masterarbeiten. Alternativ können auch gezielt vertrauenswürde Institutionen mit dem thematischen Suchbegriff kombiniert werden: Ministerien, Forschungsinstitute, Stiftungen, außeruniversitäre Forschungseinrichtungen. Wenn eine solche Suche durchgeführt wird, werden meist PDF-Dokumente gefunden. Hier sollte zu Beginn nicht zu spezifisch vorgegangen werden, um sich einen Überblick zu schaffen. Dabei sind nicht nur die Berichte selbst interessant, sondern auch die Literaturverzeichnisse. Die Literaturverzeichnisse geben ebenso weitere relevante Quellen aus, die als weiterführende Informationen zur Auseinandersetzung mit einem Thema genutzt werden können. Die Verwendung von Quellenempfehlungen aus Literaturverzeichnissen wird auch Schneeballrecherche genannt.

Eine **Schneeballrecherche** gehört zu den unsystematischen Formen der Recherche und dient primär dem Themeneinstieg. In der Regel werden die gefundenen Quellen überflogen und relevante Abschnitte vertiefter gelesen.

Schneeballsuche

Suchbegriffe: „Demenz" und „Abschlussbericht", Fundquellen (04.2023):

- Deutsches Zentrum für Neurodegenerative Erkrankungen e. V. (DZNE). (2022). Abschlussbericht: Transfer evidenzbasierter Präventions- und Versorgungskonzepte in die Routineversorgung von Menschen mit Demenz (TRANFER-DEM). Bundesministerium für Gesundheit. Link: https://www.bundesgesundheitsministerium.de/fileadmin/Dateien/5_Publikationen/Pflege/Berichte/2022-10-24_TRANSFER-DEM_Abschlussbericht_bf.pdf, 14.02.2024
- Jurk R., Amanatidis E., Matthes C., Schuster M., Schützwohl M. (2010). Behandlungsbedürfnis und Inanspruchnahmeverhalten bei Demenzerkrankungen (BIADEM): Versorgungsforschung für Patienten und ihre pflegenden Angehörigen. Technische Universität Dresden. Link: https://www.deutsche-alzheimer.de/fileadmin/Alz/pdf/BIADEM_Abschlussbericht.pdf, 14.02.2024
- Deutsche Alzheimer Gesellschaft Landesverband Bayern e. V. (2020). Abschlussbericht zur Evaluation des Modellprojekts „Sport und Bewegung trotz(t) Demenz". Katholische Stiftungshochschule München.

Link: https://www.stmgp.bayern.de/wp-content/uploads/2020/09/abschlussbericht_sport_und_bewegung_trotz_demenz.pdf, 14.02.2024

Kommentar: Unterschiedliche Perspektiven auf Therapie- und Versorgungskonzepte im Bereich Demenz, mit wichtigen Quellen zur Studienlage im Themengebiet, gut für einen Einstieg geeignet.

Aus der Schneeballrecherche bzw. dem Themeneinstieg ergeben sich dann in der Regel erste Such- bzw. Fachbegriffe, die später in einer systematischeren Suche genutzt werden können. Ein Beispiel für solche Suchbegriffe ist z. B. der Begriff „Herausforderndes Verhalten“ der u. a. psychomotorische Unruhe bei Menschen mit Demenz beschreibt. Diese Stichwörter führen dann zu weiterer Fachliteratur auf dem Gebiet und können für eine Fachdatenbankrecherche eingesetzt werden – sofern dies zur Fragestellung passt. Aus diesem Vorgehen können sich dann erste Such-Strings entwickeln. Ein **Such-String** ist eine Art Code, der eine Suche genau wiederholen lässt. Im Wesentlichen besteht ein Such-String aus den genutzten Suchbegriffen und den Booleschen Operatoren. Die **Booleschen Operatoren** sind Verbindungsbegriffe, die definieren, wie sich mehrere Suchbegriffe aufeinander beziehen. Ergeben zwei Suchbegriffe erst eine ausreichende Genauigkeit von dem, was ich finden möchte, wird AND genutzt. Handelt es sich bei den Begriffen um Alternativen, die auch einzeln zu sinnvollen Ergebnissen führen, wird OR genutzt. Wenn der Ausschluss eines Begriffs erst zu sinnvollen Ergebnissen führt, wird NOT verwendet. Die Verwendung der Booleschen Operatoren bezieht sich auf die Trefferfülle (Anzahl der Suchtreffer) und die thematische Spezifität (Passgenauigkeit zur Fragestellung). Theoretisch besteht zwar die Möglichkeit mit maximaler Breite zu suchen, also alle Quellen zu einem Thema zu finden, die vorhanden sind. Die Auswertung der Trefferfülle ist jedoch nicht möglich, sodass ich auf eine spezifische Suche angewiesen bin. Eine Eingrenzung erfolgt damit über die Suchbegriffe und die Booleschen Operatoren.

Der Aufbau einer systematischen Literaturrecherche benötigt Zeit. Organisieren Sie ihre Entwicklung mithilfe eines eigenen Dokuments, wo Sie die Suchbegriffe und die Fundquellen dokumentieren. Suchen Sie am Anfang erst etwas breiter (weniger Suchbegriffe) und werden dann spezifischer (mehr Suchbegriffe und Filter), wenn Sie einen Überblick zur Trefferfülle auf dem Gebiet haben. Es kommt in pflegewissenschaftlichen Themengebieten durchaus vor, dass nur wenige Studien dazu gefunden werden.

In vielen Fällen kann es passieren, dass wichtige Quellen durch die Suchbegriffe rausfliegen, obwohl der/die Suchende eigentlich an den Quellen interessiert ist: Ein Grund dafür sind die Wortendungen. Ein Beispiel sind die Suchbegriffe Pflegeversicherte und Pflegeversicherung. Beide Begriffe intendieren eine Quellensuche, um das Thema Pflegeversicherung, der eine Begriff (Pflegeversicherung) aus Sicht der Institution, der andere Begriff (Pflegeversicherte) aus Sicht der Versicherungsnehmenden. Es wäre möglich, beide Begriffe in die Suche aufzunehmen, oder mittels der Trunkierung die Wortendung (*te/*ung) für die Suche als Merkmal unbedeutend zu machen. Die sogenannte Trunkierung bietet die Möglichkeit, Wortendungen unbedeutend zu machen und ersetzend ein Sternchen zu platzieren. Dann erkennt die Suchmaschine, dass die Endung des Wortes ignoriert werden soll. In der Regel wird das Verfahren bei Suchbegriffen im Singular und Plural verwendet – wo der Anwendungszweck sinnvoll ist, kann das Verfahren aber flexibel eingesetzt werden.

Neben dem Einsatz von Booleschen Operatoren und der Trunkierung können auch methodische Filter zur Eingrenzung der Ergebnisfülle genutzt werden. Die größte Datenbank zu gesundheitlichen Studien und Publikationen (PubMed) bietet derzeit die folgenden methodischen Suchfilter an: Clinical Trial, Meta-Analysis, Randomized Controlled Trial, Review und Systematic Review. Grundsätzlich gibt es noch mehr Studientypen, die Filter sind an dieser Stelle jedoch der **Evidenzpyramide** (Abb. 25) entlehnt. Diese Pyramide beschreibt die Verlässlichkeit des durch Studien gewonnen Wissens anhand der grundsätzlichen methodischen Konzeption. RCTs bieten, wenn Sie korrekt umgesetzt werden, das verlässlichste Wissen aus einer Einzelstudie (wenn es um Interventionen geht). Meta-Analysen, wenn Sie korrekt umgesetzt werden, das kombinierte Wissen aus mehreren RCTs und dadurch die höchste Sicherheit des Wissens (sofern eine umfangreiche Anzahl an RCTs zur Verfügung steht). Ausgehend von diesen beiden Typen erschließen sich auch die anderen methodischen Suchfilter:

Clinical Trial (klinische Studie) ist die methodisch schwächere Form der RCT (da die Randomisierung, ggf. auch die Kontrollgruppe fehlen), der Suchfilter schließt aber auch die RCT mit ein. Daher würde es Sinn ergeben, zunächst die höchste Evidenzstufe bei Einzelstudien zu nutzen (RCT), falls sich darunter nichts oder zu wenig finden lässt, dann erst den Filter Clinical Trial zu setzen. Die Aktivierung beider Filter ergibt keinen Sinn. Gleiches gilt für die Meta-Analysis, wobei die Typen Systematic Review und Review die methodisch schwächeren Formen der Evidenzsynthesen darstellen. Es ergibt also Sinn, zunächst mit der Meta-Analyse zu beginnen und erst, wenn die Studienlage nicht ausreichend ist, das Systematic Review und dann das Review zu nutzen. Achtung: Das setzt natürlich voraus, dass Therapiestudien (Interventionsstudien) gesucht werden (RCT, Clinical Trial, Meta-Analyse) – wenn qualitative Studien gesucht werden, helfen diese Filter nicht weiter. Am ehesten würden unter dem Begriff „Review" qualitative Studien auftauchen. Es darf nicht vergessen werden, dass es sich insgesamt um technische Suchen handelt. Es ist also immer möglich, dass Publikationstypen falsch zugeordnet sind.

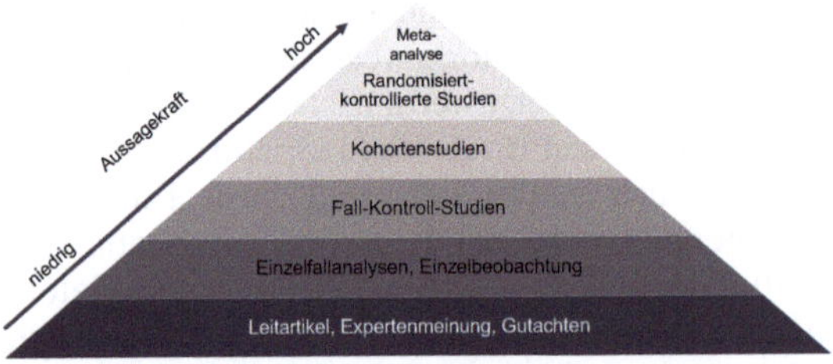

Abb. 25: Evidenzhierarchie von Studiendesigns

Wenn die Funktionen eingesetzt werden, erscheinen nun mehr oder weniger viele Suchergebnisse. Bei den Datenbanken werden dem*der Nutzer*in der Regel die Überschriften, die Autorinnen und Autoren sowie die Kurzzusammenfassungen angezeigt. Zudem erhalten die Nutzer*innen einen Link zum Studienabruf (in der Regel die Webseite der Zeitschrift). Für Einsteiger*innen erscheinen die Ergebnisse zum Teil überfordernd und unsystematisch, mit etwas Übung kommt man jedoch immer zügiger zur Auswahl der relevanten Ergebnisse. Die Überschriften sind wichtig und verraten schon einiges über die Publikationsart. Wenn es sich um eine klinische Studie, bzw. ein RCT handelt, ist dies meist schon in der Überschrift eingebaut. Wenn es sich um Reviews handelt, sind die Titel meist kürzer und allgemeiner gehalten. Artikel in nicht englischer Sprache werden meist mit einer eckigen Klammer markiert. Qualitative Studien sind tendenziell an Begriffen wie „Qualitative", „Opinion", oder „Perceptions" erkennbar.

Insgesamt kommt dem selektiven Lesen daher eine große Bedeutung im wissenschaftlichen Arbeiten und der Literaturrecherche zu. Damit ist gemeint, dass schriftliche Informationen nicht mehr Satz für Satz aufgenommen werden, sondern das Auge nach Schlüsselwörtern sucht. Das ist bei wissenschaftlichen Publikationen häufig gut machbar, da die Textstruktur ähnlich ist und expliziten Regeln unterliegt. Ein systematisches Lernen des selektiven Lesens braucht Zeit und viel Lesearbeit. Erst mit monatelanger oder auch jahrelanger Erfahrung ist diese Fähigkeit ausgeprägt und hilft, die Informationsflut besser zu bewältigen.

Um sich die Literaturarbeit einfacher zu machen, vor allem wenn es darum geht, sehr viele Literaturquellen zu verwalten, sollten Literaturverwaltungsprogramme verwendet werden (Beispiele: Refman, Endnote, Literaturverwaltung von MS Word). Diese Softwaretools ermöglichen den automatischen Import (von einer Datenbank wie PubMed) und Export (in ein digitales Dokument) von unterschiedlichen Quellen. Damit werden die Verwaltung und das Zitieren einfacher, da die Literaturangaben (Titel, AutorInnen, Zusammenfassung, Verlag usw.) nicht mehr händisch eingegeben werden müssen. Zudem haben diese Literaturverwaltungsprogramme eine Integration in Textprogramme wie MS Word. Dadurch ist es möglich, während des Schreibprozesses einfach Quellenzitationen einzufügen. Die Literaturverwaltungstools werden auch umfangreich in YouTube-Tutorials vorgestellt, um weitere Grundfunktionen kennenzulernen. Viele Hochschulen bieten den Studierenden zudem Einführungskurse und kostenlose Versionen der Programme an.

Standards wissenschaftlichen Arbeitens

Als Standards wissenschaftlichen Arbeitens werden Kriterien bezeichnet, die bei der wissenschaftlichen Tätigkeit immer zu beachten sind bzw. die wissenschaftliche Arbeitsweise formen. Jeder Beruf hat seine Eigenheiten und Methoden, die den Arbeitsalltag prägen: Eine Köchin muss u. a. den hygienischen Umgang mit Lebensmitteln beherrschen, unter hohem Druck arbeiten können, kreativ bei dem Entwurf neuer Gerichte sein – eine Wissenschaftlerin muss fähig sein, viele Informationen zu verarbeiten, gerne lesen und schreiben wollen, mit anderen diskutieren und eine Fähigkeit zum kritischen Denken mitbringen. Das Greifbarste beim wissenschaftlichen Arbeiten ist immer das konkrete Produkt: die schriftliche Ausarbeitung (Journal Publikation, Abschlussarbeit, Forschungsantrag), das Poster, der wissenschaftliche Vortrag. Aus diesem Grund, drehen sich besonders viele Standards wissenschaftlichen Arbeitens um die Standards dieser Veröffentlichungsarten.

> Jedes Format, sei es eine Bachelorarbeit, eine Publikation oder ein Poster, ist in der Wissenschaft mit Standards hinterlegt. Wer also etwas produzieren möchte, dem sei angeraten, nicht etwas aus dem Kopf zu skizzieren, sondern sich über diese Standards der jeweiligen Arbeit zu informieren.

Fragen, wie z. B.: Wie zitiere ich richtig? Wie soll ich meine Arbeit gliedern? Was ist eine wissenschaftliche Fragestellung?, sind vordefiniert und schnell recherchierbar. Spekulation ist nicht notwendig, wissenschaftliches Arbeiten ist gut dokumentiert. Es ist wichtig, diese Hilfen auch zu nutzen und sich ein Buch zum wissenschaftlichen Arbeiten zu beschaffen, welches konkrete Praxisempfehlungen gibt und mit dem man gut arbeiten kann – viele Hochschulbibliotheken bieten hier einen reichen Fundus (Esselborn-Krumbiegel 2014).

Übrigens: Nicht jedes Buch zum wissenschaftlichen Arbeiten muss (pflege-)fachspezifisch sein – da die Standards einheitlich sind, eignet sich auch der Blick in andere Fächergruppen (z. B. wissenschaftliches Arbeiten in anderen Gesundheitsberufen oder der Psychologie).

Wer eine größere schriftliche Ausarbeitung, eine Hausarbeit, eine Bachelor- oder Masterarbeit erstellen möchte, der steht meist vor den folgenden Aufgaben: Themenfindung (Fragestellung), Klärung des methodischen Fundaments der Arbeit, Aufbau der Arbeit (Inhaltsverzeichnis, Exposé), Erstellungsprozess, Korrektur und Abgabe. Während des Studiums sind in der Regel kleinere wissenschaftliche Hausarbeiten zu schreiben: Um die wissenschaftlichen Standards zu erlernen, wird den Studierenden meist ein engeres Korsett gesetzt, der Dozierende kann hierfür konkrete Gliederungen, Literatur und Fragestellungen vorgeben. Eine Bachelorarbeit erfordert dann meist ein selbst gewähltes Thema und eine Vorstellung zum methodischen Vorgehen.

Gliederungen wissenschaftlicher Arbeiten

Hintergrund (oder Einleitung): Das Thema und der wissenschaftliche Stand werden vorgestellt. Ziel ist es, strukturiert zur Fragestellung zu leiten, die im letzten Absatz vor den Methoden vorgestellt wird. Zu Beginn wird das Thema breiter dargeboten (z. B. Allgemeines zur Erkrankung, Epidemiologie, Therapiekonzepte), mit Abschluss des Abschnittes dann primär der Bezug zur konkreten Fragestellung hergestellt.

Methoden: Dieser Abschnitt beschreibt das methodische Vorgehen der Arbeit – das Untersuchungsdesign, Stichprobenbildung, die Datenerhebungsmethoden, ggf. die Darstellung der erfolgten Behandlung (bei klinischen Studien), Ethik und Datenanalyse. Hier wird nicht das Ergebnis dargestellt, sondern nur der Bauplan für die Ergebnisse.

Ergebnisse: Dieser Abschnitt widmet sich einer Darstellung der Ergebnisse, ohne eine sprachliche Einordnung der Ergebnisse vorzunehmen (neutrale Schreibweise). Es ist üblich, zunächst die Stichprobe (bzw. das Set der eingeschlossenen Studien) zu charakterisieren, bevor themenspezifische Unterabschnitte genutzt werden, um die zentralen Studienergebnisse darzustellen.

Diskussion: Dieser Abschnitt dient der Einordnung der Ergebnisse inkl. abweichenden bzw. bestätigenden Positionen in der Literatur (Studienvergleich) und der kritischen Beleuchtung des methodischen Vorgehens sowie der Limitationen des wissenschaftlichen Vorgehens. Hierzu wird zunächst nochmal ein Absatz mit den zentralen Studienergebnissen formuliert, bevor diese Ergebnisse mit anderen Studien verglichen werden. Darauf aufbauend können methodische Einschränkungen der Studie kritisch beleuchtet werden. Hier ist Demut gefordert: Eine gute Diskussion stellt Limitationen (die jede Studie hat) transparent dar und versteht sich als kritische Stimme, die nicht versucht, die eigenen Ergebnisse im möglichst günstigen Licht zu präsentieren. Verzerrungen (Bias) werden also offen angesprochen.

Eine der wichtigsten Fähigkeiten zu Beginn eines wissenschaftlichen Arbeitsprozesses ist der korrekte Umgang mit wissenschaftlicher Literatur. Ein wiederkehrendes Thema ist dabei der Schutz des geistigen Eigentums. Zum geistigen Eigentum gehört in der Wissenschaft das Ergebnis eines wissenschaftlichen Arbeitsprozesses, wie z. B. das Anfertigen von Formulierungen, der Aufbau einer Argumentation, Suche von Literatur, die Konzeption von Analysen, die Ergebnisinterpretation und die Beschreibung von Schlussfolgerungen. Grundsätzlich gilt, dass Personen die Möglichkeit haben, die Ergebnisse anderer zu nutzen, wenn diese Nutzung einen Verweis auf die Urheberschaft – also die Nennung der AutorInnen – enthält. Wird geistiges Eigentum übernommen, ohne die UrheberInnen zu nennen, handelt es sich um ein Plagiat. Ein Plagiat beginnt schon bei der ungekennzeichneten Übernahme eines Satzes. Abschreiben ist verboten und kann mit empfindlichen Geldbußen und einem Verlust der wissenschaftlichen Redlichkeit einhergehen.

Es kommt zu Situationen, in denen Studierende äußern, dass ihnen keine andere Formulierung einfällt und sie daher nicht wissen, wie der Text sonst aufgebaut werden soll. In solchen Fällen ist dies meist ein Problem des Schreibprozesses selbst, indem vermutet wird, es geht primär darum, Textseiten möglichst schnell zu füllen. Ziel ist aber eher das Führen einer inhaltlichen Auseinandersetzung, also Informationen im Sinne des Themas zu verarbeiten – eine Positionierung zu finden. Um das zu erreichen, helfen Textstrategien, die nützlich sind, um sich von den Arbeiten anderer AutorInnen ein Stück weit zu distanzieren (Esselborn-Krumbiegel 2014). Diese Distanz fördert einerseits das Verständnis und verhindert, dass Formulierungen einfach übernommen werden. Eine bekannte Technik sind Fragen an den Text.

- Gegenstand: Wovon handelt der Text?
- Positionierung: Was sind die Kernbotschaften und Schlüsselbegriffe des Textes?

- Methode: Um welche Textart handelt es sich? (Übersichtsarbeit, Originalstudie, Lehrbuch, …)
- Persönlichkeit: Was ist für mich hängen geblieben?

Es ist z. B. möglich, unterschiedliche Texte mit diesen Fragen zu bearbeiten und die Antworten in einem Word-Dokument zusammenzutragen. Aus diesen Antworten wird dann ein Fließtext formuliert, der die Quellenangaben/Zitationen enthält. Dieses aufwendige Prozedere kann später von einer eigenen Textstrategie abgelöst werden, wenn man seinen persönlichen Weg gefunden hat. Wenn es um die Zitate geht, ist zwischen direkten und indirekten Zitaten zu unterscheiden. Das bekannteste ist das direkte Zitat, wobei ein Satz bzw. auch ein ganzer Textabschnitt Wort für Wort übernommen wird. Dieser Abschnitt wird, je nach Zitationsstil, meist mit Anführungsstrichen gekennzeichnet oder auch eingerückt dargestellt. In den Gesundheits- und Pflegewissenschaften ist das direkte Zitat eher selten. Direkte Zitate werden vor allem genutzt, wenn es sehr wichtig ist, den originalen Wortlaut darzustellen. Das ist meist bei Definitionen (z. B. einer Erkrankung, eines Krankheitsmodells) der Fall. Mit direkten Zitaten sollte generell zurückhaltend umgegangen werden. Die häufigste Zitationsform ist das indirekte Zitat, wobei ein Inhalt nicht im Wortlaut, sondern sinngemäß wiedergegeben wird. Indirekte Zitate werden genutzt, um Studienergebnisse wiederzugeben, Kennzahlen (Epidemiologie) für die LeserInnen zu verifizieren, Meinungen darzustellen, Regelungen (Gesetze, Richtlinien) oder auch Leitlinienempfehlungen bzw. Expertenstandards zu zitieren. Nicht jeder Satz in einer wissenschaftlichen Arbeit muss mit einer Quellenangabe hinterlegt werden, eine wissenschaftliche Arbeit sollte jedoch mit regelmäßigen und abwechselnden Zitationen bestückt sein. Die Orientierung an Beispielen (z. B. Zeitschriftenpublikation) hilft, um einen Rhythmus zu finden. Wichtig ist zudem die Wahl des Zitationsstils, der in der Regel vorgegeben wird. Es gibt weltweit hunderte Zitationsstile, die sich zum Teil nur gering voneinander unterscheiden. Bei der Umsetzung muss sehr akribisch gearbeitet und die Zitationsvorgaben genau umgesetzt werden. Hier geht es um jedes Detail, wobei automatische Literaturverwaltungsprogramme (u. a. Endnote, Refman, Kap. 4.3 „Studienrecherche“) diese Arbeit deutlich erleichtert haben. Häufige Fehler, die bei der Zitation auftreten, sind folgende:

- Die Quellenangabe ist nur im Text oder nur im Literaturverzeichnis aufgelistet: Zitationen müssen immer in den Text und das Verzeichnis der Arbeit.
- Probleme bei Zitationen mit elektronischem Hintergrund: Es reicht nicht, nur die Links anzugeben – jeder Zitationsstil gibt umfangreiche Vorgaben für die Zitation von elektronischen Medien vor.
- Wenig oder keine Verwendung von wissenschaftlicher Literatur: Das Zitationsverzeichnis darf nicht wie eine Google-Linkliste wirken, es sollten unterschiedliche Quellen wissenschaftlicher Ergebnisveröffentlichungen genutzt werden (Lehrbücher, Forschungsberichte, Zeitschriftenpublikationen).
- Zu viele „flüchtige" Quellenangaben: Wenn elektronische Quellen genutzt werden, sollte das Dokument über eine DOI oder ISBN verfügen (Digital Object Identifier/International Standard Book Number). Informationen, die nur auf einer Webseite erscheinen, sind nicht zitationsfähig (außer diese Quellen sind explizit Teil des Forschungsgegenstandes), da die Inhalte schnellen Veränderungen unterliegen können.
- Unsaubere Umsetzung des Zitationsstils: Ein Zitationsstil sollte sauber umgesetzt werden, jede Klammer, jeder Punkt, jede Position in einem Zitat sind definiert und müssen exakt übernommen werden.

Um einen Zitationsstil korrekt zu verwenden, braucht es ein Nachschlagewerk. Viele Hochschulen bieten fachspezifische Manuale an, in denen diese Arbeit erklärt wird. Verfügt ein Fachbereich oder ein Studiengang nicht über eigene Vorgaben, können die Richtlinien von Fachgesellschaften verwendet werden. Eine sehr bekannte Richtlinie ist die der American Psychological Association (APA), welche in regelmäßigen Abständen erscheint und weltweit Anwendung findet. In dem hierzu erscheinenden Buch (APA 2020) wird sehr genau erklärt, wie eine wissenschaftliche Arbeit zu gestalten ist: von der Tabelle bis zum Literaturverzeichnis. Es ist auch möglich, die in der Regel frei verfügbaren Publikationsrichtlinien von Fachzeitschriften (z. B. Pflege – Hogrefe Verlag) zu nutzen. Dabei muss beachtet werden, dass nicht alle Vorgaben auf z. B. eine Hausarbeit oder eine Bachelorarbeit übertragen werden können. Einige Bereiche (z. B. Aufbau des Literaturverzeichnisses) können als Grundlage genutzt werden.

Neben diesen eher handwerklichen Aspekten, stellt sich auch immer die Frage, der grundlegenden methodischen Anlage der eigenen wissenschaftlichen Arbeit. Umfangreichere Datenerhebungen und Auswertungen, lassen sich erst im Rahmen einer Masterarbeit und den darauf aufbauenden Schritten einer wissenschaftlichen Tätigkeit vollbringen. Bei Bachelorarbeiten handelt es sich daher meist um die Anfertigung einer Literaturübersicht (Evidenzsynthese) auf Basis einer systematischen Literaturrecherche. Daneben gibt es noch die Möglichkeit, Sekundärdatenanalysen umzusetzen. Dazu werden im wesentlichen Daten ausgewertet, die schon existieren und verfügbar sind. Das können z. B. Mediendaten sein (Video, Audio, Text) oder auch Datensätze, die einen Gesundheitsbezug haben. Sekundärdatenanalysen sind weitestgehend unterschätzt; vor allem durch die elektronische Vernetzung steht eine riesige Menge an spannenden Daten zur Verfügung, die ausgewertet werden können.

Im Rahmen einer Bachelorarbeit oder einer ausgedehnteren Projektarbeit lassen sich auch evidenzbasierte Praxismaterialien entwickeln. Das können z. B. kleinere Fortbildungen oder Aufklärungsmaterialien sein, die auf der Basis von wissenschaftlicher Literatur konzeptioniert werden. Sofern möglich, können diese Materialien auch in der Pflegepraxis genutzt werden. Ein solches Projekt kann auch die Erstellung von Praxishilfen zur Umsetzung eines Expertenstandards sein – die Möglichkeiten sind vielfältig.

Aufgrund der noch geringen methodischen Ausbildung sollte im Rahmen einer Bachelorarbeit keine eigene empirische Arbeit (eigene Datenerhebung und Auswertung) durchgeführt werden.

Ein zunehmendes Problem sind Aufmerksamkeits- und Konzentrationsprobleme, die bei den meisten Menschen nicht pathologisch sind, sondern durch Ablenkungen entstehen. Da die wissenschaftliche Arbeit meist eine ausgedehnte Nutzung und Recherche in elektronischen Bibliotheken erfordert, ist die Ablenkung durch Unterhaltungsmedien ein ständiger Begleiter. Am Anfang fällt auch die Konzentration auf die wissenschaftliche Lektüre nicht leicht, da viele Texte und Materialien doch eher trocken und nüchtern formuliert sind. Auch das wissenschaftliche Schreiben an sich empfinden viele Menschen als mühsam. Es ist daher förderlich, sich eine Struktur aufzubauen, die dabei hilft, Ablenkungen zu reduzieren und konzentriert/motiviert zu arbeiten. Ein paar Empfehlungen zur Anfertigung längerer Abschlussarbeiten (Bachelorarbeit, Masterarbeit):

- Nutzen Sie die Bibliothek: Bibliotheken sind Orte der Ruhe, Konzentration und reduzierter Mediennutzung. Dort herrscht eine umtriebige Arbeitsatmosphäre, die motiviert.
- Vereinbaren Sie regelmäßige Termine mit Ihrem*Ihrer Betreuer*in (Bachelorarbeiten), um die Zwischenergebnisse zu besprechen: Wenn Sie bei jedem Treffen neue Ergebnisse präsentieren müssen, wird das ihre Produktivität fördern.
- Reduzieren Sie den Medienkonsum: Stellen Sie die Notifications ihrer Social Media Apps aus und deinstallieren Sie WhatsApp und Co von ihrem Arbeitsgerät (Laptop/Tablet/PC).
- Unterteilen Sie Arbeitsphasen: Differenzieren Sie zwischen konzentrationsintensiven (Datenauswertung, Lesen und Auswerten von Literatur) und eher durch Routine geprägten (Formatierung, Anlegen von Referenzen, Korrekturlesen) Tätigkeiten. Planen Sie die Phasen nach ihrem Energielevel und verschwenden Sie Ihre konzentrationsintensive Zeit nicht.
- Belohnen Sie sich für Zwischenerfolge: Setzen Sie Ihre Tagesziele nicht zu hoch und belohnen sich mit Kleinigkeiten, wenn Sie diese erreicht haben.
- Reichen Sie Krankmeldungen ein: Tage, an denen Sie krank sind und nicht arbeiten können, werden Ihnen gutgeschrieben (Bachelor/Masterarbeit) – kennen Sie daher Ihr Prüfungsrecht.
- Schalten Sie Konzentrationsmusik an: Manchen Menschen hilft sphärische Konzentrationsmusik, die meist ohne Gesang, aber mit Rhythmik und konzentrationsfördernden Instrumenten aufwartet. Viele Musikanbieter haben Konzentrationsmusik im Angebot – ausprobieren lohnt sich.
- Vermeiden Sie Überforderung: Die wenigsten Menschen können acht Stunden am Tag konzentriert arbeiten. Setzen Sie daher lieber auf Regelmäßigkeit und kürzere Schreibphasen (zwei bis drei Stunden täglich).

Recherchieren Sie Fachartikel aus einer pflegewissenschaftlichen Zeitschrift (z. B. Pflege – Die wissenschaftliche Zeitschrift für Pflegeberufe, Hogrefe Verlag) und sehen Sie sich Umsetzungsbeispiele an (Schreibstil, Zitation, Gliederung, methodische Inspiration).

4.4 Verwendung von Forschungsergebnissen

Um Forschungsergebnisse im Gesundheitswesen einfließen zu lassen, gibt es unterschiedliche Möglichkeiten. Um einen einigermaßen hilfreichen Überblick zu geben, werden in diesem Abschnitt die Ebenen der direkten Patientenversorgung und die organisatorische bzw. Gesundheitssystemebene unterschieden. Die direkte Versorgung der Patientinnen und Patienten wird auch als Mikroebene bezeichnet und bedeutet meist, dass Forschungsergebnisse bei der Maßnahmenauswahl für einen spezifischen Patienten bzw. eine spezifische Patientin genutzt werden. Dieser zwar direkte, aber niedrigste Umsetzungsgrad erfordert also das Handeln einer einzelnen Pflegefachkraft und ihrer Patienten- bzw. Klientenschaft. Bei der Versorgung eines Menschen mit Morbus Parkinson kann dies z. B. bedeuten, das spezifische Maßnahmen zur Sturzprophylaxe empfohlen und gemeinsam mit dem Patienten bzw. der Patientin erarbeitet werden. Vorgeschaltet ist dieser Maßnahme eine Recherche nach einer Evidenzsynthese (Leitlinie, Expertenstandard, Review) oder einer Einzelstudie. Die nächst höhere Ebene ist die Ebene der Gesundheitsorganisation, in der Pflegefachkräfte unter einem Dach zusammenarbeiten. Das kann z. B. ein Pflegeheim, ein Krankenhaus oder ein ambulanter Pflegedienst sein. Hier sollen Forschungsergebnisse in das Handeln einer Gruppe von Pflegefachkräften und ihrer KlientInnen einfließen. Um das zu erreichen, ist es in der Regel notwendig, die Leitungsebene zu beteiligen. Über die Leitungsebene kann die Zustimmung zur Berücksichtigung von Forschungsergebnissen in einem Pflegestandard, oder mindestens jedoch einer themenspezifischen Fortbildung, eingeholt werden. Besser ist es, beide Instrumente (Fortbildung und Standard) zu adressieren, um den Grad der Verbindlichkeit zu erhöhen (Behrens et al. 2022). Wenn es sich um

Forschungsergebnisse handelt, die als besonders relevant eingestuft werden, weil sie z. B. einen deutlichen Behandlungsfortschritt ermöglichen, kann zudem eine Überprüfung der Umsetzung durch die Leitung erfolgen. Hierzu kann ein Audit genutzt werden, wobei Pflegevisitationen, Patientenakten oder Protokolle dazu genutzt werden, den Umsetzungsgrad des Standards zu überprüfen. Bei der Nutzung des Begriffes Pflegestandard kann ein etwas breiteres Verständnis angelegt werden. Es handelt sich dabei um Dokumente, die dazu dienen, eine Pflegemaßnahme strukturiert in die Pflegepraxis zu bringen. Die dahinterliegende Darstellungsform kann variieren: One-Minute-Wonder, schriftliches Dokument mit Handlungsanalyse, Videobeitrag oder auch Prozessdiagram mit Erklärungen. Je nachdem, womit die Mitarbeitenden am besten umgehen können, sollte die Wahl des Formates stattfinden. Natürlich kann es sein, dass das Qualitätsmanagement oder Aufsichtsorgane explizite Vorgaben zum Aufbau von Dokumenten treffen. Empfehlenswert ist die Kombination unterschiedlicher Medien: Textabschnitte, Abbildungen, Visualisierungen und ggf. Bewegtbilder – das unterstützt unterschiedliche Lerntypen.

Damit Pflegestandards in der Praxis berücksichtigt werden, sollte penibel darauf geachtet werden, ein ausgewogenes Informationsmaß zu treffen – je nach Anwendungsszenario. Wenn ein Standard in der klinischen Versorgung, quasi in kürzeren Freiräumen (Laufwege, Wartezeit) genutzt werden soll, muss dieser kürzer aufgebaut sein, als ein Standard, der mit einer Fortbildung vermittelt wird. Um die Nutzung von Forschungsergebnissen lebendig zu gestalten, bietet es sich zudem an, den Austausch im Team systematisch zu fördern. Hilfreich ist es, das Thema nicht zu sehr nur an eine Person im Team zu binden. Praktisch also nicht den Fehler zu machen, dass immer nur ein Pflegeexperte bzw. eine Pflegeexpertin die Standards entwickelt und Themen vorstellt. Besser ist es, die Beteiligungsbasis im Team zu erhöhen, indem unterschiedliche Teammitglieder Forschungsergebnisse vorstellen. Dabei werden sie von den Pflegeexpertinnen und -experten unterstützt (Behrens/Langer 2022).

Die größte Ebene zur Berücksichtigung von Forschungsergebnissen (Makroebene) findet sich auf der Gesundheitssystemebene wieder. Hier aktiv beteiligt zu werden, ist für die meisten Pflegefachkräfte eher weniger wahrscheinlich, da hier der Gesetzgeber und die Spitzenorganisationen (u. a. Gemeinsamer Bundesausschuss, Spitzenverbände der Kranken- und Pflegekassen) des Gesundheitswesens die bestimmende Rolle haben. Forschungsergebnisse werden auf dieser Ebene meistens genutzt, um zu entscheiden, ob Maßnahmen durch die Kranken- oder Pflegekasse refinanziert werden. Spätestens seit Ende der 1990er Jahre wurden verstärkt Institutionen aufgebaut, die dafür sorgen sollen, dass Forschungsergebnisse in der Versorgung der Patientinnen und Patienten systematisch berücksichtigt werden. Dazu gehört in erster Linie die Arbeitsweise des Gemeinsamen Bundesausschusses, der mit den Ressourcen des IQWiGs (Institut für Qualität und Wirtschaftlichkeit im Gesundheitswesen) und des IQTIG (Institut für Qualitätssicherung und Transparenz im Gesundheitswesen) die Aufgabe hat, Forschungsergebnisse in die Versorgung der Patientinnen und Patienten zu führen. Um dies zu erreichen, werden Therapierichtlinien und -zulassungsverfahren durch den GBA umgesetzt. Leistungen der Pflegekassen werden mithilfe des Programms nach §8 Abs. 3 SGB XI weiterentwickelt.

Wenn ganz übergeordnet auf die Methoden zur Implementation von Forschungsergebnissen in die Versorgungspraxis geblickt wird, können die folgenden sechs Instrumente allgemein unterschieden werden (Wensing 2019):

1. kontinuierliche Weiterbildung, z. B. Fortbildungspflicht für Berufsgruppen (u. a. umgesetzt für ÄrztInnen)
2. Überprüfung und Feedback, z. B. Qualitätsüberprüfungen durch den Medizinischen Dienst, die Heimaufsicht oder das Qualitätsmanagement
3. Entscheidungsunterstützungshilfen, z. B. Leitlinien, Erklärungshilfen, Manuale, Apps
4. Veränderung der Arbeitsorganisation, z.B Zuständigkeiten schaffen (wie Überleitungsmanagement, Qualitätsmanagement), Veränderung der Arbeitsteilung und Zusammenarbeit (u. a. Schaffung neuer Kommunikationsstrukturen und Datenaustausch)
5. Veränderung der Vergütungsstruktur, z. B. Vergütung von neuen Maßnahmen durch Kranken-/Pflegekasse
6. Mixstrategie: Eine Kombination der Implementationsstrategien

Pflegeinstitutionen sind regelhaft mit dem Instrument 2 (Überprüfung und Feedback) konfrontiert (z. B. durch den Medizinischen Dienst). Darüber hinaus ist auch die Veränderung der Arbeitsorganisation ein beliebtes Umgestaltungsmodell, wenn z. B. Wundexpertinnen und -experten für die evidenzbasierte Wundversorgung in einer Einrichtung angestellt werden. Zukünftig ist davon auszugehen, dass vor allem die Entscheidungsunterstützungssysteme an Bedeutung gewinnen werden (Heinemann 2020). Mit elektronischen Integrationen von Entscheidungsunterstützungssystemen in die Patientenakte ist es z. B. möglich, Maßnahmenempfehlungen auf Basis der Anamnese zu erhalten. Die Pflegefachkraft bekommt dann z. B. Vorschläge für eine Maßnahmenplanung, die ähnlich wie eine KI-gestützte Pflegeprozessplanung aussehen kann. Damit würden Teile der mitunter aufwendigen EBN-Methode erleichtert, es ist jedoch fraglich, ob dadurch auch wesentliche Kompetenzen verloren zu gehen. Forschungsergebnisse, die aktiv gesucht, ausgewertet und in die Pflegepraxis geführt werden, fördern unterschiedlichste Kompetenzen im Bereich der Analytik und des kritischen Denkens. Es bleibt daher zu hoffen, dass Pflegefachkräfte in solchen Systemen nicht nur zu einer ausführenden Person werden, die in den Entscheidungsprozess kaum eingebunden ist.

Testen Sie Ihr Wissen:
Stimmen die folgenden Aussagen? Bitte begründen Sie:

1. Forschungsaktivitäten sind primär vom Interesse der Forschenden abhängig.
2. Unternehmen betreiben Forschung, wenn damit eine entsprechende Gewinnerwartung einhergeht.
3. Für ein strukturiertes Management bei aufwendigeren Forschungsaktivitäten ist eine Aufteilung in Teilvorhaben sinnvoll.
4. Eine Meta-Analyse ist die höchste Verarbeitungsstufe bei den Evidenzsynthesen.
5. Eine Evidenzsynthese bietet immer verlässliches Wissen, da durch die Zusammenfassung von Studien mehr Sicherheit entsteht.
6. Eine einzelne RCT reicht aus, um den Erfolg einer Intervention bewerten zu können.
7. Ein Plagiat beginnt erst bei der seitenweisen Übernahme fremder Texte.
8. Entscheidungsunterstützungssysteme können ein Weg zur Implementation von Forschungsergebnissen in die Pflegepraxis darstellen.

Passwort für Online-Aufgaben
Das Passwort zum Öffnen des Online-Materials lautet:
P_f:L#E;G(e81
Bitte geben Sie das Passwort nicht weiter!

Literatur

Afonso-Argilés, F. J., Meyer, G., Stephan, A., Comas, M., Wübker, A., Leino-Kilpi, H., Lethin, C., Saks, K., Soto-Martin, M., Sutcliffe, C., Verbeek, H., Zabalegui, A., Renom-Guiteras, A., RightTimePlaceCare Consortium (2020): Emergency department and hospital admissions among people with dementia living at home or in nursing homes: results of the European RightTimePlaceCare project on their frequency, associated factors and costs. BMC geriatrics 20 (1), 453. https://doi.org/10.1186/s12877-020-01835-x (21.01.2024)

APA – American Psychological Association (2020): Concise guide to APA style: the official APA style guide for students. https://doi.org/10.1037/0000173-000, 19.01.2024

Behrens, J., Langer, G., Bartoszek, G., Eberhardt, D., Fink, A., Kaap-Fröhlich, S., Köpke, S., Meyer, G., Möhler, R., Reick, S., Nordhausen, T., Wittmann, J. (2022): Evidence-based nursing and caring: Methoden und Ethik der Pflegepraxis und Versorgungsforschung. 5. Aufl. Hogrefe, Bern. https://doi.org/10.1024/86074-000, 19.01.2024

Bergmann, J. M., Hoffmann, A. L., Müller-Widmer, R., Palm, R. (2023): Typology of Dementia-Specific Care Units: A Nationwide Survey Study in Germany. Innovation in Aging 7 (6). In: link.gale.com/apps/doc/A775132040/HRCA?u=anon~edc281d4&sid=sitemap&xid=6a58c242, 19.01.2024

Bernoulli, J. (1713): Ars coniectandi. Impensis Thurnisiorum, fratrum.

Blasius, J. (2001): Korrespondenzanalyse. Oldenbourg Verlag. München.

Bohnsack, R., Kubisch, S., Streblow-Poser, C. (2018): Soziale Arbeit und Dokumentarische Methode. In: Bohnsack, R., Kubisch, S., Streblow-Poser, C. (Hrsg.): Methodologische Aspekte und empirische Erkenntnisse. Verlag Barbara Budrich, Opladen, 7-40

Brandenburg, H., Dorschner, S. (2008): Pflegewissenschaft - Eine erste Annäherung. In: Brandenburg, H., Dorschner, S. (Hrsg.): Pflegewissenschaft 1: Lehr- und Arbeitsbuch zur Einführung in das wissenschaftliche Denken in der Pflege. Hogrefe, Bern, 31-62

Breuer, F. (2011). Wissenschaftstheoretische Grundlagen qualitativer Methodik in der Psychologie. In: Mey, G., Mruck, K. (2020a): Handbuch Qualitative Forschung in der Psychologie. Springer Reference Psychologie – Living reference work. Springer, Wiesbaden. 27-48

Brühl, A. (Hrsg.) (2012). Pflegebedürftigkeit messen? Herausforderungen bei der Entwicklung pflegerischer Messinstrumente am Beispiel des Neuen Begutachtungsassessments. Mit Beiträgen von Sandra Bensch, Katarina Planer, Georg Franken, Christian Grebe und Albert Brühl. In: https://kidoks.

bsz-bw.de/frontdoor/index/index/docId/30, 19.01.2024

Büscher, A., Krebs, M. (2022): Qualität in der Pflege. Ernst Reinhardt Verlag, München

Buselmaier, W., Haussig, J. (2018): Biologie für Mediziner. Springer, Heidelberg. https://doi.org/10.1007/978-3-662-56470-7, 19.01.2024

Busse, R., Blümel, M., Spranger, A. (2017): Das deutsche Gesundheitssystem: Akteure, Daten, Analysen. 2. Aufl. MWV, Berlin

Byrne, B., O'Halloran, P., Cardwell, C. (2011): Accuracy of stroke diagnosis by registered nurses using the ROSIER tool compared to doctors using neurological assessment on a stroke unit: a prospective audit. International journal of nursing studies, 48 (8), 979–985

Demuth, C. (2020): Videoanalysen. In: Mey, G., Mruck, K. (2020b): Handbuch Qualitative Forschung in der Psychologie. Band 2: Designs und Verfahren. Springer Reference Psychologie – Living reference work. Springer, Wiesbaden. https://doi.org/10.1007/978-3-658-26887-9, 20.01.2024, 751-772

DGepi – Deutsche Gesellschaft für Epidemiologie (2019). Ziele, Historie, Satzung. In: www.dgepi.de/home/ziele-historie-satzung/, 20.01.2024

Deutsches Netzwerk Versorgungsforschung e. V. (2023): Versorgungsforschung untersucht ... In: www.dnvf.de/%C3%BCber-uns/versorgungsforschung-untersucht.html, 20.01.2024

Diefenbach, S., Hassenzahl, M. (2017): Psychologie in der nutzerzentrierten Produktgestaltung: Mensch-Technik-Interaktion-Erlebnis. Springer, Berlin. https://doi.org/10.1007/978-3-662-53026-9, 20.01.2024

Döring, N., Bortz, J. (2016): Forschungsmethoden und Evaluation in den Sozial- und Humanwissenschaften. 5. Aufl. Springer, Berlin. https://doi.org/10.1007/978-3-642-41089-5, 20.01.2024, 14.02.2024

Doğan, U., Ovayolu, N. (2022): The effect of training on treatment adherence in coronary artery patients: A single-blind randomised controlled trial. Journal of Clinical Nursing, 31 (5–6), 744–754

Donner-Banzhoff, N., Bösner, S. (2013): Innovationen verbreiten, optimieren und evaluieren. Ein Leitfaden zur interventionellen Versorgungsforschung. Springer, Berlin. https://doi.org/10.1007/978-3-642-32040-8, 20.01.2024

Eberhardt, D., Berg, A., Fleischer, S., Langer, G. (2013): Zeitpunkt der Entfernung des Wundverbands bei primär heilenden chirurgischen Wunden. Eine Meta-Analyse. Pflege 26 (4), 255–269

Eccles, M. P., Foy, R., Sales, A., Wensing, M., Mittman, B. (2012): Implementation Science six years on – our evolving scope and common reasons for rejection without review. Implementation Science 7(1), 71. https://doi.org/10.1186/1748-5908-7-71, 20.01.2024

Egger, M., Razum, O. (2014): Public Health. Konzepte, Disziplinen und Handlungsfelder. In: Egger, M., Razum, O. (Hrsg.): Public Health. Sozial- und Präventivmedizin kompakt. De Gruyter, Oldenbourg, 1-25. https://doi.org/10.1515/9783110336061, 20.01.2024

Esselborn-Krumbiegel, H. (2014): Von der Idee zum Text. Eine Anleitung zum wissenschaftlichen Schreiben. 4., aktual. Aufl. Schöningh, Paderborn

Fuß, S., Karbach, U. (2019): Grundlagen der Transkription. Eine praktische Einführung. 2., überarb. Aufl. Barbara Budrich, Stuttgart

Gigerenzer, G., Swijtink, Z. G., Porter, T., Daston, L., Beatty, J., Krüger, L. (1999): Das Reich des Zufalls. Wissen zwischen Wahrscheinlichkeiten, Häufigkeiten und Unschärfen. Spektrum Akademischer Verlag, Heidelberg

Glaser, B. G., Strauss, A. L. (2017): Awareness of Dying. Routledge, New York

Haubl, R., Lohl, J. (2020) Tiefenhermeneutik. In: Mey, G., Mruck, K. (2020b): Handbuch Qualitative Forschung in der Psychologie. Band 2: Designs und Verfahren. Springer Reference Psychologie – Living reference work. Springer, Wiesbaden. https://doi.org/10.1007/978-3-658-26887-9, 20.01.2024, 555-578

Henze, N. (2008). Stochastik für Einsteiger. Eine Einführung in die faszinierende Welt des Zufalls. Springer, Berlin

Holz, H. H., Zimmer, J. (2013). Leibniz: das Lebenswerk eines Universalgelehrten. WBG, Darmstadt

Institut für Qualität und Wirtschaftlichkeit im Gesundheitswesen (2023). Allgemeine Methoden: Version 7.0. In: https://www.iqwig.de/methoden/allgemeine-methoden_version-7-0.pdf

Keuth, H. (2013): Einführung. In: Keuth, H. (Hrsg.): Karl Popper. Logik der Forschung. Klassiker auslegen. Band 12. Akademie-Verlag, Berlin,1-23. https://doi.org/10.1524/9783050063782, 20.01.2024

Kiel, D. P., Magaziner, J., Zimmerman, S., Ball, L., Barton, B. A., Brown, K. M., Stone, J. P., Dewkett, D., Birge, S. J. (2007): Efficacy of a hip protector to prevent hip fracture in nursing home residents: the HIP PRO randomized controlled trial. Jama, 298 (4), 413–422

Klingenberg, I. (2022): Qualitative Studie zur Stressbewältigung von Pflegekräften. In: Stressbewältigung durch Pflegekräfte. Springer Gabler, Wiesbaden, 103–150. https://doi.org/10.1007/978-3-658-37438-9_4 (12.01.2024)

Koike, T., Orito, Y., Toyoda, H., Tada, M., Sugama, R., Hoshino, M., Nakao, Y., Kobayashi, S., Kondo, K., Hirota, Y., Takaoka, K. (2009): External hip protectors are effective for the elderly with higher-than-average risk factors for hip fractures. Osteoporosis international 20 (9), 1613–1620

Konrad, K. (2020): Lautes Denken. In: Mey, G., Mruck, K. (2020b): Handbuch Qualitative Forschung in der Psychologie. Band 2: Designs und Verfahren. Springer Reference Psychologie – Living reference work. Springer, Wiesbaden. https://doi.org/10.1007/978-3-658-26887-9, 20.01.2024, 373-394

Krebs, D., Menold, N. (2022): Gütekriterien quantitativer Sozialforschung. In: Baur, N., Blasius, J. (Hrsg.): Handbuch Methoden der empirischen Sozialforschung. Springer, Berlin, 549–565

Kuckartz, U., Rädiker, S. (2020): Computergestützte Analyse qualitativer Daten (CAQDAS). In: Mey, G., Mruck, K. H (Hrsg.): Handbuch Qualitative Forschung in der Psychologie. Springer Reference Psychologie – Living reference work. Springer, Wiesbaden, 1–22

Kultusministerkonferenz (2017): Qualifikationsrahmen für deutsche Hochschulabschlüsse. In: www.kmk.org/fileadmin/Dateien/veroeffentlichungen_beschluesse/2017/2017_02_16-Qualifikationsrahmen.pdf, 20.01.2024

Kympouropoulos, S. (2023): Real World Evidence: methodological issues and opportunities from the European Health Data Space. BMC Medical Research Methodology 23 (1), 1–4. https://doi.org/10.1186/s12874-023-02014-3, 20.01.2024

Lamnek, S., Krell, C. (2010): Qualitative Sozialforschung. 5., überab. Aufl., Beltz, Weinheim

Lienert, G. A., Raatz, U. (1998): Testaufbau und Testanalyse. 6. Aufl. Beltz, Weinheim

Litke, H.-D., Kunow, I., Schulz-Wimmer, H. (2018): Projektmanagement. 5. Aufl. Haufe, Freiburg i. Br.

Heinemann, S. (2020): Einführung. In: Matusiewicz, D., Henningsen, M., Ehlers, J. P. (Hrsg.): Digitale Medizin. Kompendium für Studium und Praxis. MWV, Berlin, 1-32

Mayring, P. (2002): Einführung in die qualitative Sozialforschung. Eine Anleitung zu qualitativem Denken. Beltz, Weinheim

Mayring, P. (2020) Qualitative Forschungsdesigns. In: Mey, G., Mruck, K. (2020b): Handbuch Qualitative Forschung in der Psychologie. Band 2: Designs und Verfahren. Springer Reference Psychologie – Living reference work. Springer, Wiesbaden. https://doi.org/10.1007/978-3-658-26887-9, 20.01.2024, 3-18

Mayring, P. (2010): Qualitative Inhaltsanalyse. Grundlagen und Techniken. Beltz, Weinheim

Mayring, P. (2020): Qualitative Inhaltsanalyse. In: Mey, G., Mruck, K. (2020b): Handbuch Qualitative Forschung in der Psychologie. Band 2: Designs und Verfahren. Springer Reference Psychologie – Living reference work. Springer, Wiesbaden. https://doi.org/10.1007/978-3-658-26887-9, 20.01.2024, 495-512

Mey, G., Mruck, K. (2011): Grounded-Theory-Methodologie. In: Mey, G., Mruck, K. (Hrsg.): Grounded Theory Reader. VS Verlag, Wiesbaden, 1-23

Mey, G., Mruck, K. (2020): Qualitative Interviews. In: Mey, G., Mruck, K. (2020b): Handbuch Qualitative Forschung in der Psychologie. Band 2: Designs und Verfahren. Springer Reference Psychologie – Living reference work. Springer, Wiesbaden. https://doi.org/10.1007/978-3-658-26887-9, 20.01.2024, 315-336

Misoch, S. (2019): Qualitative Interviews. De Gruyter, Oldenbourg. https://doi.org/10.1515/9783110545982, 20.01.2024

Moosbrugger, H., Kelava, A. (2011): Testtheorie und Fragebogenkonstruktion. Springer, Berlin

Neyer, F. J., Felber, J., Gebhardt, C. (2012): Entwicklung und Validierung einer Kurzskala zur Erfassung von Technikbereitschaft. Diagnostica 58 (2), 87

Orth, B. (1983): Grundlagen des Messens. In: Feger , H., Bredenkamp, J. (Hrsg.): Messen und Testen (Enzyklopädie der Psychologie. Themenbereich B: Methodologie und Methoden, Serie 1: Forschungsmethoden der Psychologie, Band 3). Hogrefe, Göttingen, 136–180

Pahlke, E. (2023): Humanversuche im Nationalsozialismus. Das Frauenkonzentrationslager Ravensbrück. GRIN Verlag, München

Palm, R., Fahsold, A., Roes, M., Holle, B. (2021): Context, mechanisms and outcomes of dementia special care units: An initial programme theory based on realist methodology. Plos one 16 (11), e0259496

Pandis, N., Fedorowicz, Z. (2011): The international EQUATOR network: enhancing the quality and transparency of health care research. Journal of Applied Oral Science 19 (5), 0. https://doi.org/10.1590/s1678-77572011000500001, 20.10.2024

Perleth, M. (2019: Nutzenbewertung im G-BA: Vorgehensweise und Kriterien zur Entscheidungsfindung. Translation in das Leistungsrecht. In: Wübbeler, M. L., Wünsch, K., Docter, D. (Hrsg.): Lost in Translation? Translationsforschung in den Lebenswissenschaften. Akademie der Wissenschaften und der Literatur, Mainz, 37–48

Przyborski, A. (2004): Gesprächsanalyse und dokumentarische Methode. Qualitative Auswertung von Gesprächen, Gruppendiskussionen und anderen Diskursen. VS Verlag, Berlin. In: www.gbv.de/dms/hebis-darmstadt/toc/124292542.pdf, 20.02.2024

Przyborski, A., Slunecko, T. (2020): Dokumentarische Methode. In: Mey, G., Mruck, K. (2020b): Handbuch Qualitative Forschung in der Psychologie. Band 2: Designs und Verfahren. Springer Reference Psychologie – Living reference work. Springer, Wiesbaden. https://doi.org/10.1007/978-3-658-26887-9, 20.01.2024, 537-554

Röhrig, B., Prel, J. B. du, Wachtlin, D., Blettner, M. (2009): Studientypen in der medizinischen Forschung. Deutsches Ärzteblatt International 106 (15), 262–268

Schulze, H. (2020): Biografische Fallrekonstruktionen. In: Mey, G., Mruck, K. (2020b): Handbuch Qualitative Forschung in der Psychologie. Band 2: Designs und Verfahren. Springer Reference Psychologie – Living reference work. Springer, Wiesbaden. https://doi.org/10.1007/978-3-658-26887-9, 20.01.2024, 603-628

Schumann, S. (2018): Quantitative und qualitative empirische Forschung. Springer, Wiesbaden

Shorten, A., Smith, J. (2017): Mixed methods research: expanding the evidence base. Evidence Based Nursing 20(3), 74–75. https://doi.org/10.1136/eb-2017-102699, 20.01.2024

Stangl, W. (2019): Online Lexikon für Psychologie und Pädagogik. Operationalisierung. In: https://lexikon.stangl.eu/32/operationalisierung, 20.01.2024

Statistisches Bundesamt – Destatis (2023): Bildung und Kultur. Studierende an Hochschulen. Fächersystematik. In: www.destatis.de/DE/Methoden/Klassifikationen/Bildung/studenten-pruefungsstatistik.pdf?__blob=publicationFile, 20.01.2024

Stein, P. (2019): Forschungsdesigns für die quantitative Sozialforschung. In: Baur, N., Blasius, J. (Hrsg.): Handbuch Methoden der empirischen Sozialforschung. Springer, Berlin, 125–142

Steinke, I. (1999): Kriterien qualitativer Forschung. Ansätze zur Bewertung qualitativ-empirischer Sozialforschung. Juventa, München

Thomas, S. (2020): Ethnografie. In: Mey, G., Mruck, K. (2020b): Handbuch Qualitative Forschung in der Psychologie. Band 2: Designs und Verfahren. Springer Reference Psychologie – Living reference work. Springer, Wiesbaden. https://doi.org/10.1007/978-3-658-26887-9, 20.01.2024, 294-310

Thomas, A., Burkholder, I., Renaud, D. (2023): Mechanische freiheitsentziehende Maßnahmen im Krankenhaus. Pflege, 36 (2), 115–124. https://doi.org/10.1024/1012-5302/a000888, 20.01.2024

Tschuppert, A., Spirig, R., Kleinknecht-Dolf, M. (2023): Wie beschreiben Pflegefachpersonen zeitliche Angemessenheit für das Durchführen von Pflegemassnahmen? Pflege, 36(2), 105–114, https://doi.org/10.1024/1012-5302/a000892 (13.01.2024)

Weiß, C. (2019): Prinzip eines statistischen Tests. In: Weiß, C. (Hrsg.): Basiswissen Medizinische Statistik. Springer, Berlin, 161–177

Wensing, M. (2019): Implementation Science in Healthcare Practice: An Emerging Scientific Field. In: Wübbeler, M. L., Wünsch, K., Docter, D. (Hrsg.): Lost in Translation? Translationsforschung in den Lebenswissenschaften. Akademie der Wissenschaften und der Literatur, Mainz, 63–78

Wiltsche, H. A. (2013): Einführung in die Wissenschaftstheorie. Vandenhoeck & Ruprecht, Göttingen

Sachregister

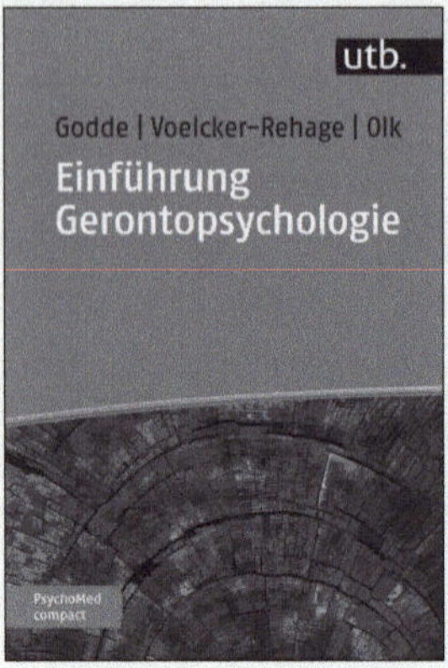
utb.
Godde | Voelcker-Rehage | Olk
Einführung
Gerontopsychologie
PsychoMed
compact